总主编 陈达灿
副总主编 黄 燕 吴 薇 蒋四川

岭南特色中医临证教程

妇 科

主 编 梁雪芳 王小云 黎小斌
副主编 陆 杉 肖 静 陈 颐 向东方
编 委（按姓氏笔画排序）
王小云 王彦彦 王爱爱 王晨媛 甘华婵
卢兴宏 叶润英 田滢舟 冯大宁 成芳平
朱 敏 朱静妍 任晋洪 向东方 刘 娟
刘铭山 许明桃 杜巧琳 肖 静 吴思宁
吴爱华 陆 杉 陈 颐 陈秋霞 周丽丽
胡向丹 骆赟韵 耿红玲 倪运萍 徐 珉
黄旭春 曹晓静 梁洁莎 梁雪芳 董伦燕
曾玉燕 温明华 黎小斌 黎霄羽

科 学 出 版 社
北 京

内 容 简 介

本书是“岭南特色中医临证教程”系列丛书之一，继承和发扬了岭南中医妇科的学术观点，体现了岭南中医妇科医家因时、因地、因人制宜治疗的特色。内容分总论、各论两部分，共 10 章。总论介绍了岭南中医妇科形成与发展、岭南中医妇科学术特点、岭南妇科疾病的病因病机、岭南妇科疾病治法概要、岭南中医妇科代表性医家；各论分别介绍月经病、带下病、妊娠病、产后病、妇科杂病，从病因病机、治疗特色、辨证论治、外治法、养生调摄方面进行阐述，并附名家医案。全书编写着重突出岭南的治疗特色，博采众方，综合各家之所长，详尽介绍岭南大家对各病种的治疗特色。同时还介绍外治法，丰富了治疗内容。

本书可供中医学、中西医临床医学专业学生使用，也可作为参考书使用。

图书在版编目（CIP）数据

妇科/ 梁雪芳，王小云，黎小斌主编. —北京：科学出版社，2020.10

岭南特色中医临证教程 / 陈达灿总主编

ISBN 978-7-03-066228-6

Ⅰ. ①妇… Ⅱ. ①梁… ②王… ③黎… Ⅲ. ①中医妇科学-中医临床-经验-教材 Ⅳ. ①R271.1

中国版本图书馆 CIP 数据核字（2020）第 180034 号

责任编辑：郭海燕 国晶晶 / 责任校对：王晓茜

责任印制：赵 博 / 封面设计：北京图阅盛世文化传媒有限公司

科学出版社出版

北京东黄城根北街 16 号

邮政编码：100717

http://www.sciencep.com

北京华宇信诺印刷有限公司印刷

科学出版社发行 各地新华书店经销

*

2020 年 10 月第 一 版 开本：787×1092 1/16

2025 年 1 月第四次印刷 印张：17 1/4

字数：418 000

定价：98.00 元

（如有印装质量问题，我社负责调换）

总　序

岭南医学流派发端于岭南地区，奠基于晋代，发展于隋唐、宋、元时期，成熟于明、清，并派生出诸多专科。它在收集单方、验方和地方草药的基础上，还担负阐明地方人群体质特点，预防南方湿热气候致病，防治地方常见病、多发病等任务，是一个有代表性的南方中医药学术流派。它既有传统医药学的共性，又有其地方医疗保健药物方式的特性，具有学术的传承性、区域性、务实性、兼容性、创新性五大特点。开展与加强对岭南中医学术流派的研究，培养岭南学术思想与临床技能并重的中医药人才，继承与发展岭南医学，是位于岭南大地的中医院校的使命与任务。

在国家大力推进医药卫生体制改革，发展中医药事业和高等中医药教育教学改革的新形势下，在我国高等教育更加注重内涵建设、提高人才培养质量的背景下，为了更好地贯彻落实《中医药发展战略规划纲要（2016—2030 年）》和《医药卫生中长期人才发展规划（2011—2020 年）》，促进全省中医药事业健康发展，全面推进卫生强省和中医药强省建设，广州中医药大学第二临床医学院为适应中医学本科人才培养，以面向行业、面向基层、服务地方社会经济发展为宗旨，着力以培养具有地方特色的高素质应用型中医药人才培养模式的研究、改革与实践，从 2017 年开始设立中医岭南班，立足中医地方特色人才培养，按照“院校-师承-地域医学”教育相结合的人才培养模式，打造具有岭南特色中医应用型人才。为进一步配合实施“岭南班”教学改革工程，支撑专业特色教育，广州中医药大学第二临床医学院与科学出版社合作，组织编写“岭南特色中医临证教程”系列丛书。该丛书共 7 个分册，包括《岭南地产药材鉴别与应用》《中医经典岭南临证解析》《内科与杂病》《妇科》《儿科》《皮肤病学》《骨科》。该丛书可供培养高层次人才教学之用书外，还可作为广大中医学者从事临床与科研的参考。

该丛书的编写遵循高等中医药院校教材建设的原则，注意教学内容的思想性、科学性、先进性、启发性和适应性。同时，根据教学大纲的要求，在学生已掌握“三基”（基本知识、基本理论、基本技能）的基础上，系统梳理岭南医学各个专科的学术思想和临床诊疗经验，遵循贴近实际、贴近临床、贴近疗效“三贴近”的原则，注重现代临床实用性，将理论与临床密切结合，结合具体临证病例加以分析，并进行总结性述评，提出对各流派的评价、发展前景、需要深入探讨的重大课题与未来研究方向等；同时，结合中医岭南班专业教学实际，整体优化、处理好与中医各专科现行教材的交叉重复，做好衔接，突出精品意识，打造精品教材；注重立足专业教学要求和临床工作的实际需要，强调学生临床思维、实践能力与创新精神的培养。

教材建设是一项长期而艰巨的系统工程，该丛书还需要接受教学实践的检验，恳请有关专家与同行给予指正。该丛书亦将会定期修订，以不断适应岭南医学的发展和岭南特色中医应用型人才培养的需求。

2019 年 3 月

前　言

中医学是中华文化的瑰宝，中医妇科学在中华民族的繁衍上做出了重要的贡献。岭南医学作为中医药学的一个重要分支，历史悠久。岭南独特的地理、气候环境和民俗风情，使岭南医学在众多学术流派中流光溢彩。岭南中医妇科作为岭南医学重要的一部分，特色纷呈，岭南医家在治疗妇科经、带、胎、产、杂病中总结了丰富的经验。早在民国时期，就有编著较系统的岭南中医妇科相关教材，新中国成立以后，岭南中医妇科已经向专业化发展先行一步，罗元恺教授提出肾气-天癸-冲任-胞宫轴的理论，以及天癸相当于性腺轴及性激素的观点，标志着岭南中医妇科学的发展在理论上已经达到了先进的水平。岭南中医妇科的学术观点和思想值得我们去继承和发扬。

丛书“岭南特色中医临证教程”之一的《妇科》继承和发扬了岭南中医妇科的学术观点，体现了岭南中医妇科医家因时、因地、因人制宜治疗的特色。本教材分总论、各论两部分，共10章。其中总论分五章，介绍岭南中医妇科形成与发展、岭南中医妇科学术特点、岭南妇科疾病的病因病机、岭南妇科疾病治法概要、岭南中医妇科代表性医家；各论分五章，分别介绍月经病、带下病、妊娠病、产后病、妇科杂病。从病因病机、治疗特色、辨证论治、外治法、养生调摄方面进行编写，并附名家医案。全书在编写上着重突出岭南的治疗特色，博采众方，综合各家之所长，详尽介绍岭南大家对各病种的治疗特色。同时介绍外治法，丰富了治疗的内容。附有的名家医案，让读者有临床体验感。

本书可供中医学、中西医临床医学专业医学生使用，还可供对岭南中医有兴趣的中医爱好者参阅。全书由广州中医药大学第二临床医学院妇科有丰富临床经验的医生编写。

本书在编写过程中得到广州中医药大学第二临床医学院的大力支持，得到第二临床医学院教学办的指导，各编委在完成繁忙的临床工作的基础上，按时完成教材的编写，在此表示最诚挚的感谢！由于编者水平有限，教程中难免有不足之处，希望广大师生在使用过程中提出宝贵意见，以便修订时完善提高。

编委会

2019 年 9 月

目　　录

总　　论

各　　论

总　论

第一章　岭南中医妇科形成与发展

一、概　　述

在中医学术发展的历史长河中，学派众多，源远流长。可以说，中医学的发生和发展，正是各家学派兴起、争鸣的结果。

中医的因人因地因时制宜的原则，在辨证施治中很重要，因此中医传统医学非常重视地域医学研究。中医地域医学，是以地理环境对人体健康的影响为出发点，根据当地中医学运用中医的理论和临床特色进行归类的学术流派划分方式。由于地理气候不同、人文环境及社会发展的差异，中医在历史发展过程中产生了许多具有地域性特色的医学流派，如孟河医派、岭南医派、永嘉医派、新安医派、齐鲁医派等。不同地域医学流派的崛起，促进了中医学术进步、繁荣和发展；医学流派的争鸣与交融，是构成当代中医学术研究可持续发展不可缺少的重要一环。

“岭南医学”这一名称，在20世纪50年代已经出现，当时只局限于专指岭南地区医药史料。后来，岭南中医药工作者在总结岭南地区应用中医药特色时，也开始用“岭南医学”作概括。但岭南医学成为中医药学的一个分支，其实已经有千余年历史了。岭南独特的地理、气候环境和民俗风情，使岭南医学在众多特色各异的流派中尤其璀璨。当代岭南医学流派在学科方面更呈多元化发展，岭南医学是岭南中医妇科的源泉，岭南中医妇科是岭南医学的重要组成部分，要了解岭南中医妇科，首先要从了解岭南医学开始。

二、岭南医学形成的背景

（一）岭南医学的形成因素

岭南炎热、潮湿的地理气候条件，造就了岭南人特有的体质，形成了岭南地区特有、多发的疾病，而岭南医学的目的就是结合岭南的疾病谱和人群的特殊体质，充分利用本地药材资源，形成以研究岭南地区药物、医疗、保健为主要目的医学流派。

1. 地理气候因素　岭南，在传统上是指越城、大庾、骑田、都庞、萌渚五岭以南的地区，涵盖如今广东、海南及广西部分地域，原为古越族居住之地。岭南地处祖国之南，北有五岭，南濒南海，山地、丘陵、平原、海洋多种地貌并存，河流众多，台风频至，雨量充沛，常年潮湿。岭南属于热带、亚热带气候，天气炎热，年平均气温较高，高温时间长，四季不显，动植物资源丰富。岭南独特的地理特征与气候特点，决定该地区疾病谱的特殊性。《太平圣惠方》提到岭南的气候、地理对疾病的影响：“岭南土地卑湿，气候不同，夏则炎热郁蒸，冬则温暖无雪，风湿之气易伤人。”“四时常花，三冬无雪”正是岭南气候特点的概括。春夏多雨，天热地湿，人处湿热之气交织中，病证有特点，治疗法则也与北方地区有所不同。

2. 经济文化因素　历史上岭南曾荒芜偏僻、交通不便，经济文化相对落后，被中原人视为荒蛮之地。在岭南文化发展的汉越文化融合期，岭南地区经历了3次汉民移民高潮，移民者主要为士族、被贬仕官、逃避战乱的中原人。晋代的中原移民，给岭南地区带来了先进的医学，并与岭南本土医药相结合，推动了岭南医学的发展。宋代以后，长江流域的医药学术被带入岭南，结合岭南独特的地理气候条件和人群体质，因地因时制宜，变通应用，又一次促进岭南医学的发展，使之成为有浓郁岭南特色的医药学派。

近代岭南地区海洋交通便利，对外贸易发达，形成了“海上丝绸之路”，因此吸收外来医学文化较早、也较充分；岭南地区的环境适合动植物生长，农副产品和水产品等发展，且种类繁多，中草药资源丰富，形成独特的“南药”、“海药”系统，岭南医药业形成了民俗化、药膳化的特点，药材业非常发达。岭南地区商业气息浓厚，因此岭南中医界人士作风务实，相对中原来说医学理论探索较少，多从临床上探索，力求“效、廉、便”。

3. 体质因素　岭南独特的自然环境和人文环境，产生了独具岭南特色的风土人情，人的体质禀赋、饮食用药习惯亦不尽相同。释继洪《岭南卫生方》对岭南的地理环境、气候、居民的生活习惯与疾病关系进行了描述：“岭南地偏而土薄，无寒暑正气。阳常泄故冬多暖；阴常盛故春多寒。阳外而阴内，阳浮而阴闭，故人得病多内寒而外热，下寒而上热也。”“岭南既号炎方，而又濒海，地卑而土薄。炎方土薄，故阳燠之气常泄，濒海地卑，故阴湿之气常盛。”因岭南人长期在暑热环境下劳作，患病多与火、湿相关，人们常年喜凉食、海鲜，常喝“下午茶”、“夜茶”、“老火汤”，且有熬夜的生活习惯，容易过度服用凉茶，导致脾肾功能不同程度的削弱，形成脾肾虚弱的体质。岭南特定的气候地理、人文习俗环境决定了岭南人群的特定体质，有阳热、湿热偏盛、气阴两虚和脾气虚兼有痰湿的特点。

（二）岭南医学流派的发展

1. 萌芽时期——秦汉　史料记载当时并无医家及著作。秦汉，尤其是两晋以来，中原人士多次南迁，中原医学也随之流入岭南。从西汉初年古墓中曾发现朱砂和可供煎药预防疾病用的铜熏炉，后来在西汉南越王墓中，也发现了中药、捣药工具及装药丸的银盒。这些考古的重大发现，证实岭南地区医药历史至少已经有两千年了。同时显示，岭南医学继承了诞生于中原文化基础上的中医学体系，可以说岭南医学源于中原医学，是中原医学与岭南的土著民族、南越人民族医学相结合而成的。

2. 形成时期——明清　岭南文化在魏晋南北朝时期得到了历史上第一次开发，医学上也开始出现了一批有确切史料记载的医学人物，主要是支法存、仰道人、葛洪、鲍姑等。支法存与仰道人擅长治疗脚气病，且支法存擅长治疗热带寄生虫病，著《申苏方》五卷，立法原则为“温和不损人”。葛洪写下了中医第一本急诊专著《肘后备急方》。葛洪定居罗浮山，他的妻子鲍姑是医学史上第一个女灸家，善于就地取材及用艾灸为人美容。从晋唐时期的医家及著作可看出他们对岭南地区常见多发传染病的认识和防治程度，具有一定科学性，反映了当时的医学成就和民间疗法。宋元时期印刷术的发明使岭南三部医著得到了保存和传播，在全国产生了一定的影响。从宋代起，岭南就有全国一流水平的医家。释继洪的《岭南卫生方》中提出了岭南独特的地理环境特点以及疾病特征，是研究岭南地区传染病的重要文献。明清时期，岭南地区的文化教育得到了很大的提高，岭南医家达到389人。随着岭南经济与政治地位的提高，清政府开始逐步重视，一大批医家从中原江浙等地南下，促进了岭南医学事业的发展。从历代岭南中医药文献的比较中，清代文献占56%，而历代岭南医家的比较中，清代医家占46%，可见岭南医学虽然有两千年的历史，但是真正第一次获得较大的发展，是在明清时期。

3. 成熟时期——近代　近代岭南医学随着社会政治、经济、文化结构变化，出现了不同科属、别具一格的岭南学科类别，有生草药类、内科综合类、伤寒金匮类、温病瘟疫类、骨伤科类、妇科学类、儿科学类、针灸学科类、眼科类等。生草药类中，何克谏《生草药性备要》、赵寅谷《本草求原》、肖步丹《岭南采药录》、胡真《山草药指南》都是岭南医家运用本地生草药防治疾病的实践经验所作出的总结；内科综合类是一批学识较为全面的医家，如刘渊、谢完卿、黄岩、何梦瑶、郭治等，他们的著作都是侧重于内科的综合性医著，其中何梦瑶与郭治两人在学术上的见解不同，展开了学术争鸣的局面；温病瘟疫类的名家医著较多，有结合岭南地区特点与叶、薛、吴、王四大温病学家学术的潘名熊、陈任枚、刘赤选、郭梅峰等；岭南的骨伤科在人民群众中有崇高威望，它以精确的理伤手法和独特的固定方法以及行之有效的伤科用药著称于世，名医有何竹林、蔡忠、管镇乾、李干才、梁财信等；岭南近代的妇科学家有鹤山吕楚白、南海谢泽霖、澄海蔡仰高等；岭南儿科素有优良传统，近代程康圃《儿科秘要》、杨鹤龄《儿科经验述要》也是儿科医家医著；近代岭南著名针灸医家有周仲房、曾天治、卢觉愚，学术有成就者当推卢觉愚，20 世纪 30 年代就将针灸经穴与神经系统做出比较精确的对比，直接从西文医著中翻译资料，这是当时我国中医界第一人。

4. 繁荣时期——现代当代　岭南中医药学者在总结岭南地区应用中医药的特色时，逐渐开始用“岭南医学”来做概括。自 1986 年邓铁涛和靳士英在广东医史分会成立大会上作了《略谈岭南医学之特点》的报告以后，“岭南医学”一词才正式受到各方面学者的关注和认可。其后于 1988 年和 1992 年，在广州先后召开了两届“岭南医学研讨会”，参会的有两广、海南、港澳和新加坡等地的医家学者，极大地推动了岭南医学的形成和发展。为全面振兴和发展广东省中医药事业、产业和文化，广东省委、省政府做出了建设中医药强省的决定，并于 2006 年 1 月召开“广东省建设中医药强省”大会，制定了政策措施，进行了全面部署。随着众多中医名家的继承与发展，越来越多的岭南医家得到了社会的认同，越来越多的人开始关注岭南地区中医的发展，当代岭南的医学出现了百花争鸣的繁荣局面。

纵观岭南医学流派发展的各个时期，以其特有的本地医学特色在中医理论及临床方面有一定的创新与发展，尤其是对于海外岭南华侨和周边东南亚国家的中医药实践产生了巨大的影响，有着广阔的国际化前景。

三、岭南中医妇科形成和发展

1. 萌芽时期　岭南妇科始于晋代，广东省名中医吴粤昌在其《岭南医征略》中提到关于岭南医家医案的文献资料，是“起于晋代，但不能据此认为晋代以后岭南始有医家”。早在晋代岭南医家就在妇科方面取得了一定的成就，零散记载于文献中。晋代岭南名医支法存，在其《申苏方》中载有“药子一物方”、“疗妇人百病诸虚不足方”，都是治疗妇科疾病的方剂。葛洪是与支法存同时代的岭南名医，著有《肘后救卒方》等书。在现存的《肘后救卒方》中妇科方剂约有 63 首，主要治疗疾病有妇人脐下结物、乳病、前阴病、产后病、带下病等。

2. 发展时期　宋元时期到明代时，岭南医学开始涌现出如嘉兴罗浮山人、福建熊宗立、松江冯时可等一批著名的岭南医家。罗浮山人著《菉竹堂集验方》，其书中种子门收录了 17 条种子验方，妇人门收录 33 条妇科验方，分别治疗妇女月经不调、不孕、胎漏、胎动不安、妊娠恶阻、难产、产后腹痛、赤白带下、崩漏等妇科疾病。福建建阳熊宗立《妇人良方补遗大全》在《妇人大全良方》基础上补遗九门二十四卷，新增固真丹、醋附丸、内补当归丸、凌霄花散、杜牛膝散、大油煎散、牡丹散、异功散、治血崩方等多首经验方。

3. 成熟时期　清代以来，岭南妇科名家辈出，岭南中医逐渐发展成熟，但各医家自立门户，尚未有系统的流派传承脉络。根据《岭南医征略》、《广东中医育英才》、《岭南医籍考》等书统计，清代岭南医家在妇科方面有心得体会的医家有32人，妇科专著或含妇科内容的医著20余种，比如何梦瑶的《妇科良方》、何守愚《广嗣金丹》、萧绍端《妇科微旨》、冯秉枢《保产备要》、陈启荣《妇科秘方》、郑海组《妇科辑要略论》等，均对妇科有比较系统的论述和理论阐发，其内容涉及种子、调经、产育等多个方面，标志着岭南医家在妇科理论水平方面有了显著的提高。

4. 繁荣时期　民国以来，岭南医家在妇科理论水平上有了进一步的提高。出现吕楚白、吕安卿、谢泽霖等著名的妇科医师，吕楚白编写了《重订妇科纂要讲义》，谢泽霖编写了《妇科学讲义》，郭梅峰虽然是温病名家，也精通妇科。吕楚白深入经典，学继前贤，认为调经以调气为要，且善用花药治疗妇科疾病。谢泽霖调理妇科疾病重视冲任，同时根据岭南特点，重视湿邪、热邪在疾病中的作用。郭梅峰用冲任奇经的理论来解释妇人经、带、胎、产、杂诸疾，治疗疾病注重顾本，且善用气味芬芳之花药疗妇人疾。

新中国成立以后，岭南地区中医妇科进一步发展趋于专业化，出现了罗元恺、蔡仰高、罗次梅、欧阳惠卿、李丽芸、张玉珍、司徒仪、罗颂平、王小云等岭南妇科名医。罗老提出的肾气-天癸-冲任-胞宫轴概念以及天癸可能相当于性腺内分泌激素的观点，标志着岭南医家在妇科理论上已经达到了较先进的水平。潮汕蔡氏妇科重视脉诊，注重地方草药的应用，对带下病及崩漏有独到的见解。李丽芸教授进一步完善肾气-天癸-冲任-胞宫轴；善于补肾调经以种子，提出“种子八法”；在治疗生殖系统感染疾病方面，强调祛湿利浊的重要性。王小云教授以“女子以肝为先天”、“女性素性抑郁”，提出女性容易心身同病，创立“五志调神疗法”，结合中药进行“心身同治”，率先在全国开展“心身同治”疗法的随机大样本临床试验和临床推广应用。

综上，岭南中医妇科起始于晋代，当时的岭南医家已经总结出了一些治疗妇女经带胎产杂诸病的方剂；清朝以后，精专于妇科的岭南医家开始增多，同时也出现了一批妇科学文献，它们或为妇科专著，或散见于其他的一些医著当中，基本都对妇科有比较系统的论述，能够独立成篇，这标志着岭南医家在妇科理论水平方面有了显著的提高；民国时期，比较系统编著妇科教材，岭南妇科向专业化发展；新中国成立以后，岭南中医妇科理论进一步深化，罗元恺教授提出肾气-天癸-冲任-胞宫轴的概念以及天癸相当于性腺轴及性激素的观点，标志着岭南地区妇科学的发展在理论上已经达到了较先进的水平。

（黄旭春　曹晓静　王小云）

第二章　岭南中医妇科学术特点

岭南中医妇科在岭南独特的地域环境和经济文化影响下，结合岭南妇女的体质特点，在长期的发展过程中，形成了自己独有的学术流派特点，如宗易水学派，善调补脾肾；合湿热地域，重清热利湿；融文化特点，药膳同补等，成为岭南中医妇科独有的学术特点。

一、调理肾脾，先天与后天并重

岭南妇科一方面受经方派的影响，注重风寒与劳伤为患，损伤冲任的病机；又宗易水学派，注重肾与命门，强调先天之本。另一方面，由于岭南多湿，易于损伤脾阳，以致运化失职，故亦注重脾胃，顾护后天之本，形成脾肾并重、先天与后天兼顾的学术特色。

清代岭南经方家对张仲景学说颇有研究与发挥，尤以陈伯坛之《读过伤寒论》、《读过金匮》为著，在妇科方面，亦有所创见。而《景岳全书》在康熙三十九年（1700 年）、四十九年（1710 年）及五十二年（1713 年）三次在粤省刊行，可见命门学说对岭南医家的学术影响甚大，在妇科方面亦强调肾与命门对于月经与胎孕的主导作用。

岭南妇科代表医家如何梦瑶认为疾病："虚者血气不足，久则肌肤脏腑亦见消损，故曰虚损。"并将其归纳为"关乎五脏"、"责之于脾"、"肾为最重"三个方面与途径，强调了对于脾肾虚损的重视。

清代刘渊，其妇科学术观点以温补脾肾为主。刘渊承张景岳之说，认为月经之本在心脾胃气，而调经之重点在脾胃和肾。在临证中，刘渊尤其重视阳气的维护，擅长用八味丸、右归丸、大温经丸之类温补之剂固护妇人之元阳，治疗妇科疾病。

民国时期谢泽霖重视冲任、脾胃。认为妇人之月经来源于饮食，由脾胃所化生，而冲为血海，任主胞胎，女子二七任通冲盛，脾胃健旺，血有余则注于冲脉而为经水，妊娠时亦赖脾胃化生之血荫胎，产后脾胃健旺则乳汁丰富。而在妊娠期间调理肝脾胃是重要的安胎方法。对于治疗湿盛带下，谢泽霖也善于从调理脾胃肝入手。他认为脾虚则湿盛，脾气下陷而为白带，只要补脾胃加疏肝，则脾胃恢复其受纳健运之职，湿自消，带自愈。

近代妇科名师罗元恺教授在妇科理论方面，重视肾肝脾、精气血和冲任。认为女子以肾为先天，提出了肾气-天癸-冲任-胞宫轴的概念，肾气是这条轴的核心，因为天癸来源于肾、冲任之本在肾而胞脉系于肾。妇科疾病肾虚为本，补肾即调冲任。同时也重视脾胃生理与妇科气血，脾胃为气血生化之源，为统血之脏，具运化之功，而女子以血为主，并因经孕产乳等又以血为用，脾胃不和，势必导致妇科疾患。在治疗上，提出调补脾胃八法治疗妇科疾病，包括补脾摄血、升举脾阳、健脾燥湿、理脾和胃、温补脾肾、补益心脾、疏肝实脾、清利脾之湿热等。

李丽芸教授认为女子胞宫、胞脉、胞络均系于肾，肾气充盛，天癸泌至，冲任二脉功能协调是妇女生理活动正常的根本。妇女在生长发育过程中，肾气充盛，天癸泌至，冲任通盛，月经始能来潮，而后方可平育子嗣。可见，肾虚是不孕症的重要原因。女性生理以肾为本，治疗不孕症总治则为培肾不足，临床应用治肾有八法：滋养肾阴、补肾壮阳、补肾健脾、滋肾养肝疏肝、补肾活血、补肾健脾、补肾化湿除痰、补肾调经种子等。

司徒仪教授擅长子宫内膜异位症（简称内异症）的诊治，认为其主要病机并不仅是血瘀，肾虚也是关键。肾为冲任之本，为胞脉所系，故如肾亏精少则冲任胞脉失于濡养，冲任气血不足，使气血运行不畅、瘀血留滞导致内异症的发生，而肾精虚少、胞宫虚寒、胞脉不通，两精不能相合，则导致内异症不孕。治疗上不能单纯活血，而以补肾活血为主，并需循周期治疗。

王小云教授擅长诊治绝经前后相关疾病的论治，治疗中强调应抓住肾虚为本，涉及脾心肝肺等多脏功能失调，强调平衡阴阳为纲，从经络气血入手，重视恢复脏腑之间的生理功能。在肾阳虚证上，补阳不主张投以猛药，强调本病之阳虚乃因于阴虚，致病之本仍是肾阴精不足。在肾阴阳俱虚证中，提出补肾扶阳，益养冲任的治则，补阳药可予以重用，常用二仙汤加减治疗，并根据患者寒热偏重，选用温里药或清热药以辅之。

总之，岭南妇科医家在辨治妇科病过程中，重视脏腑辨证，尤其重视先天与后天，强调补肾健脾的重要作用。

二、百病生于气，重视调理气机

岭南地区多湿热，湿热易阻遏气机，加之女性易幽怨，肝气易郁滞，故岭南医家对于妇科病的调治均重视气机的升降调节。

清代何梦瑶重视气机之调畅，强调“人身气血贵通而不贵塞”。治疗上，对于由于气机郁滞而致聚湿生痰、食积、血瘀等证，他推崇张子和的汗、吐、下三法，抨击一味温补的方法，从而达到气机流通而邪实得去的目的。

刘渊认为女性“性狭窄，设或隐曲不如意，即郁怒过度，未有不伤肝气”，又强调“妇性多执滞，稍有隐曲，即忧郁过度”，而忧郁过度，则伤肺气，肝气和肺气受损，则气机调畅容易受到影响。

民国吕楚白认为治妇人经病当以理气为主。他认为：“治妇人病，故以调经为第一要务也，而调经之要，贵以理气为主，经云：百病皆生于气也。所谓气者，喜怒忧思悲恐惊是也。盖人身之血随之而行，气稍停滞，血亦因之停滞，血停滞而经候必不调，经不调则百病丛生也。治妇人经病，当以理气为先矣。”其在治疗月经后期的医案中用素馨花疏肝解郁、泽兰叶辛散温通疏肝气而通经脉、香附行气滞理血凝等为主，取得良好的临床疗效。

岭南医家在调理气机的同时，对于气机郁滞日久的状况，强调不忘调血。因“气行则血行，气滞则血瘀”，气血二者病变往往互相影响。如国医大师班秀文在治疗带下病时强调“带下病以湿为主，多夹瘀”，因湿气阻遏气机，气机受阻，血行受阻而瘀血内生，主张“治湿之时，勿忘祛瘀”的治带原则。在用素馨花、玫瑰花疏肝的同时，加用凌霄花凉血散瘀。罗元恺教授认为女性经孕产乳等生理特点，无不与气血的盛衰和畅滞密切相关，临床常见证型包括气滞血瘀、气虚血瘀、久病致瘀等。

现代岭南妇科名家王小云教授，也继承了从肝肺论治气机的学术观点，尤其擅长女性情志病的调治。她认为妇科疾病虽以肾虚为主，然肝肾同源，肾虚则水不涵木，肝木阴虚而肝气偏旺，肝失疏泄，肝郁易怒，导致气机壅滞，从而进一步影响肺气的宣降。王小云教授重视肝、肺二者气机调节作用。因气主于肺而疏于肝，肝法春气、主升、为气化的始点；肺法秋气、主成、主降、为气化的终点，二者一生一成，一升一降，一终一始，相反相成，肺气自上由右而降，肝气自下由左而升，使气机升降有序，维持着正常生理功能。《临证指南医案·虚劳》指出：

“人身左升属肝，右降属肺，当两和气血使升降得宜。”肺肝二者协调，从而促进气机开阖枢纽得利。但肾虚为本，肝肾同源，互相影响，同时金水相生，肺金与肾水为母子关系，生理、病理均相互影响。治疗上从肝肺予以调理气机，同时气机不调的根本原因在于脏腑功能失调导致的亢害制化失常，故而也应调补脏腑，如调补肝肾为主，同时其实也在调理气机。通过肺肝肾的调节制化，最终达到肾阴阳协调，肝精血得养，肝疏泄有度，肺升降自如，气机升降开阖正常，从而达到治愈疾病的全面性、整体性、稳定性和持续性。

三、因地制宜，注重湿热致病，顾护气阴

岭南位于我国最南端，南濒海洋，北靠五岭，气候属热带、亚热带气候，炎热而潮湿，正如《素问·异法方宜论》曰：“南方者，天地所长养，阳之所盛处也。其地下，水土弱，雾露之所聚也。”因此，其民常易感受湿热之邪为病。另外，在此环境中生活的人们，常贪凉饮冷，爱食鱼鲜、内脏及鸡犬龟蛇杂合之物，亦令脾胃气机受阻；再者，暑天汗泄过多，气阴亏耗，也使脾的运化受影响，湿从中生。故岭南医派妇科一直重视湿邪致病，治疗过程中同时注意顾护气阴。

清代何梦瑶在《医碥》中对湿邪为病作了详尽的论述，并在运用祛湿药方面有着丰富的经验。他认为血崩多由冲任损伤、脾虚不摄、暴怒伤肝所致，而“更有因湿热者，湿用调经升阳除湿汤（黄芪、苍术、羌活、防风、藁本、升麻、柴胡、甘草、独活、蔓荆子），以补中胜湿”。这里突出了岭南妇女患血崩，有一部分是因于湿热，治疗上也着重清热祛湿养血，用苍术、羌活、防风等，热伤阴血者则加滋阴清热之知母，气虚不摄者则用补气升提之黄芪、升麻等。何氏又认为带下病虽有湿热、寒湿之不同，但多由湿热所化，他认为：“带脉横束周身，诸经湿热皆得遗于带脉，而冲任督三脉同起胞中，带脉所受湿热由之下注胞中……带下色黄者脾经之湿热，脾为热伤不能运化津液则湿胜热蒸之而成稠浊之形也，色白者肺经之湿热，肺为热壅不能通调水道下输膀胱，停为痰饮而下……色赤者热伤血分也……又此常赤白相兼，不但血分热而且兼湿……色青者肝经郁热而伤脾动湿也，色黑者肾热则水液浑浊也……湿热盛者导水丸，微者清白散，赤加地榆荆芥黄芩，湿盛加二术。”在此何梦瑶对五色带下的成因作了详细的分析，认为由各经湿热所化，并提出了相应的治法，观其导水丸，由牵牛头末、水飞滑石、黄芩、川大黄组成，为清热逐水之峻剂，方后说明必须明虚实而服。清白散用黄柏、生地、白芍清热燥湿，凉血养阴；椿皮燥湿止带，贝母清化痰湿，少佐炮姜缓他药寒凉之性并能燥湿；甘草调和诸药。全方清热燥湿而不忘养阴，为清热化湿之缓剂。何梦瑶祛湿擅长以苍术、茯苓、猪苓、木通等为通用药。湿病在上加防风；在中倍苍术；在两臂加桑枝、威灵仙；在周身加羌活、乌药；在足加牛膝、草落、防己；湿而兼血虚必加当归，寒温加虎骨、官桂等，体现何梦瑶合理运用理脾祛湿之法治疗各种湿病的经验，这与他身为岭南人，了解岭南湿热之气候特点和人民体质之特点有着密切的关系。

清代何守愚注重胎产保健，其推荐在孕期常服条芩汤，他引《达生编·保产心法》曰：“受胎三月后，宜服条芩汤，每日以条芩，煎淡汤当茶用，如气旺者，每日三钱，气弱者每日二钱，服至生产时止。此汤最能除胎毒，免痘疡。”岭南地区孕妇普遍重视去胎毒，此方中黄芩能清热燥湿解毒，均是结合岭南气候特点而提出来的。

罗元恺在崩漏的治疗方面也兼顾了岭南湿热特色。他认为岭南地热土湿，湿热容易耗损气阴，而崩漏长期失血又更加重了气阴的损耗。因此他提出“肾阴虚、脾气虚往往是致病之本，

血热亦可为诱发本病的一种因素”。

蔡仰高先生认为带下病新患多偏湿盛，脾虚受阻，在其专著《带下病论治》中指出了不同证型的带下诊治，如湿热带下、痰湿带下、虚寒带下、虚热带下等。广东省名中医李丽芸教授结合岭南气候及妇女的生理病理特点，指出带下病与湿邪密切相关，在治疗上以化湿除浊、扶正祛邪为法，并根据湿邪转化类型有寒热虚实之不同，应用清化或泻实或补虚的治则。罗颂平教授认为岭南易于滋生湿毒、热毒之邪，古代亦多瘟疫、虫毒之患。妇科方面，则往往因感染邪毒，热入血室而致经、带之疾及妇科杂病，岭南医家善用清热凉血、化湿除秽、解毒杀虫等治法，按三焦辨证和卫气营血辨证，治疗湿热、湿毒、热毒所致的妇科疾病，如带下病、热入血室、经病疼痛、月经过多、经行发热、产后发热等。使邪气去，血海宁，则经带如常。

王小云教授治疗妇科疾病重视湿邪导致的气机失调，善用上焦宣肺畅湿、中焦健脾渗湿、下焦淡渗利湿以祛湿宣畅气机从而治疗如更年期综合征等妇科疾病。

岭南地域的特殊性，决定了岭南地区人湿热及气阴两虚的体质特点，罹患疾病也容易湿热兼夹、气阴不足，因此治疗上非常注重清热化湿、顾护气阴。

四、因人制宜，重视情志致病

《古今医统大全》中言“居岭南者必慎起居，节饮食，寡欲清心，虽有岚邪勿能害也”，寡欲清心强调了情志的重要性。翻阅岭南医家的书籍，也发现岭南医家多重视情志失调与妇科病的关系。

何梦瑶认为妇女性情执拗，容易动气，且常郁而不发，因此容易导致气滞血阻为病。其在《医碥》“气之病证”中论述：“妇人性执，易于动气，痞满胀痛，上凑心胸，或攻筑胁肋，腹中结块，月水不调，或眩晕呕吐，往来寒热。正气天香散、四七汤酌用之。”“论发热”中云：“患怒不发，止自摧抑，则肝气不宣，郁而成热，妇人最多此证……木郁则达之，宜逍遥散。”“论积聚”中云：“外感内伤，皆足以郁滞其气血痰液，以成积聚。而在妇人尤甚，以妇人经产血行，或食生冷，或感风寒，且多患怒忧郁，易致瘀滞也。”由此可知何梦瑶认为妇人月经不调、内伤发热、积聚等证都与情志不畅、气机失调有密切的关系。

刘渊认为妇科疾病多与情志相关，而七情为病常损及脏腑，因此治疗此类病证应从治脏腑着手。在论月经病时，他特别辟出三个小标题，详细说明情志所伤导致月经不调的治法。首先，他认为思虑过度必伤脾气，脾气一伤则气血津液生化乏源，久而渐致血枯经涸，此等月经失调必须从治疗脾胃入手。其次，他认为郁怒则伤肝，导致肝火自焚，进而侮及脾土，致月经失调，因此治宜从肝脾着手，养肝血健脾土。再者，他又指出忧郁过度，则伤肺气，津液之宣布失职，无以滋肝，导致月经失调，治从肺脾入手。

何守愚强调女性经期调摄对于健康的重要性，同时指出，除了避风寒、戒食生冷等因素外，也应该重视情志调节，“劳碌气恼、悲郁忧惊，加意禁制”，则不仅少病而且种子亦容易。吕楚白认为喜怒忧思悲恐惊能导致人体气血运行不畅，月经失常；郭梅峰指出女子善怀，治疗常须解郁之品。

罗元恺教授指出“精神因素可以影响生殖功能，如心情紧张，思虑过度，或大惊卒恐，或情绪忧郁，肝气不疏，均足以使血气运行不畅，月经失调。这些精神因素，都可阻碍摄精成孕……故不孕患者除药物调治外，兼辅以心理上的开导及设法获得舒适的环境，是非常重要的”。肝主疏泄，“女子以肝为先天”，流产与不孕不育患者都有明显的心理压力或障碍。

李丽芸教授强调《女科要旨·种子》中关于不孕的观点——“妇人无子，皆由内有七情之伤，外有六淫之感”，强调“种子者，女贵平心定气”，怡情才易孕，且育儿求端庄，重视孕妇的心境调养。

王小云教授在情志方面，更有所超越，根据《黄帝内经》（以下简称《内经》）提出的“情志致病，情志治病”的原理，吸取前贤精华，结合现代社会特点，运用五行五志原理，创立“王氏五志调神疗法”，并在全国首建了规范的操作方法，对更年期综合征、不孕症、抑郁症、经前期综合征等情志障碍性疾病，均取得了满意的临床疗效。

五、重视胎产的清、静、养调护

岭南医家在胎产方面也十分重视调护，结合岭南特殊的地域特点，强调清（清热）、静、养。

刘渊在胎产方面的论述主要参考了《达生编》。保胎方面，他认为保胎一要绝欲，二要小劳，三要用阔布束腰。动欲则扰乱子宫精英，损伤气血，而致胎元不固；平日安逸不动，则气血流通不畅，略有闪挫，易致堕落，然而他强调：“非胎后方劳，正为平日不宜安逸耳，若平日安逸，及孕后方劳，适足损胎。”临产方面，刘渊非常赞同《达生编·卷上·临产》所提出的六字真言：睡、忍痛、慢临盆，他说“胎产此时，必要养精神、惜气力为主。产妇能上床安睡，闭目养神最好。产妇以耐心忍痛为要，不问是试痛、是生产，耐心忍住……疼得极熟，自然易生；临盆用力，最宜缓慢，切不可听稳婆之言，用力太早，致误大事”。另外，刘渊还提出不宜催生，所谓：“生自有时，何须用催。夫哺鸡日足，自能啄壳而出。马牛犬豕，并无催生之药，产育何时不顺?人物一理，天地自然。况催生之药，例用香窜，大耗气而兼破血，安得无损？”他认为：“所谓催生者，不过助其气血，壮其精神，接济其力，免致临盆气倦神疲，无力传送而已。如独参汤、八珍汤、归芍保元汤最为妙法。”又曰：“临产之时，心中忧疑，腹中疼痛，甚至精神疲倦，口中失味，全要好饮食调理，鸡汤、稀粥、人参、姜酒，随时饮吃，壮助精神为急务。”表达了中医天人相应、顺应自然的观念。这对于现代产科工作者或许能有一定的启示，比如协调性宫缩乏力，不一定要用缩宫素，通过休息，增加营养或给予一些壮助气血的药物，就有可能使临产妇渐渐恢复正常宫缩，这种自然疗法或许比用药物对产妇的损害小得多。

何守愚《广嗣金丹》分有种子编、安胎编、保产编、福幼编，较为翔实地论述了相关孕、产、养知识。种子编强调种子要调经、寡欲、择时，纵欲是导致流产和不孕的主因。安胎编强调胎教重要性，他引《烈女传》曰：“古者妇人妊子，寝不侧，坐不边，立不跸。不食邪味，割不正不食，席不正不坐，目不视邪色，耳不听淫声，夜则令瞽诵诗，道正事。如此则生子形容端正，才智过人矣。”保胎要慎举动、节饮食，主张孕期饮食宜清淡，不宜肥浓，宜甘平，不宜辛热，青蔬白饭亦能养人。这样的饮食不会助热蕴湿，比较适合岭南地区炎热潮湿的气候特点。他又认为孕期常以条芩煎淡汤代茶能除胎毒。黄芩能清热燥湿解毒，这也是符合岭南地区气候特点的。保产编详细论述了正确的待产方法、临产的诊断、接生方法、各种难产的原因及处理、产后调护、产后常见病的治疗等。产时强调生产要安详，腹内初痛且莫忙。产后戒躺、戒厚味、戒交合，在饮食方面，何守愚认为产后脾胃虚弱，不宜进食荤腥油腻之物，他指出：“才产毕，脾胃虚弱，只宜炒米粥和红糖频频少与，三日内，切不可食鱼肉鸡鸭，其硬蛋物尤不可食，迟吃荤腥油腻，不独产母安稳，且小儿食乳，腹亦充实。”又说：“产后不可食咸味，因咸能止血少乳，且发嗽，若恶露未净，早食咸酸之物，不独少乳，而且腹痛，发寒热，六七日后，方可少进咸味。”

近代医家罗元恺教授强调：“安胎之要，着重一个静字。药性和饮食宜静不宜燥……身体宜静不宜动……情绪宜静不宜躁……以静制动，是安胎治疗中的重要一环。”李丽芸教授强调怡情才易孕，女子七情致病有“易郁性”，若情志不畅，肝气郁结，疏泄失常，气血不和，冲任不能相资，可致不孕。李丽芸教授认为此类患者除了临床表现，尚有如下特点：①生殖系统有或无器质性改变，但以无器质性改变居多；②影响排卵、输卵管蠕动和黄体功能；③气病易及血，气滞不行，瘀血形成，成为影响受孕新的病理产物；④影响机体免疫功能，继发生殖系统炎症和免疫性不孕。在妊娠期，李丽芸教授强调育儿求端庄，认为孕期的身心调护直接影响到是否能够孕育出健康的下一代。孕育一代端正、健康的孩子，应做好慎药饵、调饮食、慎起居、重胎教、慎房事、防缺陷。

可见，重视妊娠及孕前的调养、静养、清养也是岭南妇科的特色。

六、四诊合参，重视望诊、脉诊

望闻问切、四诊合参是所有医家诊断疾病的基本技能。岭南妇科医家也不例外，但岭南妇科医家在四诊中对于望诊和脉诊有更深入的体会。

《素问·阴阳应象大论》曰：“善诊者，察色按脉，先别阴阳；审清浊而知部分。”《难经》谓“望而知之谓之神”。由此可知望诊在疾病的诊断中起着重要的作用。何梦瑶十分注重望面色及舌诊在诊断妇科疾病、判断疾病预后上的作用。巢元方《诸病源候论·产难候》中有据孕妇面、舌以预测孕母、胎儿存亡的叙述，而何梦瑶在此基础上又有发挥，他在《妇科良方·胎前·子死腹中门》中云：“凡孕妇凶危之证，欲知子母存亡，但看孕妇。面赤舌青，腹冷如冰，口出秽气者，其子必死；若面青舌赤者，其母必亡；面舌俱青、口角两边流涎沫者，母子俱不能保。”此为其多年临床之经验，比巢氏理论更具体，在当时的医疗条件下，更具指导意义。对于望面色及舌诊，在其堕胎、产后血晕、遍身痛、头痛等多有提及，并据此作出诊断，提出治疗方药。如“面黄唇白者，脱血也，急宜独参汤”，“产后眩晕昏迷，有因恶血停瘀上攻而然者，面唇必红赤，佛手散”。

罗元恺教授总结数十年之临床经验，认为望诊在妇科尤为重要，他对于望妇人之形神、唇色、唇舌、经、带、恶露等都有深刻的心得体会。面部的颜色和光泽反映了患者脏腑气血的盛衰，气虚、血虚或肾虚都可以有面色的改变。妇女面白为气虚血脱之征，常见于崩漏等失血耗气之病；面色苍白是白中带青的颜色，表示气血俱虚，兼有肝风或肝血不足，常见于经行头痛等病证；面色萎黄主脾虚血虚，见于月经过多等病证；面色晦黄为脾肾两虚，见于绝经前期的崩漏等；面色红赤主实热，见于热邪迫血妄行的月经先期、月经过多、产褥热、急性盆腔炎等；颧红为阴虚火旺之候，多见于绝经前后诸证；颊、眼眶及额部黯晦或黯斑主肾虚、脾虚，应结合出现的部位来辨证。“上下眼眶均黯黑者，多为肾虚；下眼眶黑者脾虚为多。面部黯黑，常有面斑，多属脾肾虚。”常见于生殖功能不正常的慢性病，黯晦或黯斑可随病情的轻重而渐退或加深。

唇舌的望诊可以反映冲任、脏腑、气血、病邪的情况。罗元恺教授认为环唇黯黑主脾、肾虚及冲任亏损，也可兼有血瘀，常见于月经病、不孕症、滑胎等。舌质淡白主气血两虚或内有虚寒，见于月经过少、闭经或宫寒不孕等；舌质红为血热，舌尖红为心火盛或肺热，常见于经行量多；舌边红为肝胆火炽，多见于月经先期量多、倒经、产褥热等；舌质黯红多为气血郁滞，常见于月经先后不定期、痛经、盆腔炎、癥瘕等；舌上瘀斑主血瘀，见于痛经、闭经、不孕症、癥瘕等；舌质淡黯或黯滞主脾肾虚，尤其是肾虚，见于不孕症等；舌胖大主气虚、脾肾阳虚，见于崩漏、经行浮肿、带下病、子宫脱垂等，舌胖大而湿润如水泡猪肝者为脾虚湿盛；舌瘦薄而偏红者为阴虚证。若唇色与舌色不一致者，应以舌色为准。“苔白主寒，苔黄主热，苔腻主湿，苔黑而干主热炽伤阴，灰黑而湿润为寒水上泛，剥苔或无苔则主伤阴，也为胃气虚衰之象”。罗元恺教授在望诊方面的丰富经验，发展了中医妇科的诊法，对中医妇科临证诊断治疗起着重要的指导作用。

王小云教授认为对寒热虚实的分辨，望诊能提供很大的帮助，尤其重在察目。《灵枢·大惑论》说：“目者，心使也，心者，神之舍也。”又说：“五脏六腑之精气，皆上注于目而为之精。”王小云教授临症时非常重视观察患者的目光神采。有一患者求医时自诉疲惫异常，几乎无力迈脚行走，要求开中药调补，她查患者双目明亮，语音高亮，舌苔厚腻，口气腐臭，辨其为胃肠积热、湿浊中阻而致精微无法输布，引起身体困重，施以攻法解除了患者困扰。另有一全子宫切除术后患者，患者无明显不适主诉，但王小云教授查房时，敏锐地诊察到患者双眼无神采，白睛暗浊，黑睛色滞，眼胞浮肿，指出患者潜在身体阴阳失衡表现，且已重伤正气，急查生化全项及血气分析，患者果为水液代谢失衡，体内水液积蓄过多，肾功能已有轻度受损，伴有酸中毒，及时予利尿补碱纠正，患者很快转危为安，双眼恢复神采，神光充沛。由此可见，望诊对虚实分辨起到了“见微知著”的作用。对于寒热虚实的望诊辨析，王小云教授还主张从望色入手，以患者五色的变化来分辨病性，不仅望面部五色还望四肢五色。如面色淡青或手足发青色，为寒证，主痛证，主瘀证，总由阳虚寒生，收引凝滞所致。舌诊也属于望诊的重要内容，王教授指出，就舌象而言，舌质的淡与红、舌的润与燥常常是分辨寒热的要点，但同时要注意舌下系带及牙龈的观察，有些患者舌质并不红，但舌下系带绛红或牙龈呈鲜红色，亦为热象。但同时一定要注意舌诊时，嘱患者张口不要过大，伸舌不要过长，不要过度用力，每次伸舌观察时间不宜过长，否则容易出现用力过度而舌尖红赤，伸舌时间过长而舌下络脉瘀血怒张等假象。临症有时会出现舌质和舌苔的变化不统一，如舌质绛红，舌苔却薄白，从主病上红绛舌主热盛，白苔从寒。王小云教授认为根据临床上的经验，当舌质和舌苔出现主病矛盾时，要注意排除影响舌苔变化的客观因素，客观分析舌质，往往反映着疾病的本质。

望闻问切，脉诊是最考验医家经验的，岭南妇科医家在脉诊方面也有一定的体会。如何梦瑶在《医碥》男女脉同异云：“古谓男脉左大于右，女脉右大于左，验之不然。盖人之左手比右手略大，脉亦应之而右大于左，不论男女皆然也。惟男两尺恒虚，女两尺恒实，差不同耳。”论胎孕脉，何氏云：“羸弱之妇，不必脉皆滑实，但按尺中应指，源源不绝便是。”何守愚论妊娠诊断，他引陈修园说：“妇人三部浮沉正等，无他病而经停者，孕也，尺大而旺，亦然。左尺洪大实为男，右尺洪大实为女……体弱之妇，尺内按之不绝，便是有子，月断病多，六脉不病，亦为有子……妇人不月，脉来滑疾，重手按之散者，胎已三月也，和滑而代者，二月余之胎息也，重手按之，滑疾而不散者，五月也。”吕楚白判断妊娠，以关脉为准，《内经》曰：妇人手少阴脉动甚者，妊子也。又云：阴搏阳别，谓之有子。吕楚白认为这是因为受胎在脐腹之下，血气护胎而盛于下，所以尺脉鼓搏有力，与寸脉迥然不同。这是古人辨妊娠脉的方法。而吕楚白自己辨妊娠脉却另有心得，他是以关脉为标准的，他说：“余辨妊娠，则以关脉为标准，何则？左关肝，右关脾。肝藏血，脾统血。若受孕则关脉流利如珠，血气调匀，足以养胎矣；若闭经则右关重按必不见，血气虚弱，与及凝滞矣。如此辨脉，真有历验不爽者。”

蔡仰高在妇人脉诊方面有较深的研究。他指出：“女人皮肤不热，无外感症象，而脉状有点数疾，不是滑，此极可能是月经刚刚来潮的症状……如果月经来时，脉有时快有时慢，即是带点促状，或者沉细，这种脉形，表现她有经期腹痛……如果六脉细小，或微带涩状，这一方面是，月经后期，或者就是闭阻不行了。脉波稍疾一点，那常常是月经先期。也有脉不快而先期的，这属于体虚。色欲不节，也常是先期而至，来时必定血量过多，其脉必虚细尺部无力，由于虚，故无法控制血行之故。”他又指出：“妊娠一至三月，左寸浮大，即经所称手少阴脉动甚者，妊子也。心脉浮大，亦主有孕。有孕三到四月，尺部必滑疾。按之滑疾而散的，为三月。但疾不散的，怀孕必五月以上。”

王小云教授认为，辨别虚实真假的关键所在，脉象也是很重要的依据。张景岳亦有言：“虚实之要，莫逃乎脉。如脉之真有力、真有神者，方是真实证；似有力、似有神者，便是假实证。”她认为尤当辨脉三部九候之变化，例如，血崩一证，若于暴崩之际，虽血色鲜红，但患者面色苍白，爪甲无华，脉不沉迟反弦滑似有力者，不可误为血热妄行，妄用凉血止血之品，当以益气固脱摄血为要。又如寒凝胞宫患者，若脉紧，则为实寒，当温化之；若脉象沉迟，则为阳虚内寒，乃虚寒，宜温补之。

七、善用南药花药，用药轻省

岭南药用植物繁多，资源丰富，花药众多。如广藿香、新会陈皮、化州橘红、德庆巴戟以及橘核、荔枝核、岗稔、地稔、独脚金、七叶一枝花、木棉花等均为岭南特有的“南药”。岭南地区湿热偏重且容易伤及气阴，不同于西北地区寒湿偏重，故岭南医家用药偏于轻省，常用花叶类药物，因花之味薄性轻，善于舒解陈郁之气而又不伤阴，较适合岭南妇女湿热较甚而致气阴两虚的体质。近代岭南名医治疗妇科疾病都比较擅长使用花药，吕楚白、吕安卿、郭梅峰都是用花妙手。

吕楚白认为柴胡等疏肝之品容易辛燥劫阴，如果取其法而换其药，用花类药物解郁，则郁气得舒而阴液不伤。如吕楚白治肝风壅滞脾胃妊娠呕吐一例，方中用素馨花、槟榔花宣导肝胃，用肉蔻花健脾暖胃。

郭梅峰对花之特性非常了解，一生擅长用花药，他指出：“诸花皆散，故花可散邪，外感用之；花之气味芳香，芳香以解郁，故杂病用之；花类质轻，亦是轻剂取胜之意。”在治疗妇科疾病时，郭梅峰最常用的花药为南豆花，取其清热解郁、芳香醒脾之功。郭梅峰常将其与麦芽、柏子仁合用作为解郁催经之品。他说：“柏仁、麦芽、南豆花，亦催经之药，何用丹（丹皮）、牛（牛膝）、益母（益母草）。”鸡蛋花味微苦辛，性凉，气芳香，乃气中血药，能清热散湿而治湿热腹痛痢疾。郭梅峰常用以治疗产后下利，与生化汤同用。郭云：“鸡蛋花浓煎治痢，余施之于体虚者，每能奏效。”茉莉花味辛甘，性温，气极香，乃疏肝之良药，可以代替柴胡，若嫌其温可改用南豆花。他常配以甘苦微寒之杭菊花治疗肝郁化火，月经不调者。用茉莉花宜后下或冲服。川朴花味辛微苦，性微温，解郁止呕，宜后下，郭梅峰曰：“女子善怀，宽慰榛（厚朴）苓（云苓）解郁之事。云苓固宜，朴以朴花较好，诸花皆散，朴花亦行气，故气滞或暑湿之胸闷呕恶亦宜之。”玫瑰花味甘微苦，性微温，气香能解郁疏肝，宜后下，郭梅峰常用于治疗妇人诸郁经水不利。潮汕名老中医蔡纯臣治疗女性盆腔炎善用鸡冠花、扁豆花等清淡平和之渗湿的药物治疗。岭南名医林夏泉临床上善用柔肝醒脾、行气活血的玫瑰花活血散瘀，平肝胃气痛的佛手花理气健脾化痰，芳香健脾、清凉止咳的槟榔花健胃止渴，利气快膈、调中和胃的春砂花温脾理气调中。

除了花药，在岭南道地药材的应用上，岭南医家也颇多体会。蔡仰高善于将地方草药与中药合用治疗妇科疾病。他曾创制“补中固经汤”治疗妇科月经不调、崩漏、胎漏、闭经、产后恶露不绝等，取得了良好的效果。此方就是将地方草药与中药同用，其组方为：紫珠草一两，猪肶稔五钱，绿升麻二钱半，赤石脂五钱，岗稔根五钱，牛大力五钱，蕲艾三钱。方中道地药材猪肶稔具有化积消滞，祛风益肾作用。岗稔根具有滋阴补肾，益血安胎，收敛止泻，止血等作用。牛大力具有补虚润肺，强筋活络作用。罗元恺的著名止血验方二稔汤以岗稔根、地稔根为主；治疗癥瘕的橘荔散结丸以荔枝核、橘核为主药。在岭南道地药材的使用上，有研究显示，罗元恺教授运用道地药材占处方的频率为 87.85%，占药次的频率为 10.08%。李丽芸教授运用岭南道地药材占处方的频率为 77.12%，占药次的频率为 7.54%。李丽芸教授在临床上多选性味平和、药源丰富的常用道地药。桑寄生是岭南道地药材，味平性甘，功擅补肝肾，李丽芸教授广泛用于妇科各种疾病，如闭经或月经后期，精血不足者，以求补益肾精以使经血来潮；对于胎动不安、胎漏患者，可补益肝肾，固冲安胎，以求胎元稳固；对于黄体功能不全者，按“阴中求阳”之理，以求肾中阳气延续，加强黄体功能。陈皮是广东三宝，《药物出产辨》记载：“产广东，新会为最。”李丽芸教授运用陈皮，则是另有一番心得。治疗多囊卵巢综合征证见肥胖者，予陈皮配合茯苓等以健脾燥湿化痰，标本兼治，使痰无再生之机，这也符合岭南地区湿邪伤人的病机；对于妊娠恶阻，辨证为脾虚湿盛者，李教授予陈皮、白术相伍，使补脾而不滞气，理气而不伤胎。布渣叶清热利湿，对岭南妇女湿热带下、输卵管炎症、盆腔炎疗效明确。林夏泉也擅长道地药材的应用，如功善软坚散结、治妇人血气刺痛的荔枝核；性苦辛微温，可理气止痛、散瘀拔毒的黄皮核；散寒止痛、祛风活络的生蒟叶；行气止痛、祛风散寒的樟木子等。

岭南具有湿热易伤气阴的特点，岭南妇科专家用药较轻省。罗颂平教授治疗妇科炎症中善用轻剂，运用毛冬青、路路通、王不留行清热通络，茯苓、车前草、薏苡仁祛湿，治崩漏则用岗稔根补血摄血以止血塞流。潮汕名老中医蔡纯臣常用蒲公英、鱼腥草、败酱草、白花蛇舌草等配合辨证治疗女性盆腔炎。治疗湿热型带下病，蔡老不拘泥古书用二妙散或龙胆泻肝汤，恐其湿热伤阴，而改用较为平和的四苓汤加减（处方：茯苓、猪苓、泽泻、白术、黄柏、鱼腥草、椿根皮、茵陈、生苡仁、柴胡）和双花止带汤（处方：鸡冠花、扁豆花、苎麻根或白背叶根、鱼腥草、车前子、黄柏、茯苓、怀山药），用猪苓、茯苓、鸡冠花、扁豆花、鱼腥草等清淡平和的药物治疗。用药平和甘淡，兼顾岭南妇女阴虚燥热的体质，由此可见岭南医家因地制宜、就地取材、结合现实的治则。

另外，岭南医家对妇科常用药也有独特见解，如郭梅峰认为补血多用熟地而忌乱用当归、川芎，因为归芎为血中气药，辛温走窜，易致出血过多而耗伤阴精。吕安卿认为川芎性升而燥血动血，当归走而不守，对于倒经、崩漏、胎漏等以出血为主不太适用，罗元恺也认为崩漏出血期间，一般都不宜用当归、川芎辛燥走窜之品，有增加出血之嫌，宜选用熟地、何首乌、桑寄生、黄精等守而不走的药物。这可能与岭南炎热潮湿，其妇女多气阴两虚体质，不耐归芎之辛温燥动有关。这里也体现了岭南医家在妇科用药方面重视药物气味的特色。

总之，岭南妇科医家用药中总体体现用药轻省、巧用花药、善用地道药材等特点。

（黄旭春 曹晓静 王小云）

第三章　岭南妇科疾病的病因病机

《素问·异法方宜论》曰："南方者，天地所长养，阳之所盛处也。其地下，水土弱，雾露之所聚也。"独特的地理、气候等环境因素决定岭南妇科疾病具有其独特的病因病机、发病特点及规律。

第一节　岭南妇科疾病的病因

在病因方面，由于岭南地区地处北回归线两侧，其北靠五岭，南临南海，中有珠江，偏于潮湿，受热带、亚热带气候影响，天气炎热，四季交替不显，故岭南地区病邪以湿热为主。此地域特点亦致使岭南地区居民腠理偏于疏脆，暑湿易于壅滞，随之形成了以湿热为主体的特有体质。

妇科疾病的产生，关乎人体的正气和致病因素两个方面。具岭南特色的各种致病因素，不论是直接或间接伤及胞宫、胞脉、胞络以及冲任二脉，都可发生妇女特有的经、带、胎、产、杂病，这与女性的生理特点是密切相关的。

引起妇科疾病的病因有淫邪因素、情志因素、生活因素、环境因素和体质因素等。痰饮、瘀血等病理产物若稽留体内，并直接或间接影响了子宫、胞脉、胞络，则亦可成为妇科疾病的致病之因。

一、淫邪因素

风、寒、暑、湿、燥、火本为"六气"，若非其时有其气，则成为致病因素，称为"六淫邪气"。《三因极一病证方论》云："夫六淫者，寒暑燥湿风热是也。"六淫邪气可从外而侵，故又称为外邪；另一方面，由于体内阴阳之偏盛、偏衰，脏腑、气血调节之失常，亦可产生寒、湿、燥、热等内生之邪。各种淫邪因素皆可导致妇科疾病的发生，但由于妇女以血为用，故寒、热、湿邪更易与血相搏而导致妇科疾病的发生。

（一）湿邪

湿为阴邪，其性重浊，易困阻气机，损伤阳气；湿邪黏滞，病情缠绵；湿性趋下，易袭阴位。《素问·太阴阳明论》指出："伤于湿者，下先受之。"湿邪致病亦有外湿、内湿之分。

1. 外湿　多由气候潮湿、涉水淋雨或久居湿地而致。岭南具有热带、亚热带季风海洋性气候特点，炎热而潮湿，故常易感受湿热之邪为病。清代名医何梦瑶在《医碥·卷六》中提到："岭南地卑土薄，土薄则阳气易泄，人居其地，腠理汗出，气多上壅。地卑则潮湿特盛，晨夕昏雾，春夏淫雨，人多中湿。"岭南温病学家陈任枚等编著的《温病学讲义》曰："东南濒海之区，土地低洼，雨露时降，……其潮气上腾，则空气中常含有多量之水蒸气，人在其中，吸入为病，即成湿热、湿温。”岭南湿热之气较重，人体腠理疏松，湿为阴邪，易阻气机，使阳气不伸，经脉不利，血行不畅，由湿致瘀，或因瘀阻气滞，三焦气化不畅，由瘀致湿，湿瘀胶结，病情缠绵难愈。正如广东名老中医林月初所谓：“广东地处东南，雨湿露风三者居多，与湿相合，使人感而成病。”

2. 内湿　《素问·至真要大论》指出：“诸湿肿满，皆属于脾。”内湿多责之于脾。素体脾虚，或饮食不节、劳倦过度，脾阳不足，不能运化水湿，或肾阳虚衰，不能温煦脾土，亦不能化气行水，遂致湿从内生，久而酿成痰饮，痰湿停滞，流注冲任，伤及带脉则可导致妇科疾病的发生。岭南地区四季湿气氤氲，加之居民贪凉饮冷、喜食鱼虾阴柔多湿之品，且有饮下午茶、宵夜等习惯，加重脾胃的负担，易致脾胃功能失司，湿从中生，外湿引发内湿，内湿招引外湿，内外合邪，蕴久而发湿热。正如薛雪在《湿热病篇》所论：“太阴内伤，湿邪停聚，客邪再至，内外相引，故病湿热。”

湿为有形之邪，湿与寒并，则成寒湿；湿郁日久，转化为热，则为湿热；湿聚成痰，则成痰湿；湿热蕴积日久，或感受湿毒之邪，浸淫机体，以致溃腐成脓，则为湿毒。湿邪流注下焦，阻滞冲任、胞宫，可致月经后期、闭经、不孕症等。《女科切要》曰“肥人妇人，经闭而不通者，必是痰湿与脂膜壅塞之故也”。《傅青主女科·种子》云：“妇人有身体肥胖，痰涎甚多，不能受孕者。”《丹溪心法》言：“若肥盛妇人，禀受甚厚，恣于酒食，经水不调，不能成胎，谓之躯脂满腔，闭塞子宫。”痰湿内蕴，胞宫受阻不能孕养胞宫，影响阴阳结合，可致不孕。罗氏妇科认为多囊卵巢综合征的发病基础在脾胃，脾失健运，内生湿邪，聚湿化痰，或湿郁化热，影响气血生化运行，最终导致多囊卵巢综合征的发生。清代岭南名医何梦瑶认为如阴肿、阴中痛、阴痒、阴挺、阴疮诸证，多是由湿热下注引起；岭南妇女患前阴病，大多源于湿热。何梦瑶认为带下病虽有湿热、寒湿之不同，但多由湿热所化，在《三科辑要》中指出：“带脉横束周身，诸经湿热皆得遗于带脉，而冲任督三脉同起胞中，带脉所受湿热由之下注胞中……”此外，他认为湿热亦是崩漏的病机，提到：“更有因湿热者，热用知柏地物汤或荆芩四物汤，湿用调经升阳除湿汤。”广东省名老中医蔡仰高先生认为带下病新患多偏于湿盛，脾虚受阻，久病则责于肾亏致任脉带脉失固。广东省名中医李丽芸教授结合岭南气候及妇女的生理病理特点，指出带下病与湿邪密切相关，湿邪转化，有寒热虚实之不同。

（二）热邪

热为阳邪，其性炎上，善行而数变，易生风动血，易耗气伤津。热邪致病有外热、内热、实热、虚热之不同。外热者，多为火热之邪侵入胞中，或过食辛热温热之品，或五志过极化火，令热邪内伏。如素体阴分不足，阳气偏盛，则致阴虚而生内热，如《素问·调经论》所说：“阴虚生内热，阳盛生外热。”临床上把阴虚所致内热称为虚热，把情志化火、饮食不当以及郁热、湿热、外感之热等称为实热。岭南地处亚热带，海洋气候与内陆气候交汇，全年日照长、气温高，地理为丘陵地带，北方之寒流被五岭阻隔，雨多雾重，湿度大，形成温热潮湿的气候特点，岭南居民长处湿热之地，易外感湿热之邪，湿郁日久化热，热邪伤阴耗津，津液不足，阴不维阳，阳热之气旺盛，而生内热。热伏冲任，侵入胞中，可致妇科疾病的发生。热邪迫血妄行，血不循常道可致各种出血，如崩漏、月经过多；热扰冲任，可致月经先期、月经过多、经行发热、经行吐衄、胎漏、子淋、产后发热等；若热邪结聚冲任、胞中，气血壅滞，热盛则肿、热盛肉腐，则导致盆腔炎、阴疮等。

（三）寒邪

寒为阴邪，易伤阳气；其性收引、凝滞，可使气机收敛，腠理、经络、筋脉收缩而挛急，寒客血脉，则气血凝滞，血脉挛缩，易使气血运行不畅。《素问·举痛论》云："寒气入经而稽迟，泣而不行……客于脉中则气不通。"寒邪就部位而言有外寒、内寒之分，就性质而言有实寒、虚寒之别。如素体虚弱，腠理疏松，或适逢经期、产后，血室正开，外感寒邪或冒雨涉水，则血为寒凝，血行不畅，胞脉阻滞，可出现月经后期、月经过少、闭经、痛经、经行身痛、产后身痛等。若阳气虚衰，寒从内生，或过服寒凉泻火之品，伤及阳气，阴寒内盛，血脉凝涩，冲任虚寒，可出现痛经、带下病、妊娠腹痛、宫寒不孕、经行泄泻、经行肿胀、妊娠肿胀等。

二、情志因素

情志因素是指喜、怒、忧、思、悲、恐、惊七种情志的变化。七情太过，可引起气血、脏腑、经络的功能失常，而致妇科诸疾的发生。《素问·举痛论》云："百病生于气也。"七情内伤可致闭经、崩漏的发生，如《素问·阴阳别论》曰："二阳之病发心脾，有不得隐曲，女子不月。"《素问·痿论》指出："悲哀太甚，则胞络绝，胞络绝则阳气内动，发则心下崩。"《医宗金鉴·妇科心法要诀》提出了辨妇人经病之要，首辨情志是否异常。《傅青主女科》有"多怒堕胎"、"大怒小产"、"气逆难产"、"郁结乳汁不通"等记载，说明堕胎小产、难产、产后缺乳与情志因素有关。

情志致病主要影响脏腑之气机，使气机升降失常，气血紊乱。情志过极首先引起气分病理变化，继而引发血分病理改变。五脏与情志的联系建立在气的基础之上，情志改变首先引起脏气异常，包括气逆、气滞、气下、气结等。《医宗金鉴·妇科心法要诀》指出妇人情志出现异常后，"血之行止与顺逆，皆由一气率而行"，若情志变化影响到血分就会出现气血郁结或出血等症状。情志因素与妇人疾病联系紧密，在七情当中，当属怒、思、恐对妇人经、带、胎、产、杂病的影响最为明显。

1. 怒 抑郁忿怒则伤肝。肝藏血，主疏泄。肝气郁结，疏泄失常，可致月经后期、痛经、闭经、崩漏、经行吐衄、产后缺乳、癥瘕等。肝气横逆，则伤脾气，使胃失和降，导致妊娠恶阻。

2. 思 忧思不解则伤脾。脾为气血生化之源，主运化、统血。脾虚气血生化乏源，可致月经过少、闭经、产后缺乳等；脾虚不能运化水湿，则水湿内停，或流注冲任，可导致经行泄泻、经行肿胀、子肿、子满、带下病等；脾虚血失统摄，可引起月经过多、月经先期、崩漏等。《妇科玉尺·崩漏》云："思虑伤脾，不能摄血，致令妄行。"

3. 恐 惊恐过度则伤肾。肾主封藏，藏精气，主水，司开合。肾气虚损，封藏失职，冲任不固，可导致崩漏、闭经、经行泄泻、经行肿胀、带下病、胎动不安、滑胎、子肿、不孕等经、带、胎、产诸病的发生。

情志因素既是妇科常见的致病因素之一，同时妇科疾病又可引起情志的变化。比如滑胎、不孕症、病程迁延的子宫内膜异位症等，此类患者常有情绪低落、急躁、或者悲伤等情绪的变化，故《景岳全书·妇人规》说："妇人之病不易治也……此其情之使然也。"

三、生活因素

生活因素是致病的条件，也是影响体质因素的条件，在一定条件下，可使脏腑、气血、冲任的功能失调而导致妇科疾病的发生。

1. 房劳多产　妇人若房事过早、房事不节、孕育过多、堕胎、小产过频，均可损伤肾精气血，损伤冲任、胞宫，而致妇科疾病的发生。《褚氏遗书》指出："合男子多则沥枯虚人，产乳众则血枯杀人。"《经效产宝》指出："若产育过多，复自乳子，血气已伤。"孕堕过频，可损伤肾气、耗伤气虚，而致月经过少、闭经、胎动不安、阴挺等。

2. 饮食不节　若暴饮暴食、过食肥甘、饮食偏嗜、或寒温失宜，均可损伤脾胃。《素问·痹论》提出"饮食自倍，肠胃乃伤"。岭南居民素来所偏嗜甜食、生冷之品易助湿碍脾，日久则伤及脾胃。脾气亏虚，气血生化乏源，后天不能充养先天，肾精不足，天癸不充，冲任失养，可导致月经过少、闭经、胎动不安、胎萎不长。脾失运化，痰饮内蕴，可引起月经后期、闭经、不孕等。若过食寒凉生冷，可致血脉凝滞，血行受阻，气血运行不畅，则可发生痛经、闭经。《景岳全书·妇人规》曰："凡经行之际，大忌辛凉等药，饮食亦然。"若过食辛辣燥热之品，则郁热内生，迫血妄行，而致月经先期、月经过多、经行吐衄、胎漏等。

3. 劳逸过度　过劳或过逸，均可成为致病的因素。妇女在月经期、妊娠期和产褥期更应注意劳逸结合。经期过度劳累或剧烈运动，可致月经过多、经期延长、崩漏，甚至引致癥瘕；孕期操劳过度，可伤及冲任，而致胎漏、胎动不安，甚至堕胎、小产；产后过早负重劳动，可导致恶露不绝、阴挺等发生。反之过度安逸亦可导致气血运行不畅，易成滞产。《格致余论·难产论》认为"久坐，胞胎因母气不能自运"，可致难产。

4. 跌仆损伤　若经期、妊娠期起居不慎，跌仆闪挫，可致崩漏、堕胎、小产；若跌仆损伤阴户，可致阴肿。

四、环境因素

岭南地区临海，海岸线漫长，加之山岭阻隔，大片湿地与沿海滩涂，致使湿毒、热毒之邪滋生，瘟疫、虫毒亦是岭南妇科疾病之因。随着科学的发展，人类在开发利用现代科学带给我们生活便利的同时，也产生并排放大量的化学、物理废物，如农药、塑料、填充剂、阻燃剂等，这类物质可以通过食物或生物链进入动物和人体内，被称为"环境内分泌干扰物"，能干扰机体天然激素合成、分泌、转化、结合或清除，可引起月经不调、不孕、堕胎、小产等。工业、交通运输等排放物如苯系物、汽油、二氧化碳、铅、无机汞等有毒物质可引起妇女出现月经不调、不孕、胎儿畸形等。

五、体质因素

人体由于先天禀赋之差异和后天条件的影响，可形成不同类型的体质。人体的体质因素明显地表现在抗病能力的强弱，它不仅决定着上述致病因素能否损伤机体导致疾病，而且决定着导致疾病的种类、程度、转归和预后。《医理辑要·锦囊觉后》云："要知易风为病者，表气素虚；易寒为病者，阳气素弱；易热为病者，阴气素衰；易伤食者，脾胃必亏；易劳伤者，中气必损。”指出体质与发病类型有密切关系。若先天禀赋不足，可发生月经不调、闭经、崩漏、胎动不安、滑胎、不孕症等；素性抑郁者，易受七情内伤，发生肝郁、脾虚，引起月经失调、不孕。体质强健者，病轻而易治；体质虚弱者，病重缠绵难愈。

岭南地处热带和亚热带，天气炎热，日照充足，常年受暖湿气流影响，天气潮湿多雨，四季不显。元代释继洪在《岭南卫生方》中提到：“岭南地偏而土薄，无寒暑正气。阳常泄故冬多暖，阴常盛故春多寒。”岭南独特的自然环境和人文环境，产生了独具岭南特色的体质禀赋、饮食用药习惯。岭南人长期在暑热环境下劳作，患病多与火、湿相关。另岭南地区夏长冬短，人们常年喜凉食，常喝“下午茶”，经常熬夜，又有常服凉茶防病的习惯，寒凉伤胃，导致脾肾功能被不同程度的削弱，形成了脾胃虚弱，兼有湿热的独特体质。也有学者认为，受岭南独特的地理环境和自然气候条件以及生活方式的影响，岭南人形成了或湿热偏盛，或气阴两虚，或脾气虚弱兼有痰湿的体质特征。罗颂平认为，岭南气候温热潮湿，热病较多，湿困脾土，易伤脾气；热扰血络，易耗气伤阴。岭南人的体质以气虚、阴虚不足或阳盛血热多见。

第二节　岭南妇科疾病的病机

妇科疾病的发生，是致病因素在一定的条件下，导致气血、脏腑、经络的功能失常，直接或间接损伤冲任的结果。在病机方面，岭南妇科医家尤重脾肾。既注重肾与命门，强调先天之本；又由于岭南多湿易损脾阳，以致运化失职，故亦注重脾胃，顾护后天之本。

一、脏腑功能失常

妇科疾病的发生与肾、肝、脾功能失常关系最为密切。

（一）肾的病机

肾藏精，主生殖，胞络系于肾。肾为天癸之源，冲任之本，月经的产生和调节以肾为主导。岭南名医罗元恺教授提出“肾-天癸-冲任-子宫是女性生殖轴”的观点，奠定了肾在女性生殖轴的主导地位，学术影响巨大。肾有阴阳二气，其病机主要分为肾气虚、肾阴虚、肾阳虚和肾阴阳俱虚。

1. 肾气虚　肾气乃肾精所化之气，概指肾的功能活动。“经水出诸肾”，肾藏精而主生殖，为阴阳气血之根源，肾气的盛衰直接影响天癸的至与竭，从而影响月经与妊娠。肾气虚，则封藏失职，冲任不固，胞宫藏泻失常，可致月经先期、月经过多、崩漏、闭经等；《女科经纶·引女科集略》云：“女之肾脉系于胎，是母之真气，子之所赖也，若肾气亏损，便不能固摄胎元。”肾气亏虚，冲任损伤，胎元不固，故可致胎漏、胎动不安、滑胎；冲任不固，系胞无力，则致阴挺；冲任不足，不能摄精成孕，可致不孕症。

2. 肾阴虚　肾阴亏损，精亏血少，冲任血虚，血海不能按时满溢，可致月经后期、月经过少；若肾阴亏损，阴虚内热，热伏冲任，迫血妄行，则可致月经先期、经间期出血、崩漏等；若素体肾阴不足，孕后阴血下聚冲任以养胎元，则阴虚益甚，阳气偏亢，可发为子晕、子痫。

3. 肾阳虚　肾阳不足，则冲任虚寒，胞宫失于温养，可发生月经后期、闭经、妊娠腹痛、胎萎不长等；肾阳虚，气化失司，湿聚成痰，痰浊阻滞冲任、胞宫，可致闭经、不孕；若肾阳不足，不能温煦脾阳，致脾肾阳虚，可发生经行浮肿、经行泄泻、子肿。

4. 肾阴阳俱虚 肾阴与肾阳必须相互制约，相互协调，才能维持肾的正常生理活动。阴损可以及阳，阳损可以及阴，病程日久可导致肾阴阳两虚。肾阴阳俱虚，有证候的偏肾阳虚、偏肾阴虚或阴阳俱虚的不同，可发生绝经前后诸证等。

（二）肝的病机

肝藏血，主疏泄，体阴而用阳，肝气疏泄有度，则精血藏泻有期，经调而有子嗣。反之，如肝气郁结或暴怒伤肝，则可变生百病。妇人以血为本，肝对血的疏泄与妇女经、带、胎、孕、乳均有密切关系，故有“女子以肝为先天”之说。肝的病机主要有肝气郁结、肝火上炎、肝血不足、肝阳上亢等。

1. 肝气郁结 若情志不畅，肝气郁结，则血为气滞，冲任气血失调，血海蓄溢失常，可发生月经先后无定期、闭经；冲任失畅，胞脉阻滞，可发生痛经、经行乳房胀痛、经行情志异常、不孕等；若肝横逆犯脾，致肝郁脾虚，发生月经过多或过少等；肝气上逆，经期、孕期冲脉之气较盛，挟胃气上逆，可发生经行呕吐、妊娠恶阻。

2. 肝火上炎 肝气郁结，郁而化热，热伏冲任，扰动血海，迫血妄行，可引起月经先期、月经过多、崩漏、经行吐衄等；若肝火随冲气上逆，可发生经行头痛、子晕、经行情志异常、乳汁自出等。

3. 肝血不足 肝藏血不足，导致冲任血虚，冲任失养，可致月经过少、闭经、不孕症等；肝血不足，孕后血聚冲任养胎，肝血愈虚，血虚化燥生风，则发生经行风疹块、妊娠身痒等。

4. 肝阳上亢 肝阴不足，阴不维阳，则肝阳上亢，可发生经行眩晕、妊娠眩晕，甚则肝风内动，发为子痫。

（三）脾的病机

脾主运化，为气血生化之源，又能统摄血脉。脾胃健运，津液运化如常，痰湿无从而生。《脾胃论·脾胃虚实传变论》提出：“脾胃之气既伤，而元气亦不能充，而诸病之所由生也。”脾胃乃元气之本，元气是人身之本，脾胃伤则元气不足，诸病乃生。若素体虚弱，或饮食不节，或劳倦、思虑过度，则可导致脾的功能失常。岭南气候温热潮湿，湿困脾土，易伤脾气；热扰血络，易耗气伤阴。

1. 脾气虚弱 脾虚化源不足，冲任失养，血海不能按时满盈，可出现月经后期、月经过少、闭经、产后缺乳等；脾虚血少，胎失所养，可致胎动不安、堕胎、小产、胎萎不长等；脾虚统摄无权，冲任不固，可致月经过多、经期延长、崩漏等；脾虚中气下陷，则可见带下病、阴挺等。

2. 脾阳不振 脾阳虚，不能升清降浊和运化水湿，导致水湿下注冲任，可致经行泄泻、经行肿胀、带下病、妊娠水肿等；若湿聚成痰，痰饮壅滞冲任、胞宫，可导致月经后期、闭经、不孕、癥瘕等。

由于岭南多湿，易于损伤脾阳，加之岭南居民的饮食习惯，易致脾胃功能失司，水液运化失常，导致月经病及带下病的发生。岭南李东垣在《兰室秘藏·妇人门》针对经闭不行的论述中指出“妇人脾胃久虚，或形羸，气血俱衰”，“妇人脾胃虚损，致命门脉沉细而数疾”。脾胃久虚则运化不足，导致水谷精微不化，脏腑功能失运，最终导致气血虚衰、形体羸弱，从而导致经闭不行。李东垣对经漏不止的论述亦提到：“皆有脾胃有亏，下陷于肾，与相火相合，湿热下迫，经漏不止……”认为妇人崩漏不止，均为脾胃久虚，气虚而虚火来乘所致。

二、气血失常

妇人经、孕、产、乳均以血为用，易耗伤阴血，所以机体常处于血分不足、气偏有余的状态。《灵枢·五音五味》云：“妇人之生，有余于气，不足于血，以其数脱血也。”气血失调是导致妇科疾病的重要病机。

由于气血之间是相互依存、相互滋生的，伤于血，必影响到气，伤于气，也会影响到血，血病则气不能独自化，气病则血不能独自行，如气行则血行，气滞则血滞，气逆则血逆，气陷则血陷；反之，血虚可致气虚，血瘀、血寒均可致气滞。

（一）气分病变的病机

1. 气虚　素体羸弱，或久病、五脏损伤、或忧思劳倦等，均可导致气虚。气主运行和统摄血脉，并主卫外为固，故气虚可致冲任失固而出现月经先期、月经过多、崩漏、带下病、胎漏、胎动不安、阴挺等。气虚卫外不固，易致产后发热、产后自汗等。

2. 气滞　气滞主要与肝相关。气机以条达流畅为顺，若情志抑郁，肝气不疏，气机郁滞，阻碍血行，冲任不畅，可致月经先后无定期、痛经、闭经、不孕等；若气郁化火，火热上扰神明，可发生经行情志异常、产后郁证等；气滞血行不畅，瘀血阻滞胞宫、胞脉，日久可致癥瘕、不孕等。

3. 气逆　气郁不降，则肝气横逆而上，扰及肺、胃二经，肺失肃降，则可出现子嗽；肝气犯胃，胃失和降，胃气上逆，可致妊娠恶阻。

4. 气陷　气陷在气虚的基础上发生。中气下陷，冲任失于固摄，可发生崩漏、阴挺。

（二）血分病变的病机

1. 血虚　素体虚弱，久病失血，或饮食偏嗜，化源不足均可导致血虚。血海空虚，冲任失养，可发生月经后期、月经过少、闭经、产后缺乳等。

2. 血瘀　血瘀往往由于经期、产后感受邪气，以致邪与余血相结，瘀阻胞中；或因内伤七情，气机郁结，血行不畅，或寒凝血滞，或瘀热壅积所致。瘀阻冲任，气血运行不畅，甚或阻塞不通，则可致痛经、闭经、不孕、异位妊娠、胎死不下、产后腹痛、产后发热等；若瘀阻胞脉，新血不得归经，则月经过多、经期延长、崩漏、胎动不安、产后恶露不绝等；若瘀阻胞脉胞宫，日久可结成癥瘕。

3. 血热　素体阳盛或阴虚，或过食辛辣，或误服温补之品，或肝郁化火，或因岭南气候温热滋生湿热之邪，则热伏冲任，迫血妄行，可致月经先期、月经过多、崩漏、经行吐衄、胎漏、胎动不安，若感染邪毒，热入血室则致经、带之疾及妇科杂病等。

4. 血寒　经期、产后感受寒邪，或素体阳虚，寒从内生，寒客胞中，血为寒凝，经脉受阻，则发生月经后期、闭经、痛经、不孕、妊娠腹痛、产后腹痛等。

三、冲任损伤

冲任损伤是妇科疾病最重要的病机。凡脏腑功能失常、气血失调，均可间接损伤冲任，导致冲任、胞宫、胞脉、胞络损伤，从而导致经、带、胎、产等妇科疾病的发生。

冲任损伤的主要病机有冲任虚衰、冲任不固、冲任失调、冲任阻滞、热蕴冲任、寒凝冲任和冲气上逆等。

总而言之，岭南地域不仅气候炎热，而且常年受偏东或偏南暖湿气流影响，潮湿而多雨，由于其气候的差异性，使其在保持中医学基本理论的基础上又形成了自己的特色。作为一支以地域为主要区分标志的医学流派，岭南医学在妇科疾病的病因病机中都显现出独有的理论特色。在这种四季常温，气候炎热，潮湿多雨的气候环境下，人易受潮热之邪，使温病多发，不拘四时，多见湿温、暑湿，故岭南医家强调六淫中的“湿”和“热”；同时，因湿困脾土，易伤脾气；热扰血络，易耗气伤阴，故又注重岭南居民脾胃虚弱、阴津不足的病机特点。独特的地理、气候等环境因素决定岭南妇科疾病具有独特的病因病机，临证需根据妇女经、带、胎、产、乳等不同阶段的生理变化与病机特点，结合岭南当地环境、气候、饮食、体质等因素，才能正确把握岭南妇科的主要病因病机。

（向东方 许明桃）

第四章　岭南妇科疾病治法概要

岭南中医妇科疾病的治疗，遵循“治病必求于本”的原则，从整体出发，运用四诊八纲，结合妇科生理、病理特点，注意结合岭南地域特色进行辨证论治。辨治时分清先病与后病，因他病而后致妇科病时，先治他病；其次分清标本缓急，急则治其标，缓则治其本，治标即在辨证基础上的对证治疗，如妇科血证、痛证、热证及厥证等危急处理；治本即对妇科疾病的内在病因进行辨证论治。根据妇女“血常不足、气常有余”的生理特点，治疗时要注意顾护精血，以免重伤血分而变生他病。临床上，一些妇科疾病还需结合妇女不同年龄阶段和月经周期不同时期进行辨证用药，同时妊娠病和产后病的治疗，要注意药物对胎儿或婴儿的毒副作用，谨慎用药。

治法主要分为内治法和外治法，以内治法为主。若属脏腑气血病变，应以内服药为主；若系局部病变，则可单用外治法或内外治法联用处理。此外，情志因素在妇科疾病的发生、发展中也有重大影响，因此，情志治疗也是妇科疾病的一种重要治疗方法。

第一节　内　治　法

内治法是主要治疗方法，主要在于调整脏腑、气血、冲任的整体功能，使阴阳平衡、气血调和、脏腑功能恢复正常。临证时需根据妇科经带胎产等特点，结合机体整体情况，辨证论治。内治法包括调理脏腑（滋肾补肾、疏肝养肝、健脾和胃等）、调理气血（补益气血、理气行滞、活血化瘀、温经散寒、清热凉血等）、祛湿除痰、调理奇经、周期疗法。

一、调理脏腑

（一）滋肾补肾

岭南中医妇科多宗易水学派，注重肾与命门，强调先天之本重要性。故补肾法是岭南中医妇科治疗妇科疾病最重要的治法。根据肾阴、肾阳之偏颇，分为补益肾气、滋养肾阴、温补肾阳。

1. 补益肾气　肾主冲任，司胞宫，肾气虚，可致冲任失常、胞宫失司而出现月经失调，胎元不固，治宜补益肾气。常用药如菟丝子、续断、桑寄生、金樱子、覆盆子，并加入人参、黄芪、炙甘草等补气药，以后天养先天。常用方如肾气丸、寿胎丸、大补元煎、固阴煎、归肾丸、苓术菟丝丸之类。

2. 滋养肾阴　肾阴亏虚或肾精亏损，可致月经后期、经量过少、闭经、胎动不安、胎萎不长等，治宜滋肾养阴，填精益髓。常用药如熟地、黄精、女贞子、旱莲草（即墨旱莲）、龟板胶、阿胶、紫河车、枸杞子等，常用方如六味地黄丸、左归丸、左归饮、二至丸、大补阴丸、归肾丸等。

若肾阴虚，水不涵木，而致肝肾阴虚，可导致崩漏、闭经、绝经前后诸证、胎动不安、胎漏、不孕等，治宜滋养肝肾，可于滋肾药中加养肝之品如当归、白芍、枸杞、女贞子等，常用方有一贯煎、杞菊地黄丸、调肝汤等。若肾水不能滋养肝木，而致阴虚阳亢，肝风内动，治宜镇肝息风、潜阳降逆，常用药有生龟板、生牡蛎、生龙骨、代赭石等，常用方如镇肝息风汤等。

若肾阴虚，不能上济于心，心火独亢不能下降于肾水，此为水火不济，又名心肾不交，而致绝经前后诸证、子烦等，治宜滋肾阴、清心火，常用药物有莲子心、麦冬、百合、灯心草、黄连、木通等，常用方有黄连阿胶汤。

若肾水不足，虚火上炎，肺失宣润可致经行吐衄、妊娠咳嗽、妊娠失音等，治宜滋肾润肺宣气，常用药物有生地、知母、玄参、麦冬、天冬、百合等，常用方有顺经汤、百合固经汤等。

3. 温补肾阳　肾阳不足，命门火衰，阴寒内盛，治宜温补肾阳，温肾暖宫，即“益火之源以消阴翳”。常用药如附子、肉桂、仙灵脾（即淫羊藿）、仙茅、巴戟天、紫石英、补骨脂、鹿角霜、鹿茸、蛇床子等，若兼精血不足，用肉苁蓉。常用方如右归丸、右归饮、金匮肾气丸等。

若肾阳虚，无以温煦脾土而致脾肾阳虚，出现经行泄泻、妊娠肿胀、经行浮肿等，治宜温肾阳以益火补土，常用药物在温肾阳药物基础上，加用温中补脾的白术、干姜、吴茱萸等。常用方如四神丸、附桂理中丸、真武汤、健固汤等。

若肾阴阳俱虚可致崩漏、闭经、绝经前后诸证、滑胎、不孕症等，治宜阴阳双补。上述药物可参合使用，其代表如归肾丸、二仙汤、肾气丸等。

若肾阳不布，关门不利，聚水而从其类，可致子肿；气化失常，又可变生妊娠小便不通、产后小便异常诸疾，又当温补肾阳之中，佐以行水渗利之品，常用药有猪苓、茯苓、泽泻、木通等。常用方有真武汤、济生肾气丸、五苓散等。

滋肾补肾法是岭南中医妇科治疗妇科疾病的一种重要治法，临证时还须注意阴阳互根互助，如《景岳全书·新方八略》云：“善补阳者，必于阴中求阳，则阳得阴助而生化无穷；善补阴者，必于阳中求阴，则阴得阳升而泉源不竭。”即在滋肾益阴时稍佐温肾助阳之品，温肾助阳佐以滋肾益阴之药，使阳生阴长，阴阳和调。

（二）疏肝养肝

岭南地区由于常年地域湿热，湿性易阻滞气机，加之女子以肝为先天，素性容易抑郁，故岭南女性更加容易肝气郁结，历代医家也尤其注重养肝疏肝，具体运用时又有疏肝解郁、养血柔肝、清肝泻火等法。

1. 疏肝解郁　肝气郁结，疏泄失常，则影响冲任气血失调，可致月经先后无定期、痛经、经行情志异常、经行乳房胀痛、产后缺乳、不孕症等，治宜疏肝解郁、理气调经。常用药如柴胡、郁金、川楝子、香附、青皮、预知子、素馨花等。常用方如柴胡疏肝散、四逆散、越鞠丸、宣郁通经汤、定经汤等。“见肝之病，知肝传脾”，木旺易克脾土，或肝郁脾虚可致月经不调、崩漏、经行泄泻、妊娠肿胀等，宜在疏肝方中，佐以健脾之品如党参、白术、山药、薏苡仁、茯苓等。常用方如痛泻要方、逍遥丸。

肝郁化火，治宜清肝泻火。常用药如龙胆草、川楝子、丹皮、山栀子、桑叶、夏枯草、菊花等。常用方如丹栀逍遥散、清肝引经汤、龙胆泻肝汤等。

若肝气夹冲脉之气上逆者，则宜平肝降逆，引血下行，常用药如芍药、代赭石等。

若肝经湿热下注导致带下、阴痒、阴疮等，治宜清肝火利湿热。常用药有龙胆草、栀子、蒲公英、败酱草等，常用方有龙胆泻肝汤。

2. 养血柔肝　肝血虚，营阴不足，冲任血虚，可致月经不调、闭经、绝经前后诸证等，治宜滋阴补血，养肝调经。常用药如女贞子、熟地、白芍、桑椹子、枸杞子、旱莲草、制首乌、当归、桑寄生等。常用方有杞菊地黄丸、一贯煎、二至丸、一阴煎、养精种玉汤等。

若肝经血虚日久，肝阴不足而致肝阳上亢者，应于育阴之中，加平肝之品如代赭石、白芍、生龙骨、生牡蛎等，或配伍镇肝息风之品如羚羊角、牛黄、钩藤、蝉蜕、龟板等。常用方如三甲复脉汤、大定风珠、小定风珠等。

补肾法与养肝法往往同用。肝肾同源，肝主疏泄，肾司闭藏，一开一阖，一泄一藏，相互协调，以维持月经及妊娠的定期藏泻。且肝肾为冲任之本，冲为血海，与肝经关系密切；任主胞胎，与肾经直接有关，故临床上往往通过滋养肝肾以体现调养冲任。

（三）健脾和胃

岭南地区由于常年湿热，夏长冬短，人们常服凉茶，以致容易脾胃损伤，因此岭南妇科医家非常重视脾胃的调理。健脾和胃以助气血生化之源，是妇科常用的治法。

1. 健脾益气　脾虚则运化水谷不健，气血生化不足，治宜健脾益气。常用药如党参、白术、茯苓、扁豆、黄芪、砂仁、莲子肉、山药、大枣等。常用方如四君子汤、参苓白术散等；若脾虚较甚中气下陷者，宜补中益气，升阳举陷，可用黄芪、人参、白术，佐以升麻、柴胡以升阳，常用方如举元煎、补中益气汤等。脾虚失摄，易致崩漏下血，治宜补脾摄血，可于健脾益气药中加入姜炭、荆芥炭、艾叶、煅龙骨、煅牡蛎、五倍子、赤石脂等固涩止血之药，常用方如归脾汤、固本止崩汤。脾虚水湿运化失职，则湿从内生，治宜健脾化湿，可于健脾药中加入苍术、白芷、升麻、柴胡等燥湿升阳利水之品，常用方如完带汤等。

2. 和胃降逆　脾胃气虚之胃失和降，治宜和胃降逆止呕，常用方如香砂六君子汤、小半夏加茯苓汤等。

若胃热而呕逆者，治以清热降逆止呕，常用药如竹茹、黄连、黄芩、代赭石、芦根等，常用方如橘皮竹茹汤、苏叶黄连汤等。

如伴有胃阴不足，宜酌加沙参、石斛、麦冬、玉竹之品。

若胃寒而呕逆者，治宜温中降逆止呕，常用砂仁、白豆蔻、藿香、丁香、炮姜、吴茱萸等，常用方如丁香柿蒂汤、干姜人参半夏丸、理中汤等。

在治疗过程中，即使病邪尚未伤及脾胃，用药时也必须予以兼顾，不宜过用滋腻或攻伐的药品，以免损伤脾胃，影响运化功能。老年妇女经断以后，先天肾气已衰，气血俱虚，全赖后天水谷滋养，此时健脾和胃以资化源，就更为重要。

（四）补肺宣肺

肺阴不足，金不生水，可致肾阴不足，或肾阴不足，累及肺阴，肺肾阴虚，治当滋阴润肺，金水相生，常用沙参、麦冬、五味子等，常用方有百合固金汤；肺失宣降，气机不利，当宣肺行气，可用前胡、白前、桔梗、杏仁等。

二、调理气血

女性机体常处于气血相对不平衡的状态之中，形成了致病因素易于侵扰气血的病理特点，再者脏腑失调、经络失畅又常影响气血，故调理气血成为治疗妇产科疾病的重要大法之一。病在气分，以治气为主，治血为佐；病在血分，以治血为主，治气为佐；气血同病，当根据气或血病变的轻重主次，决定治法的主从而治之。

（一）补益气血

1. 补气固摄 气虚冲任不固，治宜补气固摄。常用药如党参、白术、黄芪、炙甘草等，常用方如四君子汤、补中益气汤、独参汤、举元煎等。

2. 养血益精 精血不足，冲任虚损，治宜补血填精。常用药如当归、制首乌、熟地、阿胶、枸杞、龙眼肉、黄精、紫河车、鸡血藤、鹿茸等，常用方如四物汤、当归补血汤、滋血汤、人参养荣汤等。

气血可以互根互用，补气足以生血，养血亦能益气。应随证随人，灵活运用。

（二）理气行滞

肝失条达，气机郁滞，冲任失调，出现月经失调、痛经、癥瘕等病，治宜理气行滞。常用药如柴胡、香附、预知子、素馨花、玫瑰花、凌霄花、枳壳、乌药、川楝子、荔枝核、橘核等，兼有胃肠气滞，用木香、大腹皮、川厚朴；常用方如逍遥散、柴胡疏肝散、金铃子散、加味乌药汤、香棱丸等。

理气行滞，常与疏肝解郁之法配合运用。同时，气滞与血瘀往往合并出现，气滞则血亦滞，气凝则血亦凝，故行气之法，亦常与活血法同用。

（三）活血化瘀

瘀血内阻，冲任不畅可导致妇科疾病的发生。治宜活血化瘀，常用的有活血祛瘀、祛瘀止血、软坚散结等法。

1. 活血祛瘀 瘀血留滞于胞宫、胞络、胞脉或脏腑、经络之间，则气血运行不畅，治宜活血祛瘀。常用药如桃仁、红花、当归尾、川芎、益母草、泽兰、赤芍、丹参、凌霄花、刘寄奴等，常用方如血府逐瘀汤、少腹逐瘀汤、膈下逐瘀汤、生化汤、失笑散等。

2. 祛瘀止血 瘀阻冲任新血不得归经而致月经过多、崩漏、产后恶露不绝，宜佐用化瘀止血药以标本同治，即祛瘀止血法。常用药如三七、蒲黄、五灵脂、益母草、花蕊石、大蓟、小蓟、血竭、荆芥炭、血余炭等，常用方如失笑散、花蕊石散等。

3. 软坚散结 瘀积日久，可结而成癥，遂致癥瘕，如子宫内膜异位症、子宫肌瘤、异位妊娠等，治宜活血消癥，软坚散结，常用药如醋鳖甲、三棱、莪术、苏木、水蛭、虻虫等，常用方如桂枝茯苓丸、大黄䗪虫丸等。

因气行则血行，故活血化瘀和软坚散结常佐以行气之品以助化瘀消癥。

（四）温经散寒

寒邪客于冲任或冒雨涉水，寒邪客于胞中，阻碍胞脉、胞络，以致冲任壅阻，血气运行不畅，出现月经不调、痛经、闭经、不孕等，治宜温经散寒。常用药如附子、肉桂、干姜、桂枝、艾叶、小茴香、吴茱萸、丁香、荜茇等，常用方如右归丸、艾附暖宫丸、温胞饮、温经汤、附子理中丸、当归四逆汤等。凡因虚寒内生致病者，多兼精血不足，治宜温经散寒，养血益精，可于温经散寒药中，加入鹿茸、肉苁蓉、制首乌、熟地之类，常用方如右归丸、艾附暖宫方等。

（五）清热凉血

外感热邪，或素体阳盛、肝郁化火、久病阴亏等，致血热内蕴，热扰冲任，迫血妄行，治宜清热凉血。血热有实热、虚热之不同。实热者若未影响血分，治宜苦寒清热或甘凉清热。常用药如黄芩、黄连、山栀子、黄柏、金银花、连翘、鱼腥草、败酱草、紫花地丁等，常用方如清经散、保阴煎、抽薪饮。热入血分，则宜清热凉血，常用药如生地、赤芍、丹皮、茜根、苏木、红花之类，常用方如芩连四物汤、清热固经汤等。

阴虚血热者，治宜养阴清热，常用药如生地、丹皮、地骨皮、旱莲草、白薇、青蒿、胡黄连、银柴胡等，常用方如两地汤、知柏地黄丸、加减一阴煎等。此外，固经丸、清热固经汤等既可用于清实热，又可用于清虚热。

血被热灼，煎熬成瘀，治法除清血热外，尚应结合凉血化瘀，常用药如赤芍、丹皮、蒲黄、五灵脂、桃仁、红花、泽兰等；血热妄行者宜清热凉血止血，常用药如大黄炭、地榆、白茅根、桑叶、荠菜、马齿苋、茜草根、白及等。

三、祛湿除痰

岭南地区湿热，湿热为患是岭南地区致病的重要特点，因此，岭南中医妇科素来重视清热祛湿、除湿化痰，包括清热利湿、温化寒湿、燥湿化痰等。

1. 清热利湿 湿热内蕴，阻滞冲任，或湿从热化，治宜清热利湿。常用利湿药如泽泻、薏苡仁、通草、车前子、滑石、猪苓、茵陈、败酱草、萆薢等，常用方如龙胆泻肝汤、八正散、易黄汤、止带汤、萆薢渗湿汤等。

2. 温化寒湿 湿从寒化则为寒湿，治宜温化水湿，可在利湿药中加入苍术、生姜皮、大腹皮、草果、砂仁等温化之品，常用方如全生白术散、健固汤等。

3. 燥湿化痰 脾失健运，聚液成痰，治宜燥湿化痰。常用药如胆南星、法半夏、橘皮、白芥子、皂角刺、石菖蒲、贝母等，常用方如苍附导痰丸、芎归二陈汤、涤痰汤等。

气滞则湿阻，气行则湿化，祛湿除痰时注意酌情佐以行气之品，或宣肺化湿或行气利湿。

四、调理奇经

冲、任、督三脉皆起于胞中，带脉约束诸经，均与胞宫关系密切。徐灵胎曰："凡治妇人，必先明冲任之脉，明于冲任之故，则本源洞悉。"目前多以入肝脾肾经药物或调理气血药物来调治奇经。

若冲任不足，胞脉失养可致月经后期、月经过少、闭经、胎漏、胎动不安、缺乳、不孕等，治宜调补冲任。常用药如枸杞子、熟地、紫河车、鹿角胶、紫石英、续断、龟板、女贞子、旱莲草、当归、白芍、阿胶等，常用方如寿胎丸、内补丸、毓麟珠。

若气虚冲任不固，不能制约，可致月经量多、经期延长、崩漏、白带量多、胎漏、胎动不安、滑胎、堕胎、小产、子宫脱垂等，治宜固冲任。常用药如黄芪、杜仲、桑寄生、续断、山茱萸、益智仁、覆盆子、五倍子、龙骨、牡蛎等，常用方如补肾固冲丸、安冲汤、固冲汤。

凡冲任气血失调所致的月经失调，或冲气上逆所致的妊娠恶阻、经行吐衄、经行头痛等，治宜调理冲任。常用理气化瘀之品如香附、台乌、益母草、泽兰、丹参、牛膝、当归等；降气之药如苏梗、苏叶等。常用方如加味乌药汤、苏叶黄连汤。

若寒侵冲任，血行不畅，胞脉受阻，可致月经后期、月经过少、闭经、痛经、妊娠腹痛、产后腹痛、恶露不下、不孕症、癥瘕等，治宜温冲任。常用药物如艾叶、小茴香、吴茱萸、桂枝、补骨脂、肉桂、炮姜等，常用方如温经汤、艾附暖宫丸。

若热伏冲任，血海不宁，迫血妄行所致的月经先期、月经过多、崩漏、经间期出血、胎漏、胎动不安、妊娠心烦、妊娠小便淋痛、产后发热、产后恶露不绝等，或湿热扰于冲任所致的带下病，治宜清冲任。常用药物有生地、地骨皮、丹皮、赤芍、黄芩、黄柏、栀子等，常用方如清经散、两地汤、保阴煎。

五、周期疗法

周期疗法是根据月经周期不同时期肾阴阳转化、消长节律和气血盈亏变化的规律结合妇科疾病的病机特点进行分期用药，以调整肾-天癸-冲任-胞宫轴功能的一种治法，属于中医的时间治疗法。常用于月经不调、崩漏、闭经、不孕症等的治疗。

中医周期疗法分期用药的机制如下。

1. 行经期 为重阳必阴时期。月经来潮，是在肾气旺盛、天癸充盈、任通冲盛、胞宫开泻有度的前提下周期性进行着。当体内阳气生长旺盛，达到一定的高水平而向阴转化，表现为排泄之经血，阳气亦随之疏泄，此阶段为行经期，要维持阳气的充足，以利于向阴转化；要促进阳气的疏泄，通因通用，顺势利导，以利于经血的排出。因此以活血调经为大法，达到去旧生新、为下一阴长阶段奠定基础的目的。常用方药选用桃红四物汤等，可加用丹参、怀牛膝、路路通等活血通经药物。

2. 经后期 为阴长阳消时期。由于行经期阴血下泄，经后期的生理特点是阴长阳消，尤需蓄养阴精、阴血，以奠定物质基础，促进精卵的发育。《傅青主女科》曰："经水出诸肾。"《女科经纶》曰："月水原赖肾水施化。"肾为经水之源，故蓄养阴精应从滋肾阴着手，常用药如女贞子、旱莲草、制首乌、当归、白芍、山药、山萸肉、熟地、制鳖甲等。因滋阴药物较滋腻，易碍脾胃运化功能，脾胃薄弱者易致纳差、腹胀，可酌情减少滋阴之品，加党参、砂仁、白术等益气理气醒胃之品。方选用左归丸、养精种玉汤、归芍地黄汤等。

3. 经间期 为重阴必阳，排卵期。古人的氤氲之时，真机即为经间排卵期，此期的生理特点是重阴必阳，排出卵子。当经后期阴长至一定程度，必要向阳转化，因此要顺应重阴的状态，促进向阳的转化，以调和阴阳、活血行气为法，药物可选用仙灵脾、肉苁蓉、鹿角霜、仙茅、肉桂、巴戟天等，佐以活血行气之川芎、当归、丹参、赤芍等，使冲任血气流通，促进卵子的排出。若辨证时血瘀较重，或伴有癥瘕者，可使用虫类药物如水蛭、虻虫等攻窜走络之品，加大活血化瘀力度，但助孕治疗者慎用。

4. 经前期 为阳长阴消时期。经间期实现了重阴必阳的转化，奠定了经前期阳长的基础。阳长不仅可温养、输送卵子，帮助受孕，如果未受孕，阳长有助于下一阶段向阴的转化。方选用金匮肾气丸、右归丸（饮）等，药物可选用菟丝子、川断、桑寄生、杜仲、鹿角霜、巴戟天、仙灵脾等，亦可补阳寓于补阴之中，阴中求阳，则"阳得阴助而生化无穷"，加用女贞子、枸杞子等。

以上调周治疗是根据月经生理特点立法的，临证时还应按不同病种的不同病理变化灵活运用。例如，崩漏与闭经就有先后缓急之不同，前者在出血期以辨证止血治标，血止后辨证调周治本；后者则辨证通经为先，再继以辨证调周治疗。

妇科内治法的应用，还应根据脏腑间的生克制化关系，注意脏腑、天癸、冲任、血气间的密切联系，多脏或与气血、经络综合调治，并参照女性不同年龄阶段及经、孕、产、乳不同时期的生理和病理特点，有所侧重地立法施治。

第二节　外　治　法

妇科外治法用于临床已有悠久的历史，是妇科临床常用的一种治法，主要应用于胞中、阴户、阴道等局部病变。长沙马王堆汉墓出土的我国迄今发现最早的医方书《五十二病方》即载有“傅（敷）法”、“封（涂）法”、“洒（喷洒）法”、“尾（冲洗）法”、“浴法”、“熏法”以及“沃脂（灌肠）法”等。在《金匮要略》中就有多种外治法的记载，如外洗阴户、阴中纳药和肛门倒入等，岭南妇科临床上常用的外治法有贴敷法、灌肠法、外阴熏洗法、阴道纳药法、热熨法、腐蚀法等，使药物直达病所，取得疗效。妇科外治法最常用于妇科痛证和前阴诸病，外治之药常选用清热、解毒、杀虫、收敛之类药物或温通辛窜之品。常用的清热药物有黄柏、黄连、知母等；常用的解毒药物有金银花、蒲公英、土茯苓、鱼腥草、败酱草、白花蛇舌草等；常用的杀虫药物有苦参、鹤虱、蛇床子、百部、雄黄、白头翁等；常用的收敛药物有乌梅、五倍子、赤石脂、乌贼骨、海蛤粉、枯矾等。常用的温通辛窜药物有细辛、吴茱萸等。

外治法一般在非行经期进行，凡阴道出血或患处出血者禁用，妊娠期慎用。阴户熏洗、阴道冲洗等治疗期间应避免性生活，内裤、浴具需进行清洁消毒，必要时应同时治疗性伴侣，以免交叉感染而影响疗效。肛门导入、下腹部敷熨前最好排空直肠和膀胱，利于病位对药物的吸收及渗透。

一、药物外治法

1. 贴敷法　将外治用的水剂、散剂或膏剂用无菌纱布贴敷于患处的方法称贴敷法。

使用方法：水剂时可将无菌纱布浸满药水，贴敷于患处；散剂时可直接撒布破溃之创面上；膏剂时可涂于无菌纱布上，贴敷于患处。然后覆盖纱布固定。每日或隔日换药多次，至痊愈为止。

作用：有解毒、消肿、止痛或拔脓生肌等作用。

适应证：常用于妇科痛证（盆腔炎、子宫内膜异位症等）、外阴肿胀、外阴溃疡、外阴脓肿切开等。

常用药物：常用清热解毒、活血化瘀的中药制成膏剂、散剂、糊剂或水剂。如大黄、黄连、黄芩、黄柏、连翘、金银花、蒲公英、紫花地丁、赤芍等。

2. 灌肠法　将药物煎煮后通过肛管用注射器或灌肠袋灌入直肠内，药物通过直肠内吸收，直达病所，增加了盆腔血液循环中的药物浓度。

使用方法：中药保留灌肠，每日 1 次，每次灌注量为 100ml，用大号导尿管或肛管涂油润滑，缓慢地由肛门插入直肠，深度 14cm 左右，药液温度为 37℃，灌肠前尽量排空大便。

作用：清热解毒，活血化瘀，增加盆腔循环血流，改善盆腔内环境。

适应证：妇科痛证（盆腔炎、子宫内膜异位症）、盆腔包块（盆腔炎性包块、卵巢子宫内膜异位囊肿）等病的治疗。

常用药物：常用清热利湿、活血化瘀、清热解毒的中药煎液保留灌肠，如毛冬青、败酱草、红藤、绵茵陈、赤芍、连翘等。

3. 熏洗法 用药水熏蒸和洗涤外阴局部的方法称熏洗法。

使用方法：将所用药物煮沸20～30分钟后方可外用。同时将药水倾入专用盆内，乘热熏洗患部，先熏后洗，待温度适中可以洗涤外阴或坐盆，每次10分钟。7日为1个疗程，每日1剂，煎2次，分早、晚熏洗。

作用：清热解毒、消肿止痛、杀虫止痒，改善局部血液循环和淋巴循环。

适应证：常用于外阴病变，如外阴阴道炎、外阴瘙痒症、湿疹、肿胀等。

禁忌证：阴道流血者禁用，孕期慎用。

常用药物：常用清热解毒、杀虫药物，如蒲公英、土茯苓、黄柏、金银花、苦参、蛇床子、艾叶等。

4. 坐浴法 将阴部直接坐泡药浴的方法称坐浴法。

使用方法：将药水置于盆中，待药水温度适宜（与体温基本一致）时，进行坐浴。坐浴每日1次，每次10～20分钟，5～7日为1个疗程。

作用：有消炎杀菌，清洁外阴、阴道的作用。

适应证：适用于各种外阴炎、阴道炎等。

禁忌证：经期停用，孕期禁用。

常用药物：常用的药物有1∶5000的高锰酸钾液、聚维酮碘溶液、中成药溶液或中药煎液。

5. 纳药法 将外用药物放置于阴道穹和子宫颈部位的方法称纳药法。

使用方法：将外治药物按需要制成栓剂、膏剂或粉剂等消毒后备用或使用中成药制剂。待外阴或阴道清洁处理后，栓剂可放置于阴道穹后部，此法可指导患者自己操作；膏剂可涂于无菌纱布上，粉剂可以蘸在带线棉球上，由医务人员常规操作置于创面上。7～10次为1个疗程，每日或隔日上药1次。

作用：有止痒、清热、除湿、杀虫、拔毒、化腐生肌的作用。

适应证：适用于各种阴道炎、宫颈炎等。

禁忌证：阴道流血者禁用。

常用药物：常用药物有血竭散、珍珠末、生肌膏等，或用清热解毒杀虫之药制成复方栓剂使用。

6. 宫腔注药法

使用方法：将药液经导管注入宫腔及输卵管腔内，在月经干净3～7天内进行。

适应证：适用于子宫内膜炎、输卵管炎、输卵管阻塞等。

作用：消炎、促使组织粘连松解和改善局部血液循环。

禁忌证：有阴道流血或急性炎症者禁用。

常用药物：可根据病情选用抗生素类、透明质酸酶、地塞米松或中药针剂等。

二、物理治疗法

1. 热熨法 是利用热源治疗疾病的一种方法。将药物经过炒、蒸、煮后熨贴局部，或加热水袋，或合并使用现代理疗仪器，使药力与热力相结合，而达治病之功。

使用方法：将药物装包加热，趁热外敷患处或腹部或腰部，并加用热水袋或理疗仪器，每日数次。注意局部皮肤接触处温度不能过高，以免烫伤。

作用：活血行瘀，消肿止痛，温经通络，散寒除湿。

适应证：慢性盆腔炎、子宫内膜异位症、盆腔瘀血症等。

常用药物：常用温经散寒、活血祛瘀之品，如桂枝、吴茱萸、当归、川芎、三棱、莪术等。

2. 中药离子导入法 根据离子透入原理，运用中药药液，借助药物离子导入仪器的直流电场作用，将药物离子经过皮肤或黏膜导入盆腔或胞中，并在局部保持较高浓度和较长时间，充分发挥药效达治病之功。

使用方法：用纸吸透药液，置于消毒纱布上，置于外阴或腹部皮肤上，接通阳极，另用无药湿布垫放在腰骶，接通阴极，开动治疗仪，药物离子从阳极导入，每次 20 分钟，每日 1～2 次，疗程据病情拟定。

适应证：慢性炎盆腔炎、输卵管阻塞、子宫内膜异位症、异位妊娠、妇科术后盆腔粘连等。

禁忌证：阴道流血、妊娠或急性炎症者禁用。

常用药物：一般根据病情用 2～3 种药物配制成药液，或使用丹参注射液、当归注射液、红归酊等。

3. 子午流注仪治疗法 利用微电脑单片机技术，实现了子午流注与灵龟八法的精确时间计算，利用电极贴片代替毫针，真实模拟针灸的各种技法，调理人体内环境，平衡阴阳，通调经络治病。

适应证：一切针刺治疗有效的病证，都能用子午流注辨证低频治疗，该设备的特点为智能化、标准化、安全、有效。

禁忌证：同针刺禁忌证。

4. 冷法疗法 应用冷冻治疗机快速产生超低温（-196～-65℃），使病变组织冻结、坏死、脱落，以达到治疗目的。

适应证：适用于外阴阴道赘生物、阴道子宫内膜异位结节、子宫颈息肉、子宫全切除术后引起的阴道断端肉芽组织等。

禁忌证：同中药离子导入法。

5. 激光疗法 临床多采用二氧化碳激光器，利用激光对病变组织的热效应、光化效应、压力效应、电磁效应及高度定向性等特点，以达到治疗的目的。

适应证：用于子宫颈良性病变（息肉、腺体囊肿）、外阴瘙痒、外阴赘生物、前庭大腺囊肿、尿道肉阜、阴道壁囊肿、阴道横隔或纵隔、宫腔镜下治疗黏膜下小肌瘤、小息肉、子宫纵隔和腹腔镜下治疗子宫内膜异位症、分离盆腔粘连、输卵管末端闭锁造口、小型卵巢囊肿、某些输卵管妊娠等。

6. 腐蚀法 用药物腐蚀患部，使之腐去新生。

使用方法：使用时根据患部面积、深浅程度采用不同剂型，按操作规程将药物置于病变处表面，使之紧贴患部。要特别注意勿将腐蚀药物接触正常组织，以免发生溃疡、出血、疼痛等。

适应证：用于外阴赘生物、肥大等。

禁忌证：经期停用，孕期禁用。

此外，在妇产科临床上使用外治法时，有几项原则必须遵守。

（1）所有外用制剂（栓、膏、散等）必须按标准操作规程制备，消毒后使用，所有自煎外用药水，必须煮沸 20～30 分钟以上备用。

（2）治疗部位应常规清洁或消毒。

（3）月经期前、后3天内不宜施用外治法，妊娠期、新产后宜少采用外治法，特殊需要者除外。

（4）外用药物治疗期间，禁止房事或盆浴。

（5）从整体观念出发，强调局部外治与全身调治相结合的原则，突出辨证论治。

三、其他疗法

（一）针刺和艾灸

针刺、艾灸的方法治疗妇科疾病由来已久。针灸治疗妇科疾病是以经络理论和辨证论治理论为基础，通过选穴和补泻手法来治疗妇科疾病。

其选穴和补泻手法的选择主要从以下几方面出发。

（1）从脏腑辨证出发，直取其背俞穴，调补肝脾肾三脏，以收治病求本之良效。

（2）从气血辨证出发，结合六经特点，补气求阳明，行气参少阳，"虚则补之，实则泻之"，"以妇人一身之气平和为期"。

（3）从阳经与奇经之关系出发，间接调理胞宫。自古女科首重奇经冲任督带，任督二脉各有其独有的腧穴，冲带二脉则无，其腧穴都为和其他经脉的交会穴，分而言之，阳明胃经与冲脉，少阳胆经与带脉关系较为密切。故阳经腧穴可调冲、带二脉之证，经脉所过，主治所及。胞宫及其络脉位于下腹腰骶，为阳明胃经和太阳膀胱经循行所过，临证时可结合辨证和局部穴位的特点灵活选用。

针刺、艾灸在妇科痛经、崩漏、月经先期、月经后期、不孕症、盆腔炎等疾病方面有特殊的疗效。近年来，针灸学界对于针灸治疗妇科疾病的疗效和作用机制进行了一定研究。对于针灸在妇产科的应用进行了继承和发扬。如研究发现三阴交调理月经作用与其对内分泌激素的影响有关；关元、子宫有促排卵作用，因而可以治疗不孕；艾灸隐白治疗崩漏疗效显著。

（二）推拿疗法

推拿，古称按跷、摩挲，是用手和肢体的其他部分按照特定的技巧和规范化的动作在人体体表特定穴位和部位进行治疗的一种方法，对治疗月经失调、痛经、带下、阴挺、经断前后诸证、产后腹痛、产后身痛等病证有一定的疗效。推拿手法通过作用于体表局部，在局部通经络、行气血、濡筋骨，达到疏通经络、行气活血的作用，从而改善机体脏腑的功能。常用的推拿手法有一指禅推法、拿法、按法、摩法、揉法、搓法、抖法、摇法、抹法、震颤法、滚法、手推法、热敷法等。临床上以虚则补之，实则泻之为治疗原则，辨证施治。

（三）中医情志疗法

中医情志治疗是与躯体治疗相对应的一种治疗方法，是医务人员运用中医情志学的理论和技术，通过其言语、表情、举止行为并结合其他特殊的手段来改变患者不正确的认知活动、情绪障碍和异常行为的一种治疗方法。随着现代医学的发展、医学模式的转变、现代健康内容的演变，中医情志治疗将是医学科学中不可缺少的重要治疗手段和方法。

情志治疗有悠久的历史。在中医学理论体系中贯穿着"心身合一"的思想，强调"形神合一”，认为形体和精神是一个统一的整体，重视情志致病的病因病机。其具体治法多种多样，包括移精变气法（移情易性法）、情志相胜法、劝说开导法、顺情从欲法、暗示法等，以达到七情调和之目的。

妇科疾病中七情致病的因素比较多，了解患者的心理状态与疾病的关系，对于妇科疾病的治疗非常重要，据此选择适应的中医情志治疗方法是治疗成败的关键。《妇人大全良方·室女经闭成劳方论》曰：“改易心志，用药扶持。”即用情志治疗先医其心，并根据病情用药物治疗，这样“心身同治”才能取得更好的疗效。在竞争日益激烈的社会中，妇科心身疾病日益引起医学界的重视，“心身同治”渐成为学界开拓研究的热点。

岭南名医王小云教授在多年临床经验基础上，首次制定了“情志疗法”治疗操作规范，在全国各三甲医院及基层医院进行推广，疗效确切，并命名为“王氏五志调神法”。

（四）饮食疗法与药膳

由于岭南地区独特的气候及环境造成人群具有易感外邪及元气不固的体质，在当地生活需要注意养生防护。随着医药知识在岭南地区的普及，民间形成了一些有益的养生防病习俗。其中食疗与药膳是岭南地区的特色饮食之一，岭南药食结合的习俗深入生活之中，至今本地的人民均能做药膳饮食。岭南的医家也特别重视药食同用对疾病的调理。结合岭南湿、热、毒的气候特点，何守愚建议孕期服用条芩煮汤当茶饮用，以祛胎毒。民间则有艾叶煮鸡蛋治疗月经失调、猪脚章鱼花生汤催乳，广州人的猪脚姜醋、客家人的黄酒炒鸡促进产后恢复等食疗方法。

在应用饮食疗法时，需分清食物的四气五味，根据四时气候变化特点，结合个体体质特点，以中医理论为指导，运用辨证施治的原则，选食配膳，才能取得满意的疗效。《本草求真》谓：“食物入口，等于药之治病，同为一理，合则于人脏腑有益，而可却病卫生，不合则于人脏腑有损，而即增病促死。”

妇女有经、孕、产、乳的生理特点，食疗还应结合妇女不同年龄段和月经期、孕期、产褥期、哺乳期、围绝经期的生理、病理特点，注重补肾益精，调补气血。如月经期宜食清淡而富于营养的食品，避免寒凉、辛燥之品；妊娠期宜选清淡平和，富于营养易消化的食品，不宜过凉、过咸、过于肥厚；产后宜补中有消，消中有补，保证营养而不滋腻，忌食生冷或刺激性食物。

（黄旭春　曹晓静　王小云）

第五章　岭南中医妇科代表性医家

岭南，是我国南方五岭以南地区的概称。五岭由越城岭、都庞岭、萌渚岭、骑田岭、大庾岭五座山组成，大体分布在广西东部至广东东部和湖南、江西五省区交界处。近代相继出土大量的青铜器、陶器和水晶等文物，实证了岭南在秦之前已经存在灿烂的新石器时代和青铜时代高度文明，岭南是中华文明的发源地之一。岭南文化是由本根文化（即语言认同文化）、百越文化（即固有的本土文化）、中原文化（即南迁的北方文化）、海外文化（即舶来的域外文化）四部分组成，其内涵丰富多彩。

在行政上，岭南曾是唐代行政区岭南道之名，相当于现在广东、广西、海南全境及曾经属于中国皇朝统治的越南红河三角洲一带；后来分为岭南东道和岭南西道，是广东、广西分治的开始。五代时期，越南独立而分离出去。宋代淳化四年（公元993年）岭南道之名改为广南路。由于历代行政区划的变动，现在提及岭南一词，特指广东、广西、海南、香港、澳门等省区，亦即是当今华南区域范围。下面介绍一下清代以来岭南地区的中医妇科名家。

第一节　清代岭南中医妇科医家

清代以前岭南的妇科学文献很少，鲜见专门从事妇科的医生。清代以后随着岭南医学的兴起，岭南的妇科学文献开始增多，同时也出现了许多精专于妇科的医家。岭南地区的妇科学文献中包含着岭南医家们治疗妇科疾病的丰富经验并体现了岭南地方特色。岭南中医妇科在清代不仅名家增多，而且在理论水平上也有系统提高。据现有文献记载统计，清代岭南医家在妇科方面有心得体会的约有30余人，其中以何梦瑶、刘渊、何守愚、潘名熊为代表，其中又以何梦瑶影响最大。同时，清代妇科著作或含妇科内容的医著约有20余种，其中有何梦瑶的《妇科良方》、刘渊的《医学纂要·妇科摘要》、何守愚的《广嗣金丹》、冯秉枢的《保产备要》、陈启荣的《妇科秘方》、郑海组的《妇科辑要略论》等，其内容涉及种子、调经、产育等多个方面。可惜部分书籍今已失传。清代以来各医家博采历代众家之长，结合自己的经验加以发挥，创造性地建立并完善了疾病的证治体系，使中医妇科学术理论更臻成熟与完备。

一、何　梦　瑶

何梦瑶，字报之，号西池，晚年自号研农，广东南海云津堡人，今南海区西樵区崇北乡沙村人。清代岭南著名医家，公认为“粤东医界古今第一国手”。据何氏家乡地方县志《清代道光年间南海县志》记载，何氏生于清康熙三十一年，卒于乾隆二十九年，享年七十二岁。

何梦瑶医学方面著有《伤寒论近言》、《妇科良方》、《痘疹良方》、《幼科良方》、《本草韵语》、《针灸吹云集》、《神效脚气方》等书。在其所撰医书中，《医碥》为其代表作，是岭南医学名著，以临证医学为主。两广图书馆将《妇科良方》、《痘科良方》、《幼科良方》、《追疹仙方》、《神效脚气方》五部医著与《医碥》共同刊印，名曰《医方全书》。

何梦瑶关于妇科学术思想及临证经验主要集中于《妇科良方》中，该书原名《妇科辑要》，从该书来看，何梦瑶一方面吸收了张子和、朱丹溪、王肯堂、喻嘉言、亟斋居士等人的思想；另一方面，又对《医宗金鉴·妇科心法要诀》（以下简称《金鉴》）进行融会贯通，并参以己见。推陈出新，承前人经验，发独抒己见，如在论妊娠用药时在《金鉴》论述基础上介绍了何梦瑶自己的保胎经验："凡服药恐有伤胎者，先用罩胎饮护之，方用嫩荷叶，卷而未开者，阴干为末，开水调服三钱，乃用别药无碍。"在妊娠诊断方面，何氏简化了《证治准绳》中所载"用当归、川芎验胎孕之有无"："经水不行，未审是胎是病，用当归、川芎各三钱为末，艾汤调下，觉腹内频动是胎，动已无损。"使药物易得，用法更加简便。何氏认为妊娠期间应以清热养阴血为主；产后应辨证用药，虚者补之，实者泻之；种子不能概用补法，重在使阴阳调和，水火相济。这是将前贤经验融会贯通而得出的。此外其详论气血生成来源，指导妇科辨治。何氏认为血的后天生成除了脾、胃和肾之外，血液的化生离不开心火的重要作用。他认为精、津等阴液，通过心火的作用均能化生成血液。如《医碥》："精、髓、血、乳、汗、液、津、涕、泪、溺，皆水也，并属于肾。而血色独红者，血为心火之化。……肾属水，心属火，水交于火而血以成。以其为心火所成，故《经》谓心生血，又云血属于心。"同时，何氏还认为水谷精微通过脾胃化生的血液属于后天形成，后天化生的血液对先天的血液起补充的重要作用。如《医碥》："盖言胃中水谷之清气，借脾运化成血，故曰化生于脾。然儿在胎中，未尝饮食，先已有血，可见血为先天之水，不过借后天为长养，非全靠后天也。"

二、刘　渊

刘渊，字圣泉，号伏龙山人，清朝康熙至乾隆年间著名医家。据考证，"刘氏贯里是旧属惠州的长宁，即今新丰县"，在新丰县内，有一座小山，当地人称伏龙山，刘渊之号可能因此而取。刘渊少时曾习武艺，并兼好医学，成年后才弃武从医，大约康熙四十八年（1709 年）开始行医，于乾隆四年（1739 年）著成《医学纂要》六卷，其医术享誉南中三十余年。

刘渊的《医学纂要》深受景岳学说影响，学术上重视人体之三要素——精、气、神，主张以此作为中医养生之道。在痰证的辨治上，提出痰由百病而生，认为诸病皆能生痰，无不由乎脾肾，提出治痰必当温脾强肾的治疗大法，为中医痰饮学说增添新的内容。同时刘渊用药颇具特色，善用温补，用药峻厉，圆机变通，学术脉络独具一格。此外，刘氏在《医学纂要》中对外科、妇科、儿科等方面也均有较多阐述，具有丰富的临床经验。

三、何　守　愚

何守愚，字芥园，广东南海人，生活在清朝光绪年间，具体生卒年月不详。他生性好善，著作甚富，于光绪十二年（1886 年）辑成《广嗣金丹》四卷。

主要学术思想：何守愚的学术思想主要体现于《广嗣金丹》中，《广嗣金丹》是一部妇产科、儿科学普及读物，以妇产科为主，全书分为四编：种子编、安胎编、保产编、妇幼编。各编内容，以汇集前人文献为主，略加评述，起画龙点睛之作用。全书取材广博而又不失精要，显示了何守愚之妇科学理论和临床经验水平，同时也体现了他普济世人，救助妇孺之仁者胸怀。在种子、安胎、保产方面，何守愚主要参考了石天基和亟斋居士的观点。何守愚强调种子要调经、寡欲、择时；保胎要慎举动、节饮食；临产用力要适时，注重临盆时机的把握，强调产前忍痛，切忌早临盆；产后戒躺、戒厚味、戒交合。综观何守愚之妇产科学术经验，处处都是浅显明白之道理，即便不懂医药之人，亦能明了。他的《广嗣金丹》是一本很好的妇产科知识普及读物，对于优生优育、妇儿保健不无益处。另外，他所论之胎前饮食及药物调护还具有岭南地方特色。

第二节 民国时期岭南中医妇科名家

民国时期，随着岭南医学的发展，出现了专门从事妇儿科的医家。吕楚白、吕安卿、谢泽霖是当时著名的妇科医师，吕楚白编写了《妇科纂要讲义》，谢泽霖编写了《妇科学讲义》。与此同时岭南医派非常注重因地制宜，在临床基础上形成了善于护阴、清热、化湿及用药轻清的地方学术特色。吕楚白、吕安卿、谢泽霖、郭梅峰等医家都善于运用清热养阴、除痰湿之法治疗妇科病证。可见，当时的岭南医家在妇科的基础理论和临床治疗方面均有了进一步的提高。

一、吕 楚 白

吕楚白（1869—1924），名绍晰，广东省鹤山县人，著名妇儿科医生。他于民国二年（1913年）在广州医学卫生社学习，1922 年为广州卫生局注册中医师。他曾历任广东光汉中医专科学校、广东中医专门学校教师，编写《妇科纂要讲义》（现存广东光汉中医专科学校铅印本）、《幼科要旨讲义》、《内科纂要讲义》等教材，是民国具有代表性的医学人物之一。

吕楚白认为学医之道，其本在乎望、闻、问、切以识病，其要在乎寒热虚实以处方，其中有至简至易之捷径，唯在得其要旨矣。故编撰之教材，多有“要旨”二字，如《幼科要旨讲义》、《妇科要旨讲义》、《内科纂要讲义》等。吕楚白最为人知的著作便是《妇科纂要讲义》。上册先讲妇科总论，简述了经、带、胎、产等病的病机与治则。然后分五门论述月经病、带下病、不孕症，这五门分别是调经门、经闭门、崩漏门、带下门和不孕门。下册未有幸得见。

吕楚白临证治病，善于将地方草药与中药同用。诊治患者以妇儿科为多，在经前发热、崩中漏下、月事不调、妊娠恶阻、赤白带下等妇科病证方面有较深造诣。如其认为调经之法，以调气为主；判断妊娠，以关脉为准；此外，吕楚白在临证经验中，非常重视疾病的病因病机，从病机辨证论治，他把闭经分为肝气郁结、心血虚损、脾胃虚弱、阴虚潮热、胃热消渴、脂痰凝滞、寒客血凝等 10 个证型；崩漏分为怒气伤肝、肝脾虚损、脾胃虚弱等 9 个证型；带下病分脾虚受湿白带下、肝经湿热青带下、肝脾两郁赤带下、任脉湿热黄带下等 12 种；不孕分胞胎寒冷、骨蒸夜热、少腹拘急、带脉下坠等 5 种。并在《妇科纂要讲义·崩漏门》中论各病之病机、治则，然后分述病机、治疗方药，方后有按语解释组方用意。

二、吕 安 卿

吕安卿，民国时期广东妇儿科名医，具体生卒年月不详。他与吕楚白同一祖辈，也是广东省鹤山县人，世代行医。吕安卿擅长治疗妇科崩漏、闭经、倒经、赤白带下、妊娠恶阻、胎漏胎动不安、产后眩晕、产后心腹痛等病证。未见有医著传世。他的治疗经验已被收入《广州近代老中医医案医话选编》。

吕安卿在闭经方面颇有心得，如他认为治疗气郁血虚之经闭，当先以开郁养血为主，善于运用合欢花、玫瑰花、素馨花等花类药物解妇人之郁；认为闭经之人多有血虚，不可妄用攻破之药；分经前、经后及疼痛部位论治经行腹痛：经前痛，多为气滞郁热，应调气血清郁热；经后腹痛多为血虚有寒，应养血散寒；痛在腰部多为冲任虚损，应以调养肝肾为主。此外吕安卿认为在临床上有很多妇人不适合使用川芎、当归。因为川芎性升而燥血动血，当归走而不守，这可能与岭南炎热潮湿，其妇女多气阴两虚体质，不耐芎、归之辛温燥动有关。

三、谢 泽 霖

谢泽霖，民国时期广东著名妇科医家，南海区狮山乡人。民国十三年（1924 年）广东中医药专门学校创办，他受聘于该校，撰写《妇科学讲义》等著作。新中国成立以后，谢泽霖继续从事中医临床和教学工作，曾担任广州市第一人民医院中医科主任。1956 年广州中医学院成立，谢泽霖是筹备委员会委员之一，为广州中医学院的筹建做了很多工作。

谢泽霖撰写的医学著作主要有《妇科学讲义》。谢氏《妇科学讲义》包括了妇科的经孕胎产及杂病，全书分为经事门、胎孕门、产子门、杂治门四大篇。该书以汇集前人妇产科精辟论述为主，很少夹杂自己的见解，上穷《内经》、仲景之言，下至张景岳、傅山等明清诸家之论，凡是妇科精要契理之说，临床确有实效之方，均摘而录之，是广东中医药专门学校最早使用的教材。

谢泽霖在《妇科学讲义》中全部引用前人的观点，很少参以己见，但从其引用前人的论述中可窥其妇科学术思想之一二。比如重视冲任肝脾胃；重视湿邪、热邪，注重滋阴化痰，论治妇科疾病总是注意到阴虚火旺、痰湿壅滞的证型；健脾疏肝治带下病，治疗湿盛带下，谢泽霖善于从调理脾胃肝入手。他认为脾虚则湿盛，脾气下陷而为白带，只要补脾胃加疏肝，则脾胃恢复其受纳健运之职，湿自消，带自愈；善于补阴之中行止崩之法，谢泽霖认为阴虚火旺之崩漏，应于补阴之中行止崩之法；临产戒早用力，在与李近圣合编的《妇科学讲义》中，谢泽霖于第三篇经事门，增加了“临产举隅”一节，阐明了自己对临产的一些观点。他认为妇人生产是自然之事，不能因为希望胎儿快点离身，而过早用力，否则会导致难产。

四、郭 梅 峰

郭梅峰，民国及新中国成立后著名医家，其行医七十二年，存心济世，医术精湛，创有妇儿科一整套诊疗用药方法，效稳而高。但郭梅峰一生忙于诊务，著述不多，曾发表过《郭梅峰医案选》、《论产后发热》等文章。整理其中医经验的文章主要有黄文东主编的《著名中医学家的学术经验》和郭燕文、杨干潜的《梅峰医学》。

郭梅峰治学严谨，博采众长，对《内经》、《伤寒论》、《金匮要略》、《中药学》、《方剂学》、《脉学》等都有深入的研究，对温病、虚劳、妇儿科经验独到。他主要的学术思想：认为人以元气为本，病邪为标，不主张滥伐本元，不滥用辛散伤阴、苦寒伤心脾之药，而强调“调以甘药”。他用药精炼，不为成方所拘，以见效而不伤人元气为原则，独创有温病、脚气、虚劳、妇儿科等一整套诊疗用药方法，效稳而高，救人颇众，名贯穗城。

第三节　新中国成立后岭南中医妇科名家

新中国成立后，岭南地区较为知名的妇科主要为罗氏妇科和蔡氏妇科，罗氏妇科思想发源于清末，创始人罗棣华乃晚清儒生，以儒通医，在广东之南海、广州行医，善治妇人病与温病。其子罗元恺既得家传，亦接受系统的中医院校教育，擅长内、妇、儿科，精于妇科，提出“肾-天癸-冲任-胞宫轴”的学说，是中医妇科学泰斗，开创了岭南罗氏妇科思想与经验，传承方式以学院教育与师承教育相结合，其后有欧阳惠卿、李丽芸、张玉珍、罗颂平、司徒仪及王小云、黄健玲、邓高丕等，均为岭南名中医。粤东蔡氏妇科，乃汕头市澄海区程洋岗中医世家，蔡氏妇科代有名医，较有名望者有蔡焕庭、蔡凤初、蔡远涛、蔡士烈、蔡烈韬、蔡继嗣等，但蔡氏妇科以师承教育、口授家传为主，故鲜有经验刻本流传。蔡氏妇科当代较为知名者有第十三代传人程洋岗“宁静斋”传人蔡仰高、蔡纯臣，蔡仰高之女蔡佩云、蔡纯臣之女蔡妙珊亦承祖业擅长妇科。

一、罗　元　恺

罗元恺，字世弘，男，1914—1995，祖籍广东南海，罗元恺幼承庭训，诵读方书，随父侍诊，立志以医为业。于1930年考入广东中医药专门学校就读，1935年毕业，开始其医学生涯。新中国成立后历任广东省中医院院长、广东省中医药专门学校校长、广州中医学院副院长及顾问等职。1977年被评为全国第一位中医教授，是首批获得中医硕士、博士学位授予权的导师，是中华人民共和国成立以来第一代的中医妇科学术带头人，也是广州中医学院妇科教研室首任教研室主任、妇科学科创始人。罗元凯教授以传播和振兴中医药为己任，善于因材施教，桃李遍布海内外，他30多年来勤恳耕耘，立业树人，以自身成就带动了学科的建设和发展。

罗元恺是全国著名中医学家和中医教育家。他从事中医医疗、教学60年，擅长内、妇、儿科，尤精于妇科。他学术造诣深厚，勤于研习医经，终生致力于临床，并潜心于中医教学和科研，对于《内经》、《金匮要略》等中医经典著作颇有研究，认为阴阳学说是中医理论的核心和纲领。他从《内经》得到启发，首先提出“肾-天癸-冲任-胞宫轴”的概念，认为其是女性性周期调节的核心，对妇科学术界影响颇大。他在学术上受陈自明《妇人良方》、张景岳《景岳全书·妇人规》和傅山《傅青主女科》等名家医著的影响，摄取诸家之精华，加以继承发展和创新，形成了自己独特的妇科学术思想体系。在妇科理论方面，他重视肾肝脾、精气血和冲任，还融合了岭南温病学派养阴保津的学术观点，形成自己的学术风格。在妇女疾病的诊断上，他于望诊独有心得；在妇科病的治疗上，他强调辨证论治，尤其擅长补肾、健脾、调理冲任和活血化瘀之法，对滑胎、不孕、月经不调、崩漏、闭经、痛经及绝经前后诸证有丰富经验。他创制了补肾安胎的滋肾育胎丸、活血止痛的田七痛经胶囊等。他治学严谨，笔耕不辍，主要著作有《罗元恺医著选》、《罗元恺论医集》、《罗元恺女科述要》等专集，点注张景岳妇科专著《妇人规》等，并主编了全国高等医药院校统编教材《中医妇科学》第5版和《高等中医院校教学参考丛书·中医妇科学》，并主编《中医儿科学》教材第1、2版，参加编写《中国医学百科全书·中医妇科分册》，主编《实用中医妇科学》。

罗元恺教授的学术思想主要如下：

1. 妇人生理以肾为先天、以经孕为主 罗元恺教授认为女子以肾为先天，他早在20世纪80年代初就提出了“肾气-天癸-冲任-胞宫轴”的概念，认为这是调节妇女性周期的一个轴，肾气是这条轴的核心，因为天癸来源于肾、冲任之本在肾而胞脉系于肾。此轴与现代医学的下丘脑-垂体-卵巢-子宫轴有相似之处。罗元恺教授还根据中西医有关知识对天癸的本质作了精辟的论述，指出：“天癸是男女青春发育期所产生的与生殖有关的一种物质。”可能“相当于垂体、卵巢、睾丸等性腺的内分泌素”。月经和妊娠是肾肝脾、气血、天癸、冲任协调作用的结果。

2. 妇科病机责之冲任损伤，以肾为根本 罗元恺教授论妇科病机，尤其重视冲任。他指出，不论脏腑及血气的异常，其结果必然导致冲任失调，或者直接损伤冲任，进而影响到子宫的正常功能，于是产生经、带、胎、产诸疾，这是妇科病的病机特点。

3. 妇科诊法长于望诊 罗元恺教授总结数十年之临床经验，认为望诊在妇科尤为重要，他对于望妇人之形神、面色、唇舌、经、带、恶露等都有深刻的心得体会。罗元恺教授在望诊方面的丰富经验，发展了中医妇科的诊法，对中医妇科临证诊断治疗起着重要的指导作用。

4. 妇科治疗善调肾、脾、气血 临床上罗元恺教授善于运用调补肾阴肾阳、调理脾胃和活血化瘀的方法。

（1）调补肾阴肾阳：妇科疾病必然有冲任的损伤，而冲任之本在肾，因此妇科疾病最根本的原因还是在于肾阴肾阳的失调，所以不少妇科常见病要采用或兼用调补肾阴肾阳之法。罗元恺教授深谙张景岳“善补阳者，必于阴中求阳，则阳得阴助而生化无穷；善补阴者，必于阳中求阴，则阴得阳升而源泉不竭”（《景岳全书·新方八略》）的道理，常根据阴阳相配的原则，遣方用药调治妇科疾病。罗元恺教授指出：“从临床效果来看，滋肾养肾能起到补益冲任、调整内分泌素而达到调经、孕育、安胎等广泛的治疗作用。”

（2）妇科调理脾胃八法：罗元恺教授以前人的理论为基础，结合自己的临床经验，总结了调理脾胃的八种治则：补气摄血法、升举脾阳法、健脾燥湿法、理脾和胃法、温补脾肾法、补益心脾法、疏肝实脾法和清热祛湿法。

（3）灵活运用活血化瘀法：罗元恺教授在实践中对先贤们的理论加以发展和创新，总结整理出一套妇产科常用的活血化瘀方法，主要有行气活血、活血止痛、祛瘀散寒、攻逐瘀血和清热化瘀等。他总结临床经验创制了治疗痛经的田七痛经胶囊，治疗子宫肌瘤等癥积的橘荔散结丸等，促进了中医妇科活血化瘀疗法的发展。

二、欧阳惠卿

欧阳惠卿，生于1939年，广东顺德人，现为广州中医药大学第一临床医学院妇科教授、主任医师，博士研究生导师，全国名中医，广东省名中医，21世纪课程教材、全国高等医药教材《中医妇科学（第一版）》主编。

欧阳惠卿教授在长期的医疗实践中积累了丰富的临床经验，擅治子宫内膜异位症、月经病和不孕症，对补肾活血法有较为系统的研究，致力于补肾活血法在妇科领域常见病、难治病的应用研究，自创补肾活血之宫血饮治疗崩漏取得良好疗效。善用《妇人良方大全》中的柏子仁丸。柏子仁丸由柏子仁、熟地、牛膝、续断、泽兰、卷柏组成。该方原为滋阴补肾、宁心调经而设，欧阳教授认为本方有补肾活血之功，不仅可用于月经不调等疾病，对于肾虚血瘀的不孕患者，有调经种子之功效。临床上，欧阳教授在柏子仁丸的基础上根据患者病情特点进行适当的加减。如患者出现比较明显的血瘀症状，可适当增加丹参、赤芍等增强活血化瘀力度。如患者有较明显的肾虚表现，则可以加用紫河车、鹿角霜等血肉有情之品，以及菟丝子、桑寄生、杜仲、仙茅、巴戟天等温阳补肾的药物。同时，不孕症的患者往往情绪方面有些焦虑，柏子仁有养心安神的作用。欧阳教授认为子宫内膜异位症不孕的病机为肾虚血瘀，二者相互为病，互为因果，治宜补肾化瘀，并以补肾为主。根据其病因、兼证等，分别予以温经散寒、清热利湿、疏肝理气、健脾益气、化痰散结、通腑行气等法治之，均取佳效。

三、李 丽 芸

李丽芸，女，1934年生于新加坡，后迁至广州定居，1954年毕业于广州中医药专门学校医疗本科，是当时罗元恺教授的学生。现为广州中医药大学第二临床医学院妇科教授，主任医师，硕士研究生导师。1993年被广东省政府授予“广东省名中医”称号，是第二、三、五批全国老中医药专家学术经验继承工作指导老师。李丽芸教授是广东省中医院妇科第一代科主任，在她的带领下，妇科从创科之初的5张病床发展到拥有40张的独立病房，在病房开展非手术治疗异位妊娠，开创了中医妇科急症处理的先河，同时引进人才开展了妇科常见的腹部手术。李丽芸教授治学严谨，溯源创新，从《金匮要略》受到启发，开展中医内外合治法，发明了毛冬青灌肠液并获得专利，在岭南地区带头开展妇科继续教育，通过进修、学习班的方式，开展岭南地区中医特色疗法的推广与应用。

李丽芸教授的学术思想主要师承岭南名医罗元恺教授，她常说罗教授的学术观点对她的影响很大。同时她悉心研究历代医学论著，融汇古今，博采百家，不囿于门户之见，撷取前人理论精华，融入临床实践中，拓展思路，反复验证，自成独具一格的妇科疾病诊治思维。她遣方用药重视阴阳相配，注重补益脾肾，调理气血。在生殖内分泌调经种子领域有独到学术见解，提出“种子八要诀”，诊治不孕症疗效突出，被粤、港、澳地区民众誉为“送子观音”。李丽芸教授学术思想主要内容如下：

1. 强调肾为先天之本，重视脏腑辨证 李教授宗易水学派，注重肾与命门，强调先天之本，善于平衡肾中阴阳。精读《傅青主女科》，在傅氏学术观点影响下，重视脏腑辨证，而以肝脾肾为要，最重于肝，注重养肝阴，疏肝气，使“木气冲和条达，不致遏郁，则血脉得畅”。

2. 重视奇经八脉 冲任督带是奇经八脉的重要组成部分，与十二正经关系密切，直接关系到生殖机能。李丽芸教授在临床治疗中非常重视调治奇经，善于补益肝肾和养血，其最终目的是补益冲任，健固督带。除药物调治疗外，还采用直接对冲任督带脉的浅刺激，如临床应用之梅花针叩打冲任督带，可促进卵泡生长发育，促进孕育。

3. 率先倡导中医妇科外治法 李教授崇尚东汉张仲景，熟读《金匮要略》，受“阴中蚀疮烂者，狼牙汤洗之”影响，开展阴中纳药、外阴熏洗、保留灌肠等中医药特色治疗，从唐代孙思邈《千金翼方》中的“薄贴”及清代吴尚先“内病外治”法中得到启发，应用腹部外敷治疗妇科疾病。开创了妇科多途径、内外合治的综合治疗方法。

4. 种子八要诀 李丽芸教授根据多年临床经验，总结出“嗣育——种子八要诀”：种子先调经，助孕必治带，配偶要精壮，氤氲时交合，怡情才易孕，饮食需宜忌，肥瘦皆炼形，育儿求端庄。种子八要诀的提出，是李教授临证思维与不孕症“病、证、期、时”诊疗模式的有机、时空结合。

四、张　玉　珍

张玉珍，女，生于 1944 年，教授，主任医师，博士生导师。1969 年毕业于广州中医学院医疗系，留校分配后一直在广州中医药大学第一附属医院工作至今，是全国著名中医学家罗元恺教授的学术继承人，享受政府特殊津贴专家，普通高等教育“十一五”国家级规划教材《中医妇科学》主编。

张玉珍教授继承和发扬罗元恺教授的学术理论和经验，充分发挥中医药在调经、助孕、安胎中的特色和优势。擅长以中医药为主治疗月经病、反复自然流产、不孕症及卵巢早衰的防治，其学术思想及临证经验主要如下：

1. 善用补肾活血法治疗妇科顽疾　张玉珍认为，妇女以血为用，虚、实、寒、热、久病或肾虚等均可导致血瘀，引起疼痛、盆腔包块、不规则阴道出血、精神异常症状（如更年期综合征的精神症状）等。凡妇产科疾病辨证属血瘀证者均可使用活血化瘀法。又肾虚与血瘀常互为因果，相关并存，出现肾虚血瘀的复合病机，导致妇科不少顽症。对于他人循常理治疗未效的疾病，大胆使用补肾活血法，每获佳效。

2. 异病同治，善用补肾疏肝法调经种子　张玉珍以五脏病机为纲进行辨证论治，补肾疏肝法是张玉珍教授针对肾虚肝郁虚实夹杂的病机而提出的治法。妇科许多疾病，如月经后期、月经先后无定期、闭经、痛经、不孕症等，虽然临床表现不一，但其主要病机均为肾虚肝郁，“异病同治”，采用补肾疏肝法均取得良好疗效。

3. 注重妇科望诊辨虚实　张玉珍教授临证时强调妇科望神色形态的重要性，尤其注重望眼眶、眼睑、人中、环唇，以及面部暗斑或颐赤，认为有助于妇科疾病的诊断及辨证论治，并在一定程度上有助于预后判断。如月经过少、闭经、不孕、滑胎、卵巢早衰等患者常见眼眶黧黑、唇周黯黑等表现。冲、任、督、肝、胃经脉均环唇而过。环唇黯黑往往提示肾虚、冲任虚损或肾虚血瘀，多主月经病或不孕不育。而人中沟的深浅及长度亦能在一定程度上反映子宫发育和生殖功能的强弱。

4. 强调脉诊的重要性　张教授认为脉诊在一定程度上有助于安胎的预后判断。通过三部九候，尤其是候尺脉，可反映肾气的盛衰和胎气的强弱，从而有助于判断预后。若尺脉滑而有根，即使阴道出血偏多，甚至如月经量，亦安胎有望；反之，若尺脉沉而细弱，即使患者当时相关血液指标正常，或 B 超提示有胎心，亦应警惕流产的可能。

五、司　徒　仪

司徒仪，女，生于 1946 年，1969 年毕业于广州中医学院。广州中医药大学第二临床医学院妇科主任医师，教授，博士生导师，博士后合作导师，广东省名中医，第四批全国老中医药专家学术经验继承工作指导老师，普通高等教育“十二五”规划教材《中西医结合妇产科学》主编。

司徒仪教授对历代中医各家学说理论广为涉猎，学术思想渊源于医学经典及历代各家学说，尤以《内经》、《金匮要略》、《景岳全书》、《傅青主女科》、《医林改错》及罗元恺教授学术思想等启发较大，影响较深。其博采众长，择善而从，深入研究，积累了丰富的临床经验，主攻子宫内膜异位症引起的痛经、不孕等，形成了以“肾虚血瘀”为主的学术思想，临床治疗强调补肾化瘀。

1. 缓则图本，责之于肾 明代名医张景岳《景岳全书·妇人规》指出："调经之要，贵在补脾胃以资血之源，养肾气以安血之室。"又说："阳邪之至，害必归阴，五脏之伤，穷必及肾。此源流之必然，即治疗之要着。"司徒仪教授在治疗妇科疾病如月经病、不孕症、绝经前后诸证等慢性病，研习仲景之道，强调补肾为主，辨证结合。

2. 痛证血证癥瘕，首重祛瘀 司徒仪教授多年临床主攻子宫内膜异位症的研究，她认为异位的子宫内膜受到性周期的作用而产生周期性出血，这部分"离经之血"进一步形成血瘀蓄于局部，形成异位的结节、包块，导致局部气血不通，不通而痛，故有痛经。而在因瘀致痛中，又气滞血瘀为最多见。正如《女科正宗》中所言："妇人月水将来，而腰腹疼者，乃血滞而气逆不通也。"故治疗当遵"通则不痛"之治则，以行气化瘀活血为主。司徒主任总结多年临床经验，研发出内膜异位症的系列中成药——莪棱胶囊、蒲田胶囊等，临床疗效显著。

3. 重视内外同治 司徒仪教授在妇科痛证的治疗过程中，注重内外同治的中医综合疗法，其根据多年临床经验研制了莪棱灌肠液，配合口服莪棱胶囊、蒲田胶囊，疗效相得益彰。莪棱灌肠液经肠道局部吸收，起到活血化瘀止痛、改善局部盆腔微循环、抑制内膜异常增生和出血、消散异位内膜结节的作用。若痛经患者盆腔检查提示子宫后壁结节增厚、子宫活动度不佳，尤其合并不孕的患者还可配合四黄水蜜外敷下腹部等。

六、罗 颂 平

罗颂平，女，生于1957年，为全国著名中医妇科学家罗元恺之女，国家中医药领军人才"岐黄学者"，广东省珠江学者特聘教授，广州中医药大学第一附属医院妇科主任，教授，博士生导师，广东省名中医，国家级重点学科中医妇科学学科带头人，享受国务院特殊津贴。

罗颂平教授是罗元恺教授学术继承人，主要从事中医药防治自然流产、月经病和不孕症的研究。其学术思想主要传承了罗老的学术思想，比如"重阴阳，擅调冲任"、"重视肾、脾、肝，擅调气血"等，并继续将岭南罗氏妇科思想及经验发扬光大，尤其在自然流产方面进行了进一步的深入研究。

1. 首重阴阳，擅调冲任 罗颂平教授认为月经的周期性变化离不开人体阴阳二气的转化，阴极则阳生，阳极则阴生；阴消阳长，阳消阴长，由满而溢，藏泻有期，则经行有度。月经期的阳消太过、经后期的阴长不及、经间期的阴阳转化失调、经前期的阴阳生长不平衡，必然导致月经失常，故调经之法，须顺应月经周期性的阴阳消长；同时认为冲任失调是经病核心，调肝肾以调冲任。

2. 重视肾、脾、肝，擅调气血 妇人以血为本，经、孕、产、乳数伤于血，罗颂平教授重视调脏腑及调气血。脏腑之中，重视肾、肝、脾三脏功能的调节。如在治疗崩漏时，认为阴道出血量多时，则热随血去，气随血泄，即使有热，也是虚火居多，一般有不同程度气虚表现，故止血必先固气，擅用党参、黄芪、白术之品。止血之后，重在治本，调整月经周期，以调补肾、肝、脾，益气养血为主。对于闭经一病，认为虽有实证，但以虚为主，虚者多属肾脾气血虚弱，冲任失调所致，喜用归肾丸合四物汤。对于复发性流产，罗颂平教授提出在预培其损基础上，补肾为主，肾脾合治，以寿胎丸合四君子汤加减；对于痛经，认为因瘀所致，血行瘀滞，则气行不畅，也有气虚运血无力所导致。治疗或祛瘀行血止痛，或补气行血止痛。

3. 擅用南药 岭南温热、湿热偏重，岭南人多数偏于柔弱，体质以阴虚、气虚、气阴不足居多，一般不宜大攻大补，清热多用甘寒，常用地骨皮、生地、石斛，少选苦寒泻热之品；温经多用甘温类药，如小茴香、艾叶，少选大热辛燥之品。罗颂平教授擅长因地制宜，运用岭南草药治疗月经病。如治疗崩漏出血量多势猛者，常以岭南草药岗稔根、地稔根相须为用止血固崩，配合党参、白术益气固脱，熟地、制首乌、桑寄生补肝肾固冲任。对于宫腔粘连所致闭经，于生地、黄精、丹参、鸡血藤等养血药中配合岭南草药穿破石（活血通经）、铁包金（化瘀血）以活血通经。

七、王　小　云

王小云，女，生于 1954 年，祖上为中医世家，1980 年毕业于广州中医学院，是我国第一批国医大师路志正教授学术经验继承人，国家中医药领军人才“岐黄学者”，广州中医药大学第二临床医学院妇科教授、主任医师、博士生导师、博士后合作导师，广东省名中医，广东省教学名师，第五批全国老中医药专家学术经验传承工作及学位指导老师，王小云全国名老中医经验传承工作室指导导师，国家“十五”、“十一五”、“十二五”全国重点专科妇科协作组牵头单位负责人，普通高等教育“十三五”规划教材《中西医结合妇产科学（第三版）》主编。

王小云教授熟读经典，研习医经，其学术思想深受《内经》、《伤寒论》、《金匮要略》、《景岳全书》等古典医籍影响，注重情志致病，善于心身同治；注重望诊，善于五行辨证；立法严谨，处方简练；积极倡导多途径综合疗法的治疗思想。

1. 重视“情志致病”与“情志治病”，善于心身同治　善医者，必先医其心，而后医其身。王小云教授指出女子生理上有以血为本，以肝为先天，且“有余于气，不足于血”的特点，故更容易出现复杂的心理变化。同时妇科疾病更加容易导致情绪障碍，其认为治疗“心身疾病”应心身同治，发挥中医情志疗法优势，积极调动患者自我调节，自我改善系统的能动作用。据此，王小云教授独创“王氏五志调神疗法”，该疗法经国家科技部“十五”攻关项目、科技部“十一五”支撑、国家临床研究基地、广东省强省建设项目共 1600 余病例临床验证，疗效显著，安全性好，相继获得国家教育部科技进步二等奖、广东省科技进步三等奖、中华中医药学会科学技术奖三等奖。

2. 重视望诊，知辨疑难　《内经》曰：“诸病于内，必形于外。”《灵枢·大惑论》曰：“目者，心之使也，心者，神之舍也。”王小云教授认为望诊为四诊之首，占有极其重要的地位。脏腑气血盛衰可以在人体相关部位展现不同的色、泽、形的改变，是形体强弱、阴阳状态的标志之一。因此，其临证非常重视观察患者的神、色变化，以五色的变化来分辨病性，据此了解患者的阴阳、脏腑、经络气血状况，提高辨证论治的准确性。

3. 五行辨证，辨难为易　王小云教授对于症状繁多的疑难疾病的辨证常常采用五行辨证。五行辨证是根据五行生克乘侮规律识别脏腑病机五行传变所表现证候的辨证思维方法。对于疑难病证的辨证，因其病情复杂，症状繁多，病程缠绵，真伪难辨，容易导致一叶障目，难以准确辨证，王教授临证中常常运用母病及子辨证、子病犯母辨证、相乘辨证、相侮辨证等五行辨证方法，化繁为简，辨难为易。例如，临床中常见肝火偏旺的患者，经常忽略肾水亏虚不能涵养肝木的原因，王教授常用母病及子辨证法，辨别出肾水先病，病传子脏肝木所导致的关键所在，病机水亏为本，木火上扰为标，进一步指导用药宜滋水涵木而标本兼治，而不能只顾泻子（清肝泻肝），而忽略病之根本滋母（滋肾水）的作用。

4. 针药并用，事半功倍　王小云教授的另一特色是善于针药并用，并独创额脊疗法。

针灸可以对人体的自我调控、修复、平衡系统起到很好的调节作用，即中医的平衡阴阳之理，历代名医都非常重视针、灸、药的临床运用，王小云教授在前人经验的基础上，遵循圣人“杂合以治，各得其所宜”的治疗观，也非常重视“一针二灸三用药”的临证原则。临证对于病程顽固和漫长疑难杂病，急性痛证等发病急骤者，王小云教授辨证用药同时常联合针刺调其脏腑、阴阳、经络、气血，事半功倍，疗效甚佳。其根据多年临床经验，发现额部存在脊柱督脉全息系统，按照脊柱督脉相应解剖位置及两侧腧穴在额部的投影，施以针刺，可以达到调节骨骼关节、脏腑功能、神经内分泌的效果，并以此独创“王氏额脊疗法”。

此外王小云教授还善于随证运用腹针、平衡针、梅花针、放血疗法、气罐疗法、走罐、火罐、刮痧等多项综合疗法，十八般武艺，随证使用，力求药到病除、手到病除。

5. 用药轻灵，四两拨千斤 用药轻灵是王小云教授突出的治疗特点之一，具有“四两拨千斤”之妙。其处方常用方剂药味均在7～8味，有时甚至4～5味，至多不超过9味。王小云教授认为用药贵精，擒贼先擒王，解决了主要矛盾，其他问题就能迎刃而解了。

6. 调节阴阳，摄生防病 经云“上工不治已病治未病”，王教授临床中也非常注重治未病，指出治未病的关键在于摄生防病。王教授遵循《内经》中的“正气内存，邪不可干”原则，指出只有强身才能防病，只有重视摄生才能强身，避免过度的情志变化，保持与外界环境的协调统一。此外，还经常指导患者服用药膳调养，告知许多行之有效的强身健体的方法，如五禽戏、气功、太极拳、八段锦等。

八、黄 健 玲

黄健玲，女，生于1956年，1982年毕业于广州中医学院，任广州中医药大学第二临床医学院妇科教授、主任医师、博士生导师，广东省名中医，第六批全国老中医药专家学术经验传承工作及学位指导老师，普通高等教育“十三五”规划教材《中西医结合妇产科学（第三版）》主编。

黄健玲教授悉心研究历代医学论著，撷取前人理论精华与临床实践相结合，重视肝与妇科疾病的关系，善于从肝论治，注重调理气血，善于活血化瘀，多年临证实践中，主攻盆腔炎的诊治，包括盆腔炎引起的痛证、不孕等。

1. 从肝论治妇科疾病 黄健玲教授指出，“女子以肝为先天”，肝脉与任脉、督脉、冲脉相交。且“冲为血海”、“任主胞胎”，督脉又与任脉总司人体阴阳脉气的平衡，故肝一脏与三脉相通，其功能正常与否直接影响胞宫精血的按时充盈。由于妇女的经、带、胎、产无一不与气血密切关联，而气血又与情志的变化息息相关，且“肝主疏泄”，妇人之病又多为七情内伤，每易先损气机。因此妇科疾病多与肝的功能失调有关，临证治疗要注重疏肝理气，常用香附、郁金、枳壳、木香等

2. 注重化瘀，辨证施治 黄健玲教授借鉴历代医籍对不孕症的理论指导，结合临床实际，认为输卵管阻塞性不孕以“瘀”为主，中医常见证型可分为湿热瘀结、气滞血瘀、脾虚湿瘀互结、寒湿瘀滞、肾虚血瘀。其治疗原则以通为根本，或攻或补，在辨证论治的基础上，采用清热利湿、活血祛瘀、健脾益肾、温经散寒、行气通络之中药内服。化瘀善用赤芍、丹皮、丹参等。

3. 病久必虚，虚久兼补 黄健玲教授认为“病久必虚”，盆腔炎患者在疾病反复发作的过程中，常伴有脾虚、肾虚的证候，如遇劳则发、神疲纳差、腰膝酸软、带下量多质稀、舌淡苔

白、脉沉等，此时的病理特征以“正已虚而邪未衰”、虚实夹杂为主，故治疗上需兼顾护脾胃、培元温肾，切忌一味攻伐。因此，盆腔炎后期的治疗在祛邪的同时，必须辅以健脾补肾之品。如于活血祛瘀等法之中酌加四君子如党参、茯苓、白术等；瘀血不去，新血不生，病程愈久，则血愈不生，遂由瘀致虚，当于活血中兼以养血，使瘀去而不伤血，可酌加四物如当归、白芍、熟地等；肾为先天之本，当于活血之中顾及命门，酌加补骨脂、淫羊藿、菟丝子温肾培元，熟附子、肉桂温命门，补真火。

九、邓 高 丕

邓高丕，男，生于1960年，任广州中医药大学第一临床医学院妇科教授、主任医师、博士生导师，广东省名中医。

邓高丕教授辨治妇科痛证，责之“不通则痛，不荣则痛”，治疗强调“通”与“荣”，所谓“任脉通，太冲脉盛”是也，在子宫内膜异位症、原发性痛经、盆腔炎方面有丰富的经验，其多年来致力于输卵管妊娠的研究，承古创新，在输卵管妊娠的诊断、治疗上进行深入研究，邓高丕教授认为结合临床需要改革现有输卵管妊娠中医辨证分型体系，提出输卵管妊娠的未破损期应辨证分为“胎元阻络型”与“胎瘀阻滞型”，并创建输卵管妊娠病情影响因子评分模型，量化输卵管妊娠病情，总结制定输卵管妊娠中西医结合诊疗方案使临床治疗规范化，其与研究团队通过贝叶斯判别法建立早期不明位置妊娠的邓-宋氏判别方程，对该方程进行自身验证和交互验证，并开发出相应的应用软件。该项目获得2018年中国中西医结合学会科学技术奖一等奖。

十、蔡氏妇科名家

（一）蔡仰高

蔡仰高，男，1892—1984。澄海莲阳程洋岗“宁静斋”家传第十三代名医，跟兄辈蔡献猷学医，1978年获广东省名老中医称号。擅长中医妇科，精于脉诊，善治带下与崩漏，他继承传统中医理论，总结数十年的临床经验，撰写了《脉学辑要》、《中医脉学经验》、《妇科学》等10多篇论著。还把祖传的妇科秘方献给国家。

蔡仰高先生主要妇科学术思想如下：

1. 提倡读脉书，重视脉诊　蔡仰高认为，初时学习脉诊，必须将脉书读熟，必读的是王叔和的《脉经》与李濒湖的《濒湖脉学》。所谓脉书不厌百回读，而且不仅要熟读还要烂读，然后才可以谈切脉的道理。他认为脉的基本精神是：脉是两两相对的，有数就有迟，有滑就有涩，有大也有小，有短也有长。脉有常脉和病脉不同，以缓为平，以独为病。七绝脉如出现，则多数是死脉，不能得生。久病的脉，有胃气则生。所谓胃气的脉，就是所谓“阿阿缓若春杨柳”，善状、胃状者也。“六部俱如是象，则俱有胃气”。此外，尺为生命之根，尺部无力细微，病状虽轻，而脉象所指示的真实病情是岌岌可危的。若是两尺无力，而又浮散，是危重之兆，三天之内必现危象。他据脉象而定治疗的方法：左寸关弦浮为肝风；尺小，为精气差。两手尺部浮候好，中部差，沉候亦差，应该补阴益精，不要用太燥的药。

2. 善于辨别动脉与散脉　“动脉摇摇数在关，无头无尾豆形团，其原本是阴阳搏，虚者摇兮胜者安”，什么是“无头无尾”呢？即是中央独动，两头都虚。也就是说：关上摇晃为动，寸尺则无此现象。散脉的特点是“散漫然”，这种脉按起来，有时这边有，有时那边有，有时中间有，散脉的体象是无拘束的，若孕妇现散脉，则为坐产。若未足月而有散脉，则为流产之象。蔡老还亲自写了《脉学辑要》、《中医脉学经验》两本有关脉学的书籍，由此可见蔡老在诊病的过程中十分重视脉诊的运用。蔡老对于脉诊的见解深刻而独到。在蔡老谈到自己对诊脉的体会时叙述了这样一个案例：“有一女人，因肠热症，热迫堕胎，奄奄一息，来邀请出诊，说是病情万分严重。问我这病会不会死？我说有一线希望。他的丈夫是做药材生意的，也拜过老师。可能刚才他的老师已经诊察过。他的丈夫认为我的诊断不对，说是久病散脉必死；因为她害肠热已一个月了。但是他不知道他妻子今早是流过产的。我诊病的时候也是在上午。流产脉散，所以仍是有希望。结果我替她治好了。”蔡老又提出，长久的出血症，脉必芤，女人有这种脉，往往是血症延久，有的甚至拖到10个月以上。

（二）蔡纯臣

蔡纯臣，1915—1994，著名程洋岗“宁静斋”第十三代传人，汕头市声誉孚隆的中医前辈名贤，汕头市名老中医，1927年便从师学医，1933年开始悬壶济世，造福八方。因得名师真传，蔡纯臣先生从事中医妇科事业60余年，在生心存寿世，仙手佛肠，春回指下，令誉孔彰。其志可叹，其术可敬。

蔡纯臣先生妇科学术思想及临证特色主要有：

1. 以平为本，注重脾胃之气，提倡调冲任　蔡纯臣先生遵循中医学 “方从法立”及“法贵权变”的治疗原则，灵活变通，不拘一法，一切以平衡为目的，调和情志，调和气血，调和脏腑，调和阴阳，力求做到“阴平阳秘”。他认为“先天之本在肾，后天之本在脾，水为万物之源，土为万物之母”。在女科病中，先生认为冲任与脾胃的关系甚为密切，指出“前人认为冲任二脉与肝肾有密切关系，这是因为肝脉与子宫、肾脏（包括生殖器）与生殖功能关系密切，因冲主血海，任主胞宫之故”。而“冲任与脾胃关系也很密切”。同时认为妇人之为病，与冲任关系最为密切。指出冲任二脉功能略似脾胃，故治脾胃之药也用于冲任之疾。此外，因冲为血海，任主胞胎，肾主生殖，故肾与冲任关系也甚密切，可见妇女胎前产生经带诸疾与脾肾息息相关，治疗也多以调理脾肾而建功。

2. 善用古方变法，师古而不泥古　蔡老学术思想源于岐黄，承师仲景，精研温病学说，师古而不泥古，不论经方时方，有分用也有合用，灵活变化治愈大量常见病、多发病。蔡氏认为要创新，就必须先继承。只有扎实的中医基础，才能继承先贤的遗宝，才能以不变应万变而有所创新。他在《四物汤的运用》中谓：“四物汤为血家理血之总方，也是妇科临床的常用方剂。”方内川芎之温行，当归之补益，白芍之酸敛，地黄之甘寒，具有春生、夏长、秋收、冬藏之义。临床上要活血行血则用芎归；要凉血止血，则用地芍。故生化汤去地芍之寒，加炮姜、桃草之温运，成为活血化瘀之良方；圣愈汤四物加参芪，取阳生阴长之义；玉烛散四物加硝黄，取寒降通经之意。疏肝应加柴胡、青皮；理气宜添木香、香附；合附、桂、吴茱萸、牛膝，有温经通经之效；合知母、黄柏、丹皮、地骨皮，有凉血固经之奇。加胶艾，可以止崩定漏；合桃红，可以活血通经。合四君则气血双补，合五子则益肾添嗣。

（黄旭春　王小云　黎小斌）

各　论

第六章　月　经　病

凡月经的周期、经期或经量异常，或伴随月经周期或绝经前后出现一系列症候群的病证，统称为月经病。其中月经不调是指月经周期、经期和经量异常的一类病证，经间期出血是指两次月经之间周期性少量阴道流血的病证，闭经、崩漏是月经周期、经期和经量的严重失常和紊乱，痛经、月经前后诸证是指伴随月经周期反复发作的某一主症或某些症状的病证，绝经前后诸证是与绝经相关的病证。

月经病的主要病因是外感六淫、内伤七情，饮食劳倦或房劳多产所伤，或因先天禀赋不足。主要发病机制是脏腑、气血功能失常导致冲任损伤，一般无明显器质性病变。病位在胞宫，胞宫失于藏泻，临床表现为月经期、量异常，或伴随经期或绝经反复出现某些症状。

月经病的辨证，主要根据月经的期（周期、经期）、量、色、质，结合主症特点、兼症和舌脉征象，并重视对形体、面色的诊察，了解体质禀赋的强弱，全面分析四诊所获得的病历资料，以确定病因病机和证候属性。

月经病是运用中医药辨证论治具有优势的一类妇科疾病。月经病的治疗原则重在治本调经。治本，即抓住各病证的基本病机消除病因；调经，即运用各种治疗方法平衡脏腑阴阳，调和气血，使月经恢复正常。治本调经的主要思路，一是辨病之先后：如先因崩漏而致血痨，当先调经，经调则血自复；若因虫积导致月经过少甚或闭经，则应先治疗原发病，病愈则月经渐复。二是辨病之缓急：根据急则治其标、缓则治其本的原则，病急势危，则速当治标以救急。如暴崩下血之际，亟需塞流止血以治标，待病情缓解后则辨证求因以治本。三是辨年龄阶段：女子在不同年龄阶段具有不同的生理与病理特点，青春期少女正当生长发育期，调经重在顾护肾气；育龄期生殖功能旺盛，经、孕、产、乳皆以血为用，往往有余于气、不足于血，调经重在补肾养血、疏肝理气；绝经前肾气虚衰、天癸将竭，调经重在补养肝肾精血；绝经后天癸已竭，肾中阴阳偏颇，并使心肝脾多脏受累，治疗重在平衡阴阳、调和气血以颐养后天。四是辨月经周期不同阶段：经期血室正开，胞宫泻而不藏，经血下行，应根据经量多少因势利导，量多者适当收涩，量少者养血活血；经后血室已闭，血海相对空虚，胞宫藏而不泻，治宜养精血、补肝肾；经间期乃重阴转阳之氤氲期，治宜助阳活血；经前期应根据证候虚实，虚者补之，实者泻之。五是辨体质：现代岭南名医罗元恺教授临证很重视体质，强调根据岭南妇女的体质来辨证，岭南人以阴虚质、湿热质为主，脾肾两虚也是岭南妇女常见的体质，因此治疗上要注意顾护气阴、调补脾肾。

遣方用药时，须根据证候的属性与月经期、量的异常灵活化裁。临床上常有寒热错杂、虚实兼夹者，治疗应分清轻重主次和标本缓急，或寒热并用、或攻补兼施，经期用药，须慎用大寒大热、辛温动血或过于收涩之药，经后慎用猛攻峻伐、辛散香燥之品。岭南温热、湿热偏重，岭南人多数偏于柔弱，体质以阴虚、气虚、气阴不足居多，一般不宜大攻大补，用药宜轻灵，清热可选用地骨皮、生地、石斛等甘寒之品，少选苦寒泻热；温经宜选用小茴香、艾叶等甘温之品，少选大热辛燥。治疗月经病有一些独具岭南特色的草药，如治疗崩漏出血量多势猛者，可以岭南草药岗稔根、地稔根相须为用止血固崩，配合党参、白术益气固脱，熟地、制首乌、桑寄生补肝肾固冲任；对于宫腔粘连所致月经过少、闭经，可于生地、黄精、丹参、鸡血藤等养血药中配合岭南草药穿破石、铁包金以活血通经；清热利湿可选用岭南草药如白花蛇舌草、小叶凤尾草、珍珠草、白背叶根；岭南妇女多阴虚质或湿热质，久用当归，患者会有燥热，尤其是炎热夏季或干燥秋季尤为突出，罗元恺教授对应用当归调经独到的经验之一就是以丹参代当归。

（陈秋霞　黎小斌）

第一节　月经过多

月经过多是指月经量较正常明显增多，或每次经行总量超过 80ml，在一定时间内可止，且连续两个周期以上。本病可与周期、经期异常并发，如月经先期，月经后期，经期延长，但尚有一定的周期，属于经水过多范畴，岭南医家对月经过多的病因、病机、证候鉴别、辨证论治等都有所发挥，并积累了丰富的诊治经验，对临床具有重要的指导价值。

一、病因病机

岭南医家郭梅峰认为本病的发生与外感六淫、内伤七情、饮食劳倦或房劳所伤相关，受岭南地域特点影响，导致热、虚、瘀内生，以致脏腑功能失常、阴阳气血失调、冲任损伤、胞宫定期藏泻失常；从而发生月经过多。

岭南名医司徒仪教授认为本病的病机是血热流行散溢，或瘀血内阻致月经过多，或气虚统摄无权，血随经泄所致。三者单独或复合成因，或互为因果。

（一）脏腑失和，虚及冲任，乏源失固

《素问·异法方宜论》曰：“南方者，天地所长养，阳之所盛处也。其地下，水土弱，雾露之所聚也。”岭南具有热带、亚热带季风海洋性气候特点，炎热而潮湿。故常易感受湿热之邪为病，当湿气淫胜，伤人致病，湿为阴邪，易损伤阳气，而脾主运化水液，喜燥而恶湿，故外湿易困脾，损耗脾气，加之因气候炎热，人们常年待在空调环境下，喜食冰藏过的寒凉食物，更易耗伤脾气，后天不足，先天失养，则出现脾肾不足，引发月经过多。

蔡纯臣认为月经之为病，与冲任关系最为密切。因冲为血海，任主胞胎，肾主生殖，脾为气血生化之源，故妇女月经诸疾与冲任脾肾息息相关。

张玉珍也认为本病的发生与肝脾肾三脏关系密切，肾为先天之本，藏精，主生殖，为冲任之本，肾中精气化生肾中阴阳，而肾中阴阳为气血之根。脾主运化，为后天之本、气血生化之源，又岭南多湿，易损脾阳，脾肾气血不足则生本病。肝藏血，主疏泄，月经过多容易耗伤阴血，肝血亦相对不足，肝气偏旺，肝火旺易热迫血行，出现本病。

（二）热扰冲任，血海不宁

何梦瑶推崇河间、丹溪之学，认为“凡病多火”，他对湿热致病颇有研究。岭南人多喜煲汤等热食，使热邪更盛，热为阳邪，又易与湿邪相结合，形成独特的湿热证候，湿阻热扰，冲

任不固，致经血量多，热邪又易耗伤津液，出现气阴不足之虚热之证，阴虚内热，热伤血络，则血妄行而阴血亏虚，阴血愈虚，则热愈难平，阴虚与血热互为因果，加重病情。

（三）瘀阻冲任，血不归经

外感岭南湿热邪气，邪气与血相搏结，瘀阻胞中；或湿邪困阻脾气，气虚不能运血，致瘀血内阻，或情志所伤，气机郁结，气滞血瘀；经期、产后余血未尽，离经之血留滞冲任、胞宫；或气虚运血无力而成瘀；或手术留瘀；或肾阳不足，血脉失于温运，发生肾虚血瘀。凡此种种，皆可致瘀血阻滞冲任，新血不得归经，可见月经过多。血瘀，可为主证，亦可为兼证。

临床上，上述病因多兼夹并存，故临床需注意仔细辨证，分清标本。

二、治疗特色

根据疾病及体质特点，岭南妇科医家治疗月经过多的主要学术观点可归纳为以下几点。

1. 以脏腑、气血立论，注重肾、肝、脾　张玉珍教授治疗月经过多重视肾、肝、脾三经同调，先后天并重。且治疗时在补肾健脾基础上适当调肝，使冲任调畅。她认为临床上虚证者出血期应当补肾健脾，固气以摄血；出血缓止后，则以补肾为主，兼理肝脾气血。

2. 三补一攻，调整周期　罗元恺教授认为，治疗月经过多，在出血停止后，当调整月经周期。遵循月经周期中肾阴阳转化，气血盈虚变化规律，常采用补肾为主的中药周期疗法治疗，分四期（经后期滋肾养血、经间期补肾活血、经前期补肾疏肝、行经期活血化瘀通经）序贯治疗，连用 3 个月经周期，或采用更为简便的“三补一攻”方式治疗。经后乃冲任空虚之时，故从血止之后即以归肾丸或定经汤、左归丸滋肾填精、养血调经，连服 3 周，使子宫气血渐盈，血海满盈，在此基础上以桃红四物汤活血化瘀通经，如此“三补一攻”可达到调整月经周期的治疗目的。

3. 调经止血，当辨阴阳虚实　岭南医家张玉珍教授认为热迫血行，需注意辨阴阳虚实，邪有外热、内热之异，虚实之分。出血期应用补气摄血法当辨阴阳。因出血量多或日久，气随血耗，阴随血伤，不论病发何因，最易出现气阴（血）两虚；又可因阴损及阳耗气，“气不足便是寒”，而见气阳不足，应在补气摄血的基础上，或益气养阴止血，或温阳固冲止血。同时素体阳盛，不能一味补益止血，当辨虚实，岭南地区气候温暖潮湿，其人体质以阴虚、气虚、湿热居多，常见气阴两虚之证，易虚不受补，治疗上应注意顾及阴阳，唯有平衡阴阳，益气养阴，固本培元，调摄冲任，方可奏效。

4. 调经止血，必兼化瘀止血　若辨证为血瘀者，一定要辨清导致血瘀的源头，分清寒、热、虚、实，治本澄源才可取得良好疗效。出血日久或反复发作者常常夹瘀，往往是虚实夹杂，尤其要注意止血后的调理，以防反复。瘀去以后，亦须补虚，或者寓攻（祛瘀）于补，攻补兼施，以求虚实兼顾。故止血治疗务必兼顾化瘀止血的病机转归，灵活处理，可加用生化汤、失笑散等。

5. 中西结合，把握止和通　对于瘀阻冲任所致血证，临证需辨病与辨证相结合，先辨病后辨证，应注意结合现代医学等检查手段，了解病因，还要把握好“止”和“通”的关系。血证以止血为大法，“当止则止”，但不应因出血而忌用行气、化瘀、温通之品。若遇气滞、血瘀、痰凝者，“当通则通”，如出血淋漓日久不净，B 超提示子宫内膜增厚者，为瘀血不去，新血难安，治以活血祛瘀，止血调经。

三、辨 证 论 治

（一）临证思路

月经过多的主证是出血，故辨证当根据出血的量、色、质变化，参合舌脉及发病的久暂，辨其虚、实、寒、热。临证时必须根据其转化情况，审其轻重虚实。治疗以针对病因止血为先，最终以调整月经周期节律为目的。部分患者因月经量多出现继发性贫血，需要纠正贫血。

中医临证在止血方面具有优势，出血期间重视固气摄血，滋养肝肾。同时可结合中医针灸疗法，如艾灸隐白穴、针刺断红穴。若中医对证治疗无效时，可规范使用性激素治疗，制定合理方案，尽可能使用最低有效剂量，并严密观察，以免性激素应用不当而引起出血。止血后的调整月经周期治疗中，建议病证结合，充分发挥中医治疗优势。

临证时若止血效果不佳，则首先应考虑辨证是否准确，是否出现了多脏受累或气血同病的情况；次查病机转化是否兼顾，如虚热扰血，经血妄行，气随血耗可致气阴两虚；气虚运化无力，可致气虚血瘀；瘀阻冲任，久而化热，可致瘀热并见等；再查选方用药是否妥当，有无合并感染邪毒、有无恶变、是否需要中西医结合止血等。临证时注意：辨证与辨病相结合，必要时中西医结合治疗；整体辨证与局部辨证相结合；应用止血药时要顺应胞宫的藏泻规律，不宜过用收涩；抓住主要矛盾，分清轻重主次和标本缓急，多种止血法结合应用；止血之后善后治疗，以防复发。通过反复思考，辨证论治，合理用药，可收止血之功。

总之止血之法，应根据辨证，气虚者宜益气摄血；血热者宜清热凉血；血瘀者宜活血调经。以达到阴平阳秘、胞宫藏泻有度。要根据月经情况及全身症状与舌脉辨别气虚、血热或血瘀。其治法则需区分经期与平时。经期重在止血、减少月经量；非经期则主要针对病因病机、固冲任以治本。

（二）辨证论治应用

岭南医家对月经过多的临床辨证论治积累了丰富的经验，现将具有代表性的临床应用举例如下。

1. 气虚证

（1）益气固冲汤

组方 补骨脂 15g，续断 15g，白术 15g，黄芪 15g，益母草 20g，党参 20g，岗稔根 20g，何首乌 20g，炙甘草 5g，血余炭 10g，艾叶 10g。

功效 健脾益气摄血。

主治 用于月经量多属于气虚者。

用法 每日 1 剂，水煎服。

处方出处：黎小斌，李丽芸.妇科病效验秘方［M］. 北京：化学工业出版社，2011：56-64.

（2）罗元恺治疗月经过多方一（滋阴固气汤）

组方 党参 12g，白术 9g，白芍 9g，续断 9g，阿胶（烊）6g，何首乌 12g，菟丝子 15g，黄芪 15g，山茱萸 15g，鹿角霜 15g，炙甘草 6g。

功效 滋阴益气摄血。

主治 用于月经量多属于气阴两虚者。

用法　每日1剂，水煎服。

处方出处：陈思韵，郜洁，罗颂平. 论治崩漏经验［J］. 中医杂志. 2018，59（24）：2090-2091.

（3）止血1号方

组方　党参30g，黄芪30g，何首乌30g，金樱子30g，白术15g，补骨脂15g，阿胶（另溶）15g，续断15g，艾叶12g，炙甘草6g。

功效　健脾补肾，固冲止血。

主治　用于月经量多属于脾肾气虚者。

用法　每日1剂，水煎服。

处方出处：黎小斌，李丽芸. 妇科病效验秘方［M］. 北京：化学工业出版社，2011：56-64.

（4）固冲止血方

组方　党参30g，熟地30g，杜仲9g，续断9g，炮姜3g，鹿角霜20g，十灰散（另包）3g。

功效　调和冲任，益气止血。

主治　用于月经量多属于气虚者。

用法　每日1剂，水煎服。

处方出处：黎小斌，李丽芸. 妇科病效验秘方［M］. 北京：化学工业出版社，2011：56-64.

（5）二稔汤

组方　岗稔根30g，麸炒白术15g，续断15g，制何首乌15g，地稔根30g，熟地20g，炒棕榈炭15g，炙甘草5g，桑寄生20g，赤石脂15g，米炒党参15g。

功效　健脾补肾，固冲止血。

主治　用于月经量多属于气虚者。

用法　每日1剂，水煎服。

处方出处：陈思韵，郜洁，罗颂平. 论治崩漏经验［J］. 中医杂志. 2018，59（24）：2090-2091.

2. 血热证

（1）清热固经汤加减

组方　黄芩12g，黄柏10g，生地20g，丹皮15g，白芍15g，地榆15g，茜根15g，沙参15g，败酱草30g，益母草30g，大黄9g，枳壳12g。

功效　清热凉血，安冲止血。

主治　用于月经量多属于血热者。

用法　每日1剂，水煎服。

处方出处：黎小斌，李丽芸. 妇科病效验秘方［M］. 北京：化学工业出版社，2011：56-64.

（2）紫珍胶莲饮

组方　何首乌20g，珍珠母（先煎）20g，丹皮20g，岗稔根20g，白芍10g，旱莲草15g，紫珠草15g，太子参15g，阿胶（另溶）15g。

功效　清热凉血止血。

主治　用于月经量多属于阴虚血热者。

用法　每日1剂，水煎服。

处方出处：李丽芸，黎小斌. 妇科病效验秘方［M］. 北京：化学工业出版，2011：56-64.

3. 血瘀证

（1）生化汤加减

组方　当归10g，川芎10g，桃仁4g，红花4g，益母草12g，泽兰8g，炮姜3g，蒲黄炭 8g。

功效　活血化瘀，止血调经。

主治　用于月经量多属于血瘀者。

用法　每日 1 剂，水煎服。

处方出处：李丽芸，黎小斌. 妇科病效验秘方［M］. 北京：化学工业出版社，2011：56-64.

（2）失笑散合桃红四物汤加减

组方　蒲黄 10g，五灵脂 5g，桃仁 10g，当归 10g，香附 8g，川芎 10g，红花 10g，赤芍 15g，熟地 15g，益母草 30g。

功效　活血化瘀，止血调经。

主治　用于月经量多属于血瘀者。

用法　每日 1 剂，水煎服。

处方出处：黎小斌，李丽芸. 妇科病效验秘方［M］. 北京：化学工业出版社，2011：56-64.

4. 气虚血热夹瘀证

宫血饮加减

组方　续断 20g，山茱萸 15g，龙骨（先煎）30g，牡蛎（先煎）30g，党参 30g，白术 20g，茜草 15g，海螵蛸 15g，蒲黄 12g，三七末 3g，蛇舌草 15g，补骨脂 15g。

功效　益气凉血，化瘀止血。

主治　用于月经量多属于气虚血热夹瘀者。

用法　每日 1 剂，水煎服。

处方出处：李坤寅，王慧颖. 欧阳惠卿教授治疗崩漏经验介绍［J］. 新中医，2005，37（8）：13-14.

四、外　治　法

（一）针灸治疗

1. 体针　选取气海、归来、三阴交、血海、阴陵泉、膈俞、太冲、太溪、关元、内关。

操作方法：实证用泻法，虚证用补法。适应证：各型月经量多。

2. 辨证取穴

（1）针灸

1）虚证：取穴：关元、三阴交、肾俞、交信。配穴：气虚配气海、脾俞、膏肓、足三里；阳虚配气海、命门、复溜；阴虚配然谷、阴谷。操作：针刺用补法，酌情用灸。

2）实证：取穴：气海、三阴交、隐白。配穴：血热配血海、水泉；湿热配中极、阴陵泉；气郁配太冲、支沟、大敦；血瘀配地机、气冲、冲门。操作：针刺用泻法。

（2）针刺奇穴：针刺断红穴。断红穴，属经外奇穴，位于手指第 2、3 掌指关节间前 1 寸，患者取坐位或仰卧位，掌心向下，两手自然半屈状态，沿掌骨水平方向缓慢进针 1.5～2 寸，平补平泻法，使针感向上传导，上升至肩部为好，出现强烈针感后，停止进针，留针 15～20 分钟，每日 1～2 次。适应证：各型月经量多。

3. 耳针　取穴：子宫、卵巢、内分泌、肝、肾、神门。操作：每次选用 3～4 穴，每日或隔日 1 次，中等刺激，留针 30～60 分钟，也可耳穴埋针。

4. 灸法

（1）选取十七椎穴。操作方法：患者取俯卧，将点燃的艾条在该穴上温灸 30～40 分钟，灸后盆腔有明显热感。适应证：气虚血瘀型月经过多。

（2）艾灸隐白、大敦。隐白穴为足太阴脾经之井穴，患者取坐位，将点燃的艾条在该穴上温灸 15～20 分钟。适应证：气虚型月经过多。

（二）贴敷疗法

组方 乳香、没药、白芍各 12g，丹参、山楂各 20g，广木香、红花、桃仁、冰片各 3g。

功效 行气活血，化瘀止血。

主治 用于月经量多属于气滞血瘀者。

制法用法 上药研细末，调姜汁或白酒，外敷贴关元、气海。

五、养生调摄

（一）生活调摄

（1）出血期间禁止同房，注意卫生，防止生殖道感染，注意保暖，避免淋雨和感寒。

（2）注意劳逸结合，睡眠充足，生活规律，经期避免过度疲劳和紧张，避免重体力劳动和剧烈体育运动。

（二）饮食调摄

出血期间要注意少吃寒凉生冷，避免辛辣刺激；禁酒。均衡饮食，避免过甜或过咸的食品，多吃蔬菜、水果、鸡、鱼、瘦肉等。注意补充维生素及矿物质。

常用食疗方如下：

1. 三七生地黄阿胶鸡脚粥 阿胶 6g，三七粉 3g，鲜鸡脚 45g，生地 35g，米 45g，盐、芝麻油适量。先将生地黄、鸡脚、米加水共煮粥，粥将成时放入阿胶，溶化后放入三七粉，拌匀，可加入适量盐、芝麻油调味，每日分 2 次温服。适用于所有月经过多患者，具有养血止血之效。

2. 蚌肉白果汤 蚌肉 100g，白果肉、党参各 15g，黄芪 60g，盐适量。将上 4 味洗净，一起放入炖盅，加水适量，温火慢炖至熟，加盐调味，吃肉及白果，饮汤，每日 2 次，3～5 日为 1 个疗程。用于气虚型月经过多患者。

3. 鲜藕粥 粳米 100g，鲜藕片、糖适量。将粳米煮粥，到半熟时放入洗净的鲜藕片，待粥煮熟时，加入少许糖即可。用于瘀血型月经过多患者。

4. 芹菜金针汤 干芹菜 30g，金针菇 15g。将上述两味加入适量水煎服，用于血热型月经过多患者。

5. 参芪大枣瘦肉汤 黄芪、党参各 20g，大枣 8 枚，瘦肉、盐适量。将上述洗净，一起放入炖盅，加水适量，文火慢炖，加盐调味，吃参、枣、肉及饮汤，适用于气虚型月经过多患者。

6. 乌鸡炖归芪 乌鸡骨 1 只，黄芪 20g，当归，茯苓各 10g，将鸡洗净，把药放入鸡腹内，用线缝合，放砂锅内煮烂熟，去药渣，调味后分 2 次服，适用于气血两虚型月经过多患者。

六、名家医案节选

病案一 罗颂平教授治疗月经过多案

患者，女，34岁，2016年10月19日初诊。

主诉：月经量多5年余。

患者既往月经规律，2010年无明显诱因开始出现月经量多，月经周期为30天，经行7～9天止，量多如注，日用卫生巾10余片，色暗红、有血块，腰酸，经行腹泻，有生育要求。2016年5月行宫腔镜下诊刮术，术后病理提示子宫内膜单纯性增生。末次月经2016年10月3日。现症见：出血仍较多，色暗红，有少量血块，无腰酸，无腹痛，面色萎黄，疲倦乏力，口干，纳可，夜寐差，大便一二日一行，质溏，小便调，舌淡红，苔白，脉细。

西医诊断：子宫内膜单纯性增生。

中医诊断：月经过多。

辨证：脾肾两虚，冲脉不固。

治法：补气健脾，固冲摄血。

处方：予自拟方二稔汤合固冲汤加减。牡蛎30g，续断15g，岗稔根30g，茜草炭10g，赤石脂15g，黄芪20g，米炒党参15g，海螵蛸15g，补骨脂15g，蒲黄炭10g，麸炒白术15g，麸炒枳壳10g。10剂，每日1剂，水煎服。

二诊：2016年11月21日。诉服上方5日后阴道出血止。2016年11月18日月经来潮，现处于经期第4天，量多，色红，有血块，腰酸，乏力，头晕，纳可，眠差，二便调，舌淡红，苔白，脉细。治仍以补气健脾、固冲摄血，在原方基础上去枳壳，加仙鹤草15g。12剂，每日1剂，水煎服。

三诊：2017年1月9日。诉服上方4日阴道出血止。末次月经2016年12月26日，5天净，量中，色红，腰酸，有少许血块，易上火，口干咽痛，纳可，眠差，二便调，舌淡红，苔白，脉细。治以滋阴清热，兼理气血。处方：盐菟丝子20g，枸杞子15g，酒女贞子15g，桑寄生20g，白芍15g，续断15g，山药15g，酒黄精30g，鸡血藤30g，地骨皮10g，丹参15g，盐牛膝15g。20剂，每日1剂，水煎服。

配合服用调经养血膏1个月，第一周晨起空腹每日一汤匙，溶于150ml温开水中饮用；第二周起，早晚各一次。随访至2017年3月，患者近3次月经周期为29～30天，经期7天，无明显不适。2018年5月患者妊娠。

按语：患者就诊时经量较多，面色无华，腰酸乏力，经行腹泻，为脾肾两虚、冲任不固之候。急当治其标，以固冲摄血为主，辅以益气健脾，予二稔汤合固冲汤减。方中岗稔根性平，可补虚养血固崩，伍以补骨脂、续断补肾止崩；黄芪、白术、党参健脾补气摄血，赤石脂、蒲黄炭、牡蛎固涩止血，枳壳行气，海螵蛸、茜草化瘀止血，使血止而不留瘀，共奏塞流之效。二诊时患者处经期第4天，月经量多，在原方基础上加用仙鹤草增强收敛止血之功。三诊时，经量已恢复正常，治宜滋养肝肾、清热活血调经。方中续断、菟丝子、桑寄生、枸杞子、女贞子滋养肝肾；地骨皮清虚热、凉血止血；牛膝益肾固精，载药下达病处；黄精、山药补气健脾；白芍、鸡血藤、丹参养血活血化瘀，使新血得生，配合膏方服用，共奏固本澄源之佳效。

病案二 欧阳惠卿教授治疗月经过多案

尹某，女，42岁，2004年9月1日初诊。

主诉：月经量多如注半年。

患者近半年来反复出现月经量多，色暗红，夹血块，经期持续8～9天，月经周期规则，末次月经8月23日，持续8天未净。8月30日行宫腔镜合诊刮术示多发性子宫内膜息肉，诊刮物送病理检查，结果示：子宫内膜单纯性增生过长。症见患者腰酸乏力，饮食睡眠尚可，口干微苦，阴道出血，大便结，舌淡暗，苔薄白，脉细。

西医诊断：①子宫内膜单纯性增生；②子宫内膜息肉。

中医诊断：月经过多。

辨证：脾肾两虚，瘀血内阻。

治法：补脾健肾，活血祛瘀。

处方：方用自拟方宫血饮加减：党参、白术、续断、茜根各20g，山茱萸20g，龙骨（先煎）、牡蛎（先煎）、白花蛇舌草各30g，海螵蛸、蒲黄各10g，三七末（冲服）3g，甘草5g，5剂，每日1剂，水煎服。

二诊：2004年9月7日。服5剂后阴道出血干净，守方去牡蛎、三七末、白花蛇舌草，加菟丝子、熟地、黄芪各20g，紫河车10g。10剂，每日1剂，水煎服。

三诊：2004年10月7日。9月27日月经来潮，持续7天，量中等，色红，无血块，无痛经。随访半年患者月经正常。

按语：欧阳教授善于总结与汲取前人诊疗经验，治疗月经过多喜补益清化并施，忌苦寒，刚燥、滋腻，滞涩。欧阳教授针对月经过多虚热病机特点，自创补肾活血之宫血饮（由续断、山茱萸、龙骨、牡蛎、党参、白术、茜草、海螵蛸、蒲黄、三七、马齿苋等组成）治疗，具补肾益气、化瘀止血、清热凉血功效。方中以续断、山茱萸补肾固冲以治本，增强统摄之力，党参、白术健脾益气，有补后天以养先天之意，脾旺则统摄有权，气血自升而经血流畅，崩漏自止。

全方忌苦寒刚燥之品以防动血，忌滋腻滞涩之品以防留瘀，擅用通因通用反治法，止血不留瘀，《诸病源候论》曰："内有瘀血，故时崩时止，淋漓不断。"临证不可见血即止血。宫血饮方中蒲黄、三七化痛止血，乃通因通用之反治法，止血而不留瘀；茜草、海螵蛸合用乃《素问·腹中论》四乌贼骨一藘茹丸，本方用于益任调冲摄血止血，摄中有通，佐以清热凉血，行瘀散结止血，欧阳教授治崩漏常辅以马齿苋或白花蛇舌草等清热凉血止血之品，以加强止血之效。宫血饮全方配伍，化瘀止血以塞流，补肾益气而澄源，气血兼顾，升降同用，清化兼施，又寓攻于补，逐瘀而不伤正，补肾而不留瘀，使冲任得固，气血平和病自愈。

（成芳平 黎小斌 王小云）

第二节 月 经 过 少

月经过少是指每次行经血量较平时明显减少，少于平时正常经量的1/2，或一次行经总量不足30ml；或行经持续时间仅1～2天，甚或点滴即净，连续2个周期或以上。临床上很多疾病都可以导致月经过少，如卵巢早衰、人工流产术后子宫内膜薄甚至宫腔粘连、子宫内膜结核、子宫动脉栓塞术后等。目前国际妇产科联盟（International Federation of Gynecology and Obstetrics，FIGO）推荐的女性正常月经参数中月经过少的量为5ml。

月经过少最早见于晋代王叔和《脉经·平妊娠胎动血分水分吐下腹痛证》，书中称为“经水少”。月经过少在古籍中常以“经水不利”、“经水涩少”、“经水少”等病名出现。它进一步发展可出现闭经之病，故大多数理论与闭经相同，所以大多医籍中没有特设月经过少篇章，多在调经门、闭经门中提及，属月经不调。岭南医家对月经过少的诊治有丰富的经验，现总结如下。

一、病因病机

《证治准绳·女科》曰“经水涩少，为虚为涩”。岭南医家吕楚白《妇科纂要讲义》“月事不利论”云：“闻尝月事不利，更有甚于不调者，为妇科中最难治也……。假令月事将行之际，被外邪六淫所袭，内遇七情有伤，或伤生冷等物，为痰为瘀，凝积血海之中，血脉因之而滞也，故曰血滞；或月事即行之后，劳役过度，醉饱入房，与及食物燥热，以至火动，邪盛必至精虚，血脉从此而枯也，故曰血枯。血滞与血枯不同，血滞者可以通之，血枯者不能通之。”此理论是继承《景岳全书》闭经中“经闭有血隔、血枯之不同，隔者病发于暂，通之而愈，枯者其来渐，补养乃充”的观点。

岭南医学认为月经过少的病因有虚实两端，虚者主要是胞宫胞脉空虚致经血匮乏，源断血少而下；实者多为胞宫胞脉壅塞致经血运行受阻，源隔血少而下。

（一）精血不足，血海空虚

1. 肾虚 《女科·上卷·调经》云：“经水出诸肾，肾中水足则经水多，肾中水亏则经水少。”《血证论·经血》提到“经行太少，以及干枯淡薄，诸虚证犹杂出难言，审系肾中天癸之水不足者”。肾是月经产生的根本，肾藏精，主生殖，精能化气，肾气盛则天癸至；精能生血，精血同源，肾精充足则血海充盈。岭南妇女多体瘦，先天肾气不足，或后天失养，胎产房劳倦耗精伤肾，导致气血生化乏源；或现代手术操作，特别是人工流产等刀刃损伤冲任胞宫，或惊恐伤肾，致肾气紊乱，伤及气血，均可致肾气不足，肾失封藏，胞脉空虚，血海不能满溢，经量减少。

2. 血虚 明代《医方考》有言“血衰则月经来少，所以必兼养气者，太极之妙，阴生于阳之故也”。《古今医鉴·卷十一》曰：“经水过少属冲任之脉血虚，有因脾肾虚损，有因劳伤身而不同。”《医法圆通》中曰：“按经水少而色淡一证，诸书皆谓血虚，血虚者宜补血。”女子以血为本，以气为用，气血是化生月经的基本物质。素体气血不足，或久病失血；产乳众多或堕胎数伤于血；《脉经》言“亡其津液，故令经水少”。

3. 脾虚 脾主生化，为气血生化之源。岭南妇女素体脾胃虚弱，常饮凉茶，嗜食瓜果、鱼蟹等阴湿之物，损伤脾胃；或劳倦思虑过度，损伤脾胃，脾气虚弱，气血生化乏源，血海空虚，以致经量过少。

（二）冲任阻隔，经血难泻

1. 肝郁 《普济方·妇人诸疾门》曰：“妇人室女以肝气为用，盖肝为血之府库，肝即受病……肝血亏虚，血海不按时满溢，出现月经量少。”《万氏妇人科》云：“忧愁思虑，恼怒怨恨，气郁血滞，而经不行。”现代妇女工作家庭都需兼顾，精神负担重，容易情志偏颇。情志所伤，欲念不遂，肝气郁结，疏泄失常，冲任血海蓄溢不及，则月经量少。

2. 血瘀 《诸病源候论·月水不调候》说：“若寒温乖适，经脉则虚，有风冷乘之，邪搏于血，或寒或温，寒则血结，温则血消，故月水乍多少。”《普济本事方·妇人诸疾》云：“盖阴气乘阳，则胞寒气冷，血不运行，所谓天寒地冻，水凝成冰，故令乍少而在月后。”经行产后，感受外邪，阻滞气机；或寒邪客于胞宫，血为寒凝；或热邪与血搏结，煎灼血液；或忧思愤怒，肝气郁结而气滞，均可致血瘀；或手术、异物所伤，瘀血内留胞宫，旧血阻滞冲任，经血下行受阻，则月经过少。

3. 痰湿 “岭南地卑土薄，土薄则阳气易泄，人居其地，腠理汗出，气多上壅。地卑则潮湿特盛，晨夕昏雾，春夏淫雨，人多中湿，肢体重倦，病多上脘郁闷，胸中虚烦，腰膝疼痛，腿足寒厥。”描绘了岭南地区炎热而潮湿，热伤气阴，湿易伤脾；且岭南人嗜食瓜果海鲜等阴湿之品易损伤脾胃之阳，脾胃伤、津液运化不利即成湿。脾失健运，水湿停留，凝而成痰。外湿引发内湿，内湿招引外湿，内外合邪，蕴久而发湿热。或肥胖之人，多痰多湿，《万氏妇人科调经章》指出：“肥人经水来少者，责其痰碍经隧也。”痰湿内生，下注冲任，冲任壅塞，气血运行受阻，血海难以满盈，以致经量过少。

二、治疗特色

（一）重视脏腑辨证，责之肾肝脾

岭南医家重视脏腑辨证，指出月经过少责之肾肝脾三脏。《素问·上古天真论》曰：“女子二七而天癸至，任脉通，太冲脉盛，月事以时下，故有子……七七任脉虚，太冲脉衰少，天癸竭，地道不通，故形坏而无子也。”罗元恺教授认为月经由肾-天癸-冲任-胞宫轴的协调作用而产生。肾既藏先天之精，又藏后天之精，精血同源，肾精所化之肾气主宰着天癸的至与竭及月经的潮止。但当先天禀赋不足，肾气亏虚；或房劳多产，或现代各种手术操作损伤胞宫胞脉而伤肾，致肾精耗损，精血乏源，冲任血海空虚致经血量少。医家吕楚白言：“先期而量少者，为肾中水亏火旺，当滋水以制火。”说明肾与月经过少的关系。所以多数医家认为月经过少首要因素责之于肾。

同时也指出“女子以肝为先天”。肝主疏泄，调节一身气机。肝藏血，通过冲任督脉与胞宫相通，使子宫藏泻有序。肝血充盈，下注冲任，则血海定期蓄溢，经血如期满溢。《医碥》“气之病证”中云：“妇人性执，上凑心胸。或攻筑胁肋，腹中结块，月水不调。”当患者情志不畅、忧思多虑，易致肝失疏泄，冲任气机不利，血海阻滞，经血排泄不畅而量少。所以岭南医家吕楚白反复强调：“调经之法，以理气为主，主以调肝。”

《女科经纶》引程若水说：“妇人经水与乳，俱由脾胃所生。”岭南医家谢泽霖重视冲任脾胃。月经为气血化生，气血来源于饮食，由脾胃所化生，而冲为血海，任主胞胎，女子二七任通冲盛，脾胃健旺，血有余则注于冲脉而为经水。脾为后天之本，先天肾精的充盛有赖于后天水谷精微的充养。脾气健旺，后天之精才能充盈，精血化生方能泉源不竭。“脾气调和即各脏俱调和矣”。但岭南气候潮湿偏热，人们常贪凉饮冷，爱食海鲜、蛇龟等混杂之物，影响脾胃运化；加之天气炎热汗出过多，也会导致脾胃运化失常，造成湿困脾胃。脾胃受伤则气血津液生化乏源，久而渐之则致血枯经涸。或脾虚不健，水湿失于运化，痰湿内蕴，冲任不畅，阻于脉络，血行不畅，瘀血内停，痰瘀互结，冲任失畅均可致月经过少。岭南医家们如何梦瑶就反复强调健脾祛湿的重要性。

“通经之法在于开源”。月经过少，责之于肾、肝、脾三脏功能失调。故岭南医家刘渊提出：“调经之要，贵扶脾胃，固肾气为主。”治疗月经量少应重在“富其源流、充其血脉”。

（二）详审经行证候，辨别寒热虚实

岭南医家何梦瑶云：“妇人病须问经候。”他非常重视经行各证的问诊，善于根据经量、经色、经质来辨别病之寒热虚实。如“若下血少，色深红而浊，则为热为虚，虚者血不足也，地骨皮饮。血滞者，姜芩四物汤。……若血少，色浅淡而清者，为虚且寒，及气不摄血，故先期而来，非热逼也，当归补血汤，圣愈汤；……若血少而色浅淡，腹不胀痛者，虚而寒，涩而寒，涩而滞也……血少而深红者，虽虚而热也”。岭南名家李丽芸教授认为月经过少以肾虚、肝郁、脾虚为本，气滞、血瘀、痰湿为标，肾虚精亏血少是该病的根本病机，以虚证及虚实夹杂之证最为多见。治疗上当本着虚则补之，实则泻之的基本原则，要做到扶正祛邪，攻补有度。

（三）谨循周期调理，藏泻有序

岭南医家以南派罗元恺教授为首，依据《内经》、《金匮要略》等经典理论，创立了肾-天癸-冲任-胞宫轴调节生殖理论，肾虚为本，此轴与现代医学的下丘脑-垂体-卵巢-子宫轴理论相辅相成。罗教授借鉴西医人工周期调经理论，创立了“中药人工周期疗法”，顺应月经周期调理妇科各种疾病。其各传承弟子纷纷效仿，并各自建立周期疗法方案。现以李丽芸教授为例，介绍治疗月经过少的中药周期疗法。

李教授指出中医临床总归是法于阴阳，调整失衡的阴阳状态以求取得阴阳的动态平衡便是治疗疾病的本质。在女性的月经周期中阴阳气血具有周期性的消长变化，具有定期藏泻的规律，治疗月经过少，应根据胞宫的周期性藏泻规律协调阴阳，使胞中精血充沛，藏泻有序则该病自愈。经期阴血外泄，经后期血海空虚，胞宫胞脉相对空虚，以阴血不足为其主要生理特点，此期宜补宜藏，以助阴长，经后期是治疗月经过少的重要时期，此期主要治以补肾填精，滋养肝肾，蓄养阴血，充盛冲任，充分行使胞宫藏之功能。经间期阴精充沛，气血充盛，重阴必阳，此阶段可在蓄养胞宫的基础上适当加用行血活血之品，如当归、丹参、牛膝之品以进一步改善子宫内膜的血运情况，促进内膜丰盈。至经前期，阴精阳气均已充盛，胞宫胞脉气血满盈，阳长至重，重阳必阴，此阶段需注意阴阳平衡。然经前治疗需注意患者是否有生育要求，若患者无生育要求，可适当加用牛膝、桃仁、红花等活血通经之品以利于经血外泄。若患者有生育要求则不可妄加攻伐之品，以免伤害胎元。行经期经血外泄，予行气活血、理气通络之品，因势利导，引血下行，帮助经血顺畅排出。

三、辨 证 论 治

（一）临证思路

月经过少主要病机有肾虚、肝郁、脾虚、血虚、血瘀、痰湿，病机之间互相夹杂而生。核心病机是肾虚，最常见的证型是肾虚血瘀。根据病证的虚实寒热，虚者补而通之，重视脾肾，调和气血；实者泻而通之，或活血化瘀，或理气行滞，或化痰调经。

临证需顾护岭南妇女特殊体质，善用南药，调适药量。岭南“阳燠之气常泄”，和“阴湿之气常盛”。岭南妇女体质相火易动，用药需平和不宜辛燥走窜。如罗元恺教授认为补气之药也是以平为期，使血海宁静，以静制动，不宜过于升散，如人参能固本止血，可救危固脱，若非危重者，则以党参代之，如兼有湿重者，可用五爪龙代之，五爪龙又称五指毛桃，主产于岭南，其性味甘平，具有益气利湿、健脾补肺之功效，且益气而不生热，补气而不滋腻，扶正不碍邪，并有祛痰平喘、化湿行气功效，尤适宜岭南炎热多湿的气候特点。

岭南妇女气阴两虚、痰湿壅滞最常见。对于气阴两虚妇女，用柴胡等疏肝之品容易辛燥劫阴，岭南医家喜取用花类药物解郁，郁气得舒而阴液不伤。名医郭梅峰指出：“诸花皆散，故花可散邪，外感用之；花之气味芳香，芳香以解郁，故杂病用之；花类质轻，亦是轻剂取胜之意。”郭梅峰常用南豆花与麦芽、柏子仁合用作为解郁催经之品。他说：“柏仁、麦芽、南豆花，亦催经之药，何用丹、牛、益母。”吕安卿治疗血虚经闭一案就用到了合欢花、玫瑰花、素馨花。吕楚白喜用玫瑰花和血开心，调血虚经闭。罗颂平善用广东合欢花及素馨花，解郁兼养心，每遇辨证属肝郁气滞证的患者，常配伍使用合欢花、素馨花各15g。对于血瘀轻症，名医王小云教授喜用花藤类药物如鸡血藤养血活血，对于血瘀重症，则善用络石藤、天仙藤等活血化瘀通经。古有何梦瑶善用抚慰方法治疗月经病，现有以王小云教授为首的中医情志疗法治疗月经失调。

（二）辨证论治应用

岭南医家对月经过少的临床辨证论治积累了丰富的经验，现将具有代表性的临床应用举例如下。

1. 阴虚血热证

（1）吕楚白治疗月经过少先期方（加味两地汤）

组方 干地黄（盐水炒）五钱，地骨皮三钱，白芍五钱，阿胶（蛤粉炒珠）二钱，麦冬二钱，玄参五钱，当归五钱，生麦芽八钱（《傅青主女科》两地汤基础上加当归、麦芽）。水煎服。

功效 滋水制火。

主治 用于阴虚血热型月经先期而量少者，经色鲜红，质稠，伴两颊潮红，五心烦热，口燥咽干，或心烦不眠，午后潮热，甚则盗汗，舌红少苔，脉细数。

用法 每日1剂，水煎服。

处方出处：吕楚白.妇科纂要讲义［M］. 广州：广东光汉中医专科学校印刷部印，民国年间.

（2）何梦瑶治疗月经过少方（地骨皮饮）

组方 地黄或生或熟、芍药或白或赤、当归各二钱，川芎一钱，地骨皮、丹皮。水煎服。

功效 养血清热。

主治 用于下血少、色深红而浊者。

用法 每日1剂，水煎服。

处方出处：何梦瑶. 妇科良方［M］. 俞承烈等校注. 北京：中国中医药出版社，2015：1.

（3）何梦瑶治疗月经过少方（芩连四物汤）

组方 地黄或生或熟、芍药或白或赤、当归各二钱，川芎一钱，黄芩、黄连。水煎服。

功效 养血清热。

主治 用于下血少而深红者。

用法 每日1剂，水煎服。

处方出处：何梦瑶. 妇科良方［M］. 俞承烈等校注. 北京：中国中医药出版社，2015：1.

（4）王小云教授治疗阴虚血燥证月经过少方

组方 女贞子25g，旱莲草15g，生地15g，山萸肉15g，麦冬30g，沙参25g，丹皮10g，龟板（先煎）25g。

功效 滋阴清热，养血养胞。

主治 阴虚血燥型月经周期延后，月经量少，色红，质黏稠，五心烦热，颧红唇干，咽干口燥，盗汗干咳，大便燥结，舌红，少苔，脉细数。

用法 每日1剂，水煎服。

处方出处：卢兴宏，曹晓静，王小云.王小云教授治疗子宫内膜容受性降低的临床经验［J］. 中华中医药学刊，2015，33（8）：2005-2007.

2. 肝郁肾虚证

（1）吕楚白治疗月经过少方（加减益经汤方）

组方 柴胡一钱，香附四制三钱，郁金二钱，益母草三钱，丹皮二钱，酸枣仁三钱，人参二钱，当归八钱，白芍酒炒三钱，白术土炒八钱，熟地八钱，杜仲五钱。

功效 滋肾益精解郁。

主治 用于年未老而天癸绝，月经量渐少者。

用法 每日1剂，水煎服，3个月为1个疗程。

处方出处：吕楚白. 妇科纂要讲义［M］. 广州：广东光汉中医专科学校印刷部印，民国年间.

（2）王小云教授治疗肝肾阴虚证月经过少方

组方 当归10g，熟地15g，枸杞子15g，紫河车15g，白芍15g，香附10g，怀山药30g，菟丝子30g。

功效 滋养肝肾，养血调经。

主治 肝肾阴虚型月经过少：月经量渐少，色鲜红，质黏稠，经期逐渐延后；腰酸膝软，神疲倦息，头晕耳鸣，两目干涩，面色少华。舌偏红或暗淡，苔薄白或薄黄，脉弦细或细数。

用法 每日1剂，水煎服。

处方出处：卢兴宏，曹晓静，王小云. 王小云教授治疗子宫内膜容受性降低的临床经验［J］. 中华中医药学刊，2015，33（8）：2005-2007.

3. 血虚寒凝证

（1）何梦瑶治疗月经过少方（人参养荣汤）

组方 人参、白术、茯苓、黄芪、当归、熟地、白芍各一钱，肉桂、甘草炙各五分。加姜枣、陈皮。水煎服。

功效 益气温经养血。

主治 用于血少而色浅，腹不胀痛者。

用法 每日1剂，水煎服。

处方出处：何梦瑶. 妇科良方［M］. 俞承烈等校注. 北京：中国中医药出版社，2015：1.

（2）吕楚白治疗寒湿凝滞型痛经、月经过少

组方 白术土炒一两，云茯苓三钱，炒山药五钱，巴戟肉（盐水炒）五钱，炒扁豆三钱，煨银杏肉十枚，建莲莲心三十枚，川续断（盐水炒）五钱，南木香二钱，海螵蛸五钱。

功效　祛寒除湿，疏肝止痛。

主治　经来脐下先痛，证见经前或经期小腹冷痛，得热则痛减，经量少，色黯红或如黑豆汁，有瘀块，肢体畏寒，手足欠温，便溏，舌白润或腻，脉沉紧或弦或滑。

用法　每日1剂，水煎服。

处方出处：吕楚白. 妇科纂要讲义［M］. 广州：广东光汉中医专科学校印刷部印，民国年间.

4. 气血不足证

何梦瑶治疗月经过少方（当归补血汤或圣愈汤）

组方　当归补血汤——当归三钱，黄芪蜜炙一两。水煎服。

圣愈汤—熟地酒拌蒸半日、白芍酒拌、川芎、人参各七钱五分，当归酒洗、黄芪炙各五钱。水煎服。

功效　益气补血。

主治　用于血少色浅淡而清者。

用法　每日1剂，水煎服。

处方出处：何梦瑶. 妇科良方［M］. 俞承烈等校注. 北京：中国中医药出版社，2015：1、29.

5. 肾虚血瘀证

（1）李丽芸教授自拟方

组方　当归12g，女贞子20g，鸡血藤30g，丹参20g，郁金15g，熟地20g，白芍15g，菟丝子20g，黄芪15g，党参15。水煎服。

功效　补肾养血，活血化瘀。

主治　用于月经过少患者，特别是人流术后子宫内膜过薄者。

用法　每日1剂，水煎服。

处方出处：刘铭山，李丽芸. 李丽芸教授治疗人流术后月经过少的经验介绍［J］. 内蒙古中医药，2015，34（10）：47-48.

（2）王小云教授治疗肾虚血瘀证月经过少方

组方　菟丝子15g，川断15g，杜仲15g，牛膝15g，当归10g，蒲黄10g，香附10g，五灵脂10g。

功效　补肾益气，化瘀通经。

主治　肾虚血瘀型月经经期延后，月经量渐少，色暗或夹血块，经行或经后下腹隐痛；腰腿酸软，头晕耳鸣，面色晦暗，眼眶暗黑，性欲淡漠，夜尿多。舌淡暗，有瘀斑，苔薄白，脉沉弱或沉细涩。

用法　每日1剂，水煎服。

处方出处：卢兴宏，曹晓静，王小云. 王小云教授治疗子宫内膜容受性降低的临床经验［J］. 中华中医药学刊，2015，33（8）：2005-2007.

6. 肾虚肝郁证

王小云教授治疗肾虚肝郁证月经过少方

组方　白芍15g，山萸肉15g，女贞子15g，当归10g，白术15g，香附10g，素馨花10g，白术15g。

功效　补肾疏肝，调血通经。

主治 肾虚肝郁型月经周期延后，量少，色黯，夹有血块或闭经，腰膝酸软，精神抑郁，烦躁易怒，乳房胀痛，嗳气叹息。舌质淡黯，苔薄白，脉沉弦细尺脉无力。

用法 每日1剂，水煎服。

处方出处：卢兴宏，曹晓静，王小云. 王小云教授治疗子宫内膜容受性降低的临床经验［J］. 中华中医药学刊，2015，33（8）：2005-2007.

7. 血瘀证

（1）李丽芸教授治疗月经过少经前用方（自拟方）

组方 当归10g，赤芍10g，桃仁5g，红花10g，丹皮10g，丹参15g，香附10g，郁金10g，鸡血藤20g。

功效 理气活血，化瘀通经。

主治 血瘀型月经过少经前期用药。

用法 每日1剂，水煎服。

处方出处：刘铭山，李丽芸. 李丽芸教授治疗人流术后月经过少的经验介绍［J］. 内蒙古中医药，2015，34（10）：47-48.

（2）欧阳慧卿教授经前期温经通经方

组方 刘寄奴30g，益母草30g，鸡内金15g，柴胡10g，枳壳20g，牛膝20g，甘草5g。

功效 理气活血，化瘀通经。

主治 血瘀型月经过少经前期用药。

用法 每日1剂，水煎服。

处方出处：王慧颖. 欧阳惠卿教授治疗月经病经验举隅［J］. 广州中医药大学学报，2002（3）：226-227.

8. 脾肾两虚证

（1）罗元恺教授加味定经汤（罗氏调经种子丸）

组方 菟丝子、当归、白芍各一两，熟地、怀山药各五钱，茯苓三钱，炒荆芥二钱，柴胡五分。

功效 滋肾养血，疏肝健脾。

主治 脾肾两虚型月经过少经后用药。

用法 每日1剂，水煎服。

处方出处：张玉珍，罗颂平. 罗元恺教授调经、助孕、安胎的学术思想与临床经验. 第九次全国中医妇科学术研讨会论文集. 2009：6.

（2）欧阳慧卿教授经后定经汤加减

组方 当归15g，白芍15g，熟地20g，柴胡20g，怀山药20g，茯苓20g，菟丝子20g，茺蔚子10g，覆盆子20g，甘草5g。

功效 滋补肝肾，调脾胃。

主治 脾肾两虚型月经过少经后用药。

用法 每日1剂，水煎服。

处方出处：王慧颖. 欧阳惠卿教授治疗月经病经验举隅［J］. 广州中医药大学学报，2002（3）：226-227.

四、外 治 法

（一）针灸

1. 体针 A 组：关元、归来、子宫、中极、三阴交、足三里、血海、太冲、太溪；B 组：膈俞、肝俞、脾俞、肾俞、关元俞、次髎穴。两组穴位交替使用。方法：关元、三阴交、太溪、肾俞、关元俞用补法，其余平补平泻法，得气后留针 30 分钟，每隔 10 分钟行针 1 次。隔日 1 次，3 个月为 1 个疗程，2 个疗程为限，每疗程之间休息 1 周。加减：阳虚者加以温针灸，烦躁易怒、失眠不寐配内关、神门以镇静安神；外阴干涩、瘙痒配会阴以养阴止痒；体倦乏力、食少纳呆、食后腹胀配脾俞、关元以补脾益气。

2. 腹针 中脘、下脘、气海、关元、中极、气穴（双）。患者平卧位，暴露腹部，先在腹部从上至下触诊明确无阳性体征，取穴并做好标记，对穴位的皮肤进行常规消毒，采用“薄氏腹针专用针”一次性管针，避开毛孔及血管把管针弹入穴位，针尖抵达预计的深度后，留针 20 分钟，无须行针。开始每天治疗 1 次，连续 3 天，以后隔 3 天治疗 1 次，共治疗 4 周。

3. 灸法 选用艾箱进行。穴位选取肾俞、脾俞、气海、足三里。操作：患者仰卧，艾箱置于穴位上。每穴 1 壮，每日 1 次，每周治疗 5 次，20 次为 1 个疗程。

4. 耳穴压豆 将王不留行籽置 0.5cm^2 胶布上并贴压神门、卵巢、脑点、肝、脾、肾、内分泌等耳穴，胶布固定，同时用指尖间断按压耳穴，每次间隔 0.5 秒，以患者略感胀、沉重刺痛为度，每穴每次点压 20 下，每日 3 次，每次一侧耳，两耳交替，3 次/周，治疗 3 个月。

（二）穴位埋线

穴位埋线选取肝俞、脾俞、肾俞、胆俞、三阴交、阳陵泉（均双侧）。将穴位分为 2 组，左侧背俞穴配右侧下肢穴为一组，右侧背俞穴配左侧下肢穴为一组。2 组穴位轮流埋线。操作：先将 3/0 号外科医用羊肠线剪成 1.0cm 装入消毒液中浸泡备用。施治时，在穴位处皮肤常规消毒，选用 8 号注射针头，28 号毫针（1.5 寸长）作针芯。先将针芯向外拔出约 2cm，镊取一段约 1.0cm 已消毒的羊肠线从针头斜口植入，左手拇指、食指绷紧或捏起进针部位皮肤，右手持针快速刺入穴内，并上下提插，得气后，向内推针芯，同时缓慢将注射针头退出，将羊肠线植入穴位深处，检查羊肠线断端确认无外露、无出血后，按压针孔片刻，敷以创可贴。埋线区当天不得触水，以防感染，指导患者埋线 2 日后，每日睡前自行按压穴位 10～20 分钟。疗程：埋线治疗期（15 天埋线 1 次，4 次为 1 个疗程），埋线巩固期（1 个月埋线 1 次，4 次为 1 个疗程）。

（三）梅花针

梅花针叩刺的具体操作方法为：患者先以俯卧位，以梅花针轻刺法循督脉（长强至大椎段）及带脉背侧叩打，并叩膀胱经之脾俞、胃俞、肾俞；再取仰卧位，循经轻轻叩打任脉（中极至上脘段）、带脉腹侧，并叩卵巢穴、子宫穴、环神阙 1 周（以神阙穴为中心，顺时针叩其旁开 1 寸之圆周）。本病以虚证为主，故叩刺时手法多以轻柔为主，见局部皮肤潮红、充血为度。治疗自月经第 6 天开始，隔日治疗 1 次，每次治疗时长为 10～15 分钟，于月经第 10 天开始隔日行 B 超监测卵泡发育情况，至卵泡发育成熟，并且 B 超监测至出现排卵时停止。

五、养生调摄

岭南医家注重养生，强调摄生防病。医家吕楚白言："又试以女子调经言之，盖调经之道，莫先于养性，诗云：妇人和平，则乐有子。和则气血不乖，平则阴阳不争。"《妙真经》云："人常失道，非道失人；人常去生，非生去人。故养生者，慎勿失道；为道者，慎勿失生，使道与生相守，生与道相保。"四时养生的关键在于顺应阴阳气化，天、地、人是一个统一整体，人与天、地是相应的。

何梦瑶提出："曰心劳，其证血脉虚少，男子面无血色，女子月经不通。"故精血亏虚型月经过少，可借鉴何梦瑶药膳疗法。他认为"虚劳之疾，百脉空虚，非粘腻之物填之，不能实也；精血枯涸非滋润之物濡之，不能润也。宜参、芪、地黄、二冬、枸杞、五味之属，各煎成膏"。并常用血肉有情之品，充血生精。如鳖甲胶、龟板胶、淡菜、海参、羊肉扶羸益精，用鹿茸、阿胶、羊骨温通，用河车、坎炁（脐带的别名）固本，用人乳培元，用牛膝、骨髓壮骨，用龟板、鳖甲滋阴。

张玉珍倡导食疗辅助，肝肾阴虚血瘀型患者可炖煮雪蛤、木瓜、花椒、海参、鲍鱼等食材进食。脾肾阳虚血瘀型可炖服人参、鹿茸、鹿胎膏，或当归生姜羊肉汤等血肉有情之品。血枯瘀阻型，选用人参鳖甲汤加紫河车。

李丽芸教授在治疗妇科疾病时亦注意药食同治，擅用各类汤水辅助药物治疗，如肾阳虚患者食用当归生姜羊肉汤以温补肾阳、补益气血；气血虚弱者可以选择当归红枣鸡蛋饮调养气血；若脾虚夹湿则可服莲子鸡蛋茶等；如性欲低下、肾虚型患者可服用海马乌鸡汤；对于血虚、肾虚者可饮用鲍鱼乌鸡汤；对于卵泡发育不良者可饮用鲜蚝生姜汁；对于月经量少、子宫内膜薄者可服用当归红枣鸡蛋羹。

1. 益母草乌豆糖水 组成：益母草 30g，黑豆 60g。水煎，加入适量红糖、米酒，饮用。能活血祛瘀，治瘀滞之月经不调、痛经、闭经。

2. 养卵养胞饮 组成：当归身 10g，熟地 20g，枸杞子 10g，鲜鲍或干鲍 1 只，乌鸡 150g（连骨）。清水适量，文火煮 30 分钟。每 2～3 天服用一次，于月经周期第 3 天开始服用，可用 2～3 次，服至排卵日。用于一般体质，尤其适用于卵泡数目少，子宫内膜偏薄者。

3. 促排卵饮 组成：北芪 15g，巴戟 15g，五指毛桃（南芪）15g，丹参 10g，排骨 100g。清水适量，文火煮 30 分钟。每 2 天服用一次，于月经周期第 12 天开始服用，每天一次，直至卵泡排出，体温上升。

4. 顺气养血饮 组成：白芍 10g，陈皮 5g，黄精 15g，萱花菜 10g，鹌鹑 1 只。清水若干，煮 15～20 分钟。排卵后每日或胚胎移植后，隔日服用，适用于肝郁血虚者。

5. 安逸饮 组成：百合 15g，玉竹 10g，沙参 10g，怀山药 15g，鹌鹑蛋 1 只。清水若干，煎 15～20 分钟。排卵后或胚胎移植后，隔日服用，适用于肝肾阴虚者。

6. 护胚饮 组成：桑寄生 10g，怀山药 10g，菟丝子 10g，熟地 15g，春砂仁 5g（后下），乌鸡 150g，清水适量。文火煲煮 30 分钟。排卵后或移植后，隔日服一次，直至胎心出现，使用于脾肾两虚者。

六、名家医案节选

病案一　李丽芸教授治疗月经过少案

詹某，女，35 岁，2017 年 3 月 17 日。

主诉：月经量少 2 年。

患者 15 岁月经初潮，既往月经尚规律，28～30 天一潮，量中等，无经行血块，无痛经。2 年前开始经量逐渐减少，逐渐加重，现经量减少至约为原经量的 1/2，色暗黑，夹小血块，每日用卫生巾 1 片可，湿约 1/2。经前乳房胀痛，性情急躁易怒，2016 年中曾于外院查妇科 B 超提示子宫大小未见异常，左附件未见异常，右卵巢多囊性改变。查性激素：促卵泡生成素（FSH）3.4IU/L，促黄体生成素（LH）9.01IU/L，雌二醇（E_2）162pmol/L，催乳素（PRL）183mIU/L，睾酮（T）3.98nmol/L。外院予达英 35（即复方醋酸环丙孕酮片）治疗 3 个周期，服药期间经量无明显改善。患者已婚育，有迫切的再生育要求。G3P1（2011 年顺产一女）A2（2013 年 6 月，2015 年 3 月分别孕 2^{+}月胚胎停育行清宫术）。末次月经：2017 年 3 月 11 日，量少，就诊时患者精神不振，情绪低落，月经仍未干净，色暗黑，每日一片护垫即可，湿表面少许，伴小腹隐痛，腰酸，少许乳房胀痛，烦躁，口干欲饮，无腹痛，眠欠佳，多梦易醒，纳可，二便调。舌淡红，苔白，舌底络脉稍迂曲，脉沉弦。

西医诊断：月经失调。

中医诊断：月经过少。

辨证：肾虚肝郁。

治法：滋肾疏肝。

处方：自拟方（逍遥散）加减。

柴胡 10g，佛手 10g，云苓 15g，素馨花 5g，白芍 15g，当归 10g，香附 10g，郁金 15g，首乌藤 30g，益母草 30g。共 3 剂。

另予党参 15g，当归 15g，女贞子 15g，鸡血藤 30g，云苓 15g，丹参 20g，郁金 15g，熟地 20g，白芍 15g，菟丝子 20g，北芪 15g，嘱经后连续服用 14 天。并加用仙子益真胶囊和仙芪益真胶囊隔日交替服用，均为每次 3 粒，每日 3 次。

二诊：2017 年 4 月 20 日。患者精神明显较前好转，末次月经：4 月 16 日，经量较前稍增多，经行第一天可用卫生巾 3 片，湿约 1/2，夹少许血块，经前烦躁及乳房胀痛有所减轻，月经 5 天干净。舌淡红，苔薄白，脉沉细。守前方续服。

三诊：2017 年 5 月 22 日。患者来诊诉末次月经 5 月 16 日，经量中等，无经行血块，6 天干净，无经行腹痛，无腰酸，无烦躁等不适，经前无乳房胀痛。舌淡红，苔薄白，脉细。

按语：李丽芸教授指出，该例患者 35 岁，高龄女性，该年龄段生育力开始出现下降，其本人有强烈的生育意愿，不幸的是该患者既往有胚胎停育清宫手术史 2 次，本身的精神压力就比较大，再加上在外院治疗后月经无明显好转，更加丧失治愈疾病的信心，思想负担较重。患者年过五七，肾气渐衰，两次堕胎史更加损伤肾气，李教授认为肾虚肝郁是该患者月经过少的根本病机。李丽芸教授指出对于此类患者此时治疗首先要对患者进行心理疏导，消除其焦虑、无助、沮丧的不良情绪，帮助其增强治愈疾病的信心，所以首诊，经期之时，李丽芸教授并不急于补肾填精，而是着眼于患者的情绪问题，予自拟21号方加减，方药以逍遥散加减以疏肝理气、活血化瘀、理气通经，使肝气得疏，气机调畅，患者能够精神平和，心情愉悦，气血条达。同时李丽芸教授指出患者肝木之所以郁滞，是由精血不足，肝木不得滋养所致，因此经后则将治疗的重点放在肾虚的根本病机上，则予自拟25号方滋补肾精，固本培元为主，并配以疏肝养肝、行气活血之品以肝肾同治，补中有疏，疏中有养，标本兼顾。同时予仙子益真胶囊、仙芪益真胶囊同服以增强滋补肾元、填精益髓之效，从而收到了满意的治疗效果。该病例的治疗过程也充分体现了李教授对患者的人文关怀和身心同治的治疗理念。

病案二 罗颂平教授治疗月经过少案

刘某，34岁，于2014年2月15日就诊。

主诉：月经过少1年余。

既往月经规则，12岁月经初潮，量中，色红，持续7天干净，近1年余经量明显减少，持续4天干净。末次月经2014年2月12日，未净，量少，色暗红，血块（+），痛经（±），乳胀（-），腰酸（±）；前次月经2014年1月11日，3天净，量少。G2P0A2（均为自然流产），于2012年5月因孕1月余胎停育行清宫术；2013年5月因孕2月余胎停育行清宫术。现有生育要求，口干，无口苦，手足冰凉，纳可，眠一般，多梦，小便调，大便偏溏，量少，每日1行，舌略红苔白，脉细。2014年1月28日盆腔B超：子宫内膜7mm，子宫、双附件未见明显异常。上周期基础体温双相，月经第19天开始升温，高温相持续12天。

中医诊断：月经过少。

西医诊断：月经过少。

辨证：脾肾不固。

治法：健脾补肾疏肝。

处方：盐菟丝子、桑寄生各20g，续断、女贞子、白芍、山药、覆盆子、丹参、炒白术、苍术各15g，柴胡、石菖蒲各10g。每日1剂，水煎煮为250～300ml，饭后一次温服。

二诊：2014年4月16日。末次月经2014年3月17日，3天净，量中，色暗，血块（+），痛经（±），腰酸（±），乳胀（-），现易上火，纳可，夜寐多梦，大便黏滞，小便调，舌红苔白腻，脉细。诊断同前，属脾肾不足证，治以健脾补肾，活血通经。

处方：熟党参、续断、山药、覆盆子、麸炒白术、丹参各15g，鸡血藤30g，桑寄生、盐菟丝子各20g，广藿香、制远志、醋香附各10g。

三诊：2014年5月21日。末次月经2014年4月20日，3天净，停经30天，自测尿妊娠试验阳性。现乳胀，晨起微恶心，口淡，无阴道出血，无肛门坠胀感，偶有小腹不适，腰酸，纳差，眠可，大便黏，每日1行，小便调，舌淡红苔白厚，脉滑细。基础体温持续高温14天。5月21日本院查妊娠二项+PRL检查示：人绒毛膜促性腺激素（β-HCG）697.5IU/L，孕酮（P）140.1nmol/L，泌乳素（PRL）594.5mIU/L。诊断为早孕，属脾虚湿蕴证，治以补肾健脾祛湿。

处方：熟党参、续断、山药、覆盆子、麸炒白术、炒白扁豆、黄芪各15g，盐菟丝子、桑寄生各20g，广藿香10g，陈皮5g。

按语：罗教授认为，肾藏先天之精，为脏腑阴阳之本，生命之源，主生长、发育、生殖。精气是人体生长发育及各种功能活动的物质基础，包括月经的生理活动。精能生血，血能化精，精血同源，同为月经产生的物质基础。同时，精能化气，肾气盛衰主宰天癸的生理活动，天癸是月经产生的必不可少的物质基础。肾是月经产生的根本，故调经之本在于肾。患者先天肾精不足，加上多次清宫术致冲任、胞宫、胞络受损，气血生化无源，致胞脉空虚，血海不盈，发为本病。《景岳全书·妇人规》曰："五脏之伤，穷必及肾，此源流之必然，即治疗之要着……脾肾大伤，泉源日涸，由色淡而短少，有短少而断绝。"故罗教授治疗该病从补肾入手，兼以疏肝健脾养血。方用寿胎丸为主方，适当伍以四君子汤、二至丸，全方补肾兼顾肝脾，重在益精养血，使精血充足，冲任得养，经水充足，胎孕乃成。

（刘铭山　黎小斌　梁雪芳　王小云）

第三节　经期延长

月经周期基本正常，经期超过 7 天以上，甚或淋漓半月方净者，连续发生 2 个月经周期以上者，称为"经期延长"，亦称"月水不断"、"经事延长"等。

岭南位于我国最南端，南濒海洋，北靠五岭，属热带亚热带气候，炎热而潮湿，正如《素问·异法方宜论》曰："南方者，天地所长养，阳之所胜处也。其地下，水土弱，雾露之所聚也。"因此，其民常易感受湿热之邪为病，热伤气阴，湿易困脾，所以其民又多气虚、阴虚和脾湿体质。因此岭南医家论治经期延长的主要特色是善于益气、养阴、清热、除湿。

一、病因病机

（一）气虚

岭南暑热持续时间长，在机械化程度较低的年代，劳动强度较大。人们长期生活在这种环境，消耗偏大，营养物质相对不足，唯有增加进食的次数，所以岭南城镇居民逐渐养成"下午茶"、"夜茶"习惯，久则加重脾胃功能的负担，损伤脾胃，致胃肠功能失调。加之久居岭南湿热地带，久之损伤脾胃，故多见脾胃不足的素质。脾主中气，其气主升，统摄血液，有固摄胞宫之权，脾气健运，血循常道，则血旺经调。如《金匮要略》云："五脏六腑之血，全赖脾之统摄。"若素体虚弱，或饮食不节，劳倦、思虑过度伤脾，中气不足，统摄无权，冲任亏虚不固，不能制约经血，血不循经而渗溢脉外，以致经期延长。正如《沈氏女科辑要笺正》明确指出："经事延长，淋漓不断，下元无固摄之权，虚象显然。"可见气虚与经期延长关系密切。隋代巢元方的《诸病源候论·妇人杂病诸候》中论述："劳伤经脉，冲任之气虚损，故不能制其经血，故令月水不断也。"首次提出了"月水不断"的病名，并指出本病的发生与劳倦过度有关。

（二）阴虚内热

岭南地区常年温度较高，没有明显的季节化，所谓“四时皆是夏”。古人云“生于南者物多燥”，炎热之气下逼，岭南人群阴精普遍不足，形体瘦小，机体代谢增加，必成中医理论所认为“阴虚生内热”的病理，故岭南人群中以“阴虚”体质为多见。女子一生之中经历经、带、胎、产、乳等生理活动，数伤于血，故常不足于血，阴血亏耗，阴虚内热，热扰冲任，血海不宁，经血妄行，致经期延长。清代沈金鳌《妇科玉尺》中述：“经来十数日不止者，血热也。”或因阳盛血热，经量多且持续时间长，热随血泄，阴随血伤而渐致虚热者。《叶天士女科证治·调经》亦说“经来十日半月不止乃血热妄行也，当审其妇曾吃椒、姜、热物过度”，记载了饮食不节，血热致病的情况。

（三）湿热蕴结

岭南濒临南海，属于亚热带海洋性气候，其气温炎热，空气潮湿；因近海，地下水资源丰富，水位高；又因常年多雨，地表水面积广。由于这种地理学、气候学特点，导致湿热病很常见。正如清代名医何梦瑶在《医碥·卷六》中所论：“岭南地卑土薄，土薄则阳气易泄，人居其地，腠理汗出，气多上壅。地卑则潮湿特盛，晨夕昏雾，春夏淫雨，人多中湿。”岭南温病学家陈任枚、刘赤选编著的《温病学讲义》述曰：“东南濒海之区，土地低洼，雨露时降，一至春夏二令，赤帝司权，热力蒸动水湿，其潮气上腾，则空气中常含有多量之水蒸气，人在其中，吸入为病，即成湿热、湿温。”何梦瑶、陈任枚等皆从地理、气候方面阐明了岭南地区易于发生湿热病的原因。已故广州市名老中医林月初谓：“广东地处东南，雨湿露风三者居多，与温相合，使人感而成病。”因此经期产后，失于调摄，湿热之邪乘虚而入，湿热蕴结冲任，扰动血海，使经行时间延长。

（四）血瘀

中医学对经期延长的认识由来已久，早在《内经》中就有云“悲哀太甚，则胞络绝。胞络绝，则阳气内动，发则心下崩，数溲血也”。说明情志过激就会影响脏腑气血，气郁血滞导致经血的淋漓不断。唐代孙思邈《备急千金要方·月水不调》云“瘀血占据血室，而至血不归经”，表明瘀血与本病的发生有一定关系。若素性抑郁，或怒伤肝，肝失条达，肝气郁滞，气滞则血行受阻，停滞成瘀，瘀阻冲任子宫，新血不得归经，经血难止。或外邪客于子宫，邪与血相搏成瘀，冲任不畅，血行脉外而经期延长。瘀既是病理产物，又是致病因素，血瘀阻滞，妨碍气的运行，致脉络气血更为不通，瘀阻生化之机，终致胞络受损，冲任不固，经血不得制约。清代唐容川在《血证论·男女异同论》中提出“女子胞中之血，每月一换，除旧生新，旧血即是瘀血。此血不去，便阻化机”。

二、治疗特色

根据疾病临床表现及病因病机，岭南妇科医家治疗经期延长的主要学术观点可归纳为以下内容。

（一）分类论治

张玉珍教授认为“行经期超过7天，甚则淋沥达半月始净”这种概念的表述不够详尽具体，使得临床辨证用药时间把握不够准确，影响疗效。张教授独创性地将经期延长分为 3 种类型。类型一：谓之“经行不畅”，临床表现为来月经时即点滴而出，直至第 5～7 天经量才开始多，第 7～9 天经量渐少，再 1～2 天后经血停止，整个经期达十余天。类型二：谓之“经行拖尾”，临床表现为来经时第 1 天经量不多，第 2～3 天经量增多如常，第 4 天始经量渐少，其后经血淋漓不尽达 10 天左右方净。类型三：谓之“经行不畅与拖尾并见”，临床表现为来月经时即点滴而出，直至第 5～7 天经量开始多，第 7～9 天经量渐少，其后经血淋漓不尽达半月方净。治疗中把握 3 种类型用药的时机是关键。类型一：注重经前期及行经初期的治疗，治以活血通经，冀其推动气血运行，子宫排经血得以通畅；类型二：注重行经后期的治疗，治以固冲化瘀止血；类型三：则兼顾前二者的治疗。

行经初期经血“以通为用”。由于各种病因致血脉瘀阻，经期冲任气血下注胞宫，使得瘀血内阻更加严重，新血不得归经，而导致经期延长。因此，治疗时在经前期及行经初期，也就是经前 5～7 天及月经的第 1～3 天，宜活血化瘀通经，使气血下行，经行顺畅。可用桃红四物汤、血府逐瘀汤加减。尤适宜类型一、三的经前期及行经初期的通经治疗。月经行经后期，也就是在月经行经期的第 4 天以后，可根据经期延长辨证分型选方：气虚证，选方举元煎加味；虚热证，选方两地汤合二至丸加四乌贼骨一藘茹丸；血瘀证，选方逐瘀止血汤加减。此阶段关键是把握好止血药的运用。在上述辨证论治的基础上，运用既能止血又兼化瘀的止血药以缩短经期，尤适宜类型二、三行经后期的止血治疗。

（二）未病先防，以血为本

班秀文教授认为“治妇必治血”，中医早有“女子以血为本”、“以血为用”的认识，妇女生理的特殊性，均与血息息相关，血的充盈与畅达，是维持月经正常经期的基本条件。而“气为血之帅，血为气之母”。因此，重视妇女气血，是顾护妇女正气，养生防病的重要手段。班秀文教授认为，调养气血，预防经期延长，应从起居、饮食等方面着手。起居方面，妇女在生理上的特殊时期，如行经期、产褥期时，由于气血的损耗，身体的抵抗力较差，如果生活起居稍有不慎，如岭南湿邪、湿热外邪很容易乘虚而入，故妇女平素要注意勿冒雨涉水、坐卧湿地、水中作业等；在行经期间，禁止游泳、冷水盆浴，避免经血骤然凝滞，留瘀为患。饮食方面，《内经》云：“五谷为养，五果为助，五畜为益，五菜为充，气味合而服之，以补益精气。”故班秀文教授常说“药补不如食补”，食养必须根据妇人的体质属性、食物的性味功能、气候的温热寒凉等因素综合分析，而决定食物的宜忌。如妇女行经期间，班秀文教授主张宜进食清淡而富有营养、寒温适中的食物，因辛热香燥之物能助阳动血，追血妄行，有使经期延长之虞；而生冷之品则易损伤阳气，凝滞气血，同样会导致经期延长。他常推荐玉米粥、牛肉、鲮鲤鱼等清淡而又能益气养血之品。

三、辨证论治

（一）临证思路

本病的治疗原则重在调经止血，缩短经期，以固冲止血调经为大法，以经期服药为主。根据不同的证候，可分别采用益气摄血，滋阴清热，安冲宁血，活血祛瘀等法。现代医家在继承前辈治疗经期延长经验的基础上，又开辟了新的辨证思路，结合月经周期进行分类和分期治疗。

经期延长的辨证重在月经期、量、色、质的变化，并结合全身证候及舌脉，辨其虚、热、瘀。一般而言，经期延长，伴量多、色淡、质稀，或兼有倦怠乏力、气短懒言等属气虚；伴见量少、色鲜红、质稠，或兼有潮热颧红、手足心热等属阴虚血热；伴见量不多，或色暗、质黏稠，或兼有带下量多、色赤白或黄等属湿热蕴结，伴见量或多或少，经色紫暗，有块，或兼有经行下腹疼痛、拒按等属血瘀。临床运用活血祛瘀止血法则时应当辨证精确，考虑邪正关系，掌握好活血药物的作用强度和适应证，以免伤正太过造成弊端。对于止血药的选用必须注意二点：一是不能一味用止血药，肝藏血，脾统血，肾主封藏，是人体维持血行脉中而不逸出的主要脏腑。临床上应肝脾肾同治，以达治本止血之目的；二是出血止血是为常法，过早过多应用止血之品，有留瘀之弊。因此运用止血药关键是把握好运用的阶段性，止血药应在阴道流血量较少且无瘀滞的情况下应用，以助自身收敛之性，否则易于闭门留寇，以致瘀血不去而出血不止。

（二）辨证论治应用

1. 气虚证

（1）张玉珍教授治疗经期延长方一（举元煎合失笑散加味）

组方　人参、炙黄芪、炙甘草、升麻、白术、五灵脂、蒲黄等。

功效　补气升提，化瘀止血。

主治　脾气虚，气不摄血，冲任不固。

用法　每日1剂，水煎服。

处方出处：廖慧慧，赵颖.张玉珍教授分阶段辨证治疗经期延长的临床思路［J］.新中医，2014，46（3）：21-22.

（2）张玉珍教授治疗经期延长方二

组方　熟党参、黄芪、益母草各30g，白术、艾叶、补骨脂、卷柏各15g，炙甘草、五灵脂、生蒲黄、阿胶珠（另溶）各10g，三七粉（冲服）3g。

功效　益气固冲，化瘀止血。

主治　气虚血瘀，冲任不固。

用法　每日1剂，水煎服。

处方出处：廖慧慧，赵颖.张玉珍教授分阶段辨证治疗经期延长的临床思路［J］.新中医，2014，46（3）：21-22.

2. 阴虚血热证

（1）李丽芸教授治疗经期延长方一（养阴调经汤）

组方　岗稔根30g，川断15g，旱莲草20g，何首乌30g，熟地15g，桑椹子15g，太子参12g，白术9g，紫珠草30g。

功效　滋阴凉血，止血调经。

主治　肝肾阴虚，阴虚火旺。

用法　每日1剂，复渣再煎，早晚分服。

处方出处：李丽芸，王小云. 中医妇科临证证治［M］. 广州：广东人民出版社，1999：128.

（2）李丽芸教授治疗经期延长方二（复方安冲汤）

组方　珍珠母、生龙骨、旱莲草、阿胶、首乌、桑椹子、赤石脂、白芍。

功效　滋养肝肾，安冲止血。

主治　肝肾不足，冲任虚损。

用法 每日1剂，水煎服。

处方出处：李丽芸，王小云. 中医妇科临证证治［M］. 广州：广东人民出版社，1999：28.

（3）李丽芸教授治疗经期延长方三（双稔汤）

组方 岗稔根20g，地稔根20g，何首乌12g，白芍12g，旱莲草15g，紫珠草20g，益母草20g，阿胶（另溶）10g，金樱子15g。

功效 滋阴止血，养血调经。

主治 阴血不足，虚热内扰。

用法 每日1剂，水煎服，每剂煎2次。滤去药渣，得药液约500ml，分早晚2次服，月经周期第3天开始服至止血为止，3～6周为1个疗程。

处方出处：黎小斌，李丽芸. 妇科病效验秘方［M］. 北京：化学工业出版社，2011：80.

3. 血瘀证 张玉珍教授治疗经期延长方三

组方 桃仁、赤芍、丹皮、苏木、黄芪各15g，红花、当归、川芎、莪术各10g，刘寄奴20g，鸡血藤、益母草各30g。

功效 活血化瘀通经。

主治 瘀血阻滞。

用法 每日1剂，水煎服。

处方出处：廖慧慧，赵颖.张玉珍教授分阶段辨证治疗经期延长的临床思路［J］.新中医，2014，46（3）：21-22.

四、外 治 法

（一）针灸治疗

1. 阴三针 “阴三针”是广州中医药大学的靳瑞教授所创的“靳三针”的组成之一。取穴：主穴为关元、归来、三阴交。辨证加减：气虚加足三里、脾俞健脾胃、益气养血；血虚加血海、脾俞令气血生化之源旺盛；肾虚加肾俞、太溪调补肾气；气郁加太冲、期门疏肝解郁；血热加行间、地机泻血分之热；虚寒加灸神阙、命门温通胞脉、活血通经。操作方法：关元直刺0.8～1寸，归来直刺1.0～1.5寸，或向耻骨联合处平刺1～2寸，也可艾炷灸或温针灸3～5壮，艾条灸10～20分钟。三阴交直刺1～1.5寸，手法用平补平泻法或捻转补泻法。其他配穴均采用常规刺法或灸法。

2. 腹针 主穴为引气归元（即中脘、下脘、气海、关元）。次穴：中极。辅穴：气穴、四满。加减：热证加中注；脾虚加天枢；气滞加带脉或腹部奇穴。操作方法：每日1次，6次为1个疗程，治疗2个疗程。

3. 体针 止血取穴以郄穴为主，取地机、中都，另加三阴交。气虚型以膀胱经背俞穴及任脉经穴为主，用补法。血热型中实热者手阳明大肠经穴为主，用泻法；虚热者，取足三阴经穴，采用平补平泻法。气滞血瘀型以肝脾经穴为主，用泻法。行经后第5天开始，10天为1个疗程。

4. 耳穴 耳穴用王不留行籽耳贴，取子宫、内分泌、内生殖器、脾、肝穴，每天按压3～4次，每次1～2分钟，于月经周期第5天及贴耳穴后1周各贴1次耳穴。3个月经周期为1个疗程。

（二）中药热奄包

药物制备：吴茱萸 250g 和粗盐 250g 混合放入微波炉专用碗内，以中火加热 3 分钟，至吴茱萸呈咖啡色、外壳略张开、并散发出芳香药气为度。把药物装入布袋中。操作方法：平卧，将药物置于下腹部位，再次询问患者有无不适，以患者自觉药物温热而不烫为宜。每于经期 3～5 天或行经期热敷以温经通络。适应证：血瘀型经期延长。

（三）脐疗法

用马齿苋、黄芪、人参、升麻、阿胶珠、白术等药研成细末，每次取细末 10g 清水调和，涂在神阙穴，然后用无菌纱布盖在穴位上，胶布固定，每 3 天换一次药，换药 10 次为 1 个疗程。适应证：气虚夹湿热型经期延长。

（四）子午流注治疗

取穴三阴交、关元、气海、血海、涌泉、中脘，每次 20 分钟，经期每日 1 次，1 个月经周期为 1 个疗程，共治疗 3 个月经周期。适应证：气虚型经期延长。

五、养 生 调 摄

（一）生活调摄

（1）保持心态的放松，养成健康作息时间，保证充足的睡眠。

（2）做好经期、产后个人清洁卫生，经期禁止性生活，避免剧烈运动，经期、产后防寒保暖，不要涉水淋雨。

（3）适当运动，增强体质和抵抗力，加速血液流通，减轻气滞血瘀。

（二）饮食调摄

平时清淡饮食，营养均衡，海鲜、榴莲、芒果等酿湿、湿热之品不宜过食，戒烟酒。气虚者，饮食配膳时应注意补气养血，扶持正气，禁服清利伤精之品。血瘀者，初期宜饮用活血化瘀的食物，如黑木耳、当归等。血热者，宜用清热或滋阴清热凉血之品，忌食煎、炸、辛辣和温补炖品。

常用食疗方如下：

1. 虫草藕节汤 冬虫夏草 15g，鲜藕节 50g，瘦猪肉 100g。瘦猪肉、冬虫夏草、鲜藕节洗净，一起放入锅内，加水适量，文火煲 60 分钟，调味食用。具有滋阴清热，固冲止血之功效，适用于肝肾亏损，阴虚血热证经期延长患者。

2. 茅根生地饮 鲜白茅根 60g，鲜干地 30g，莲藕 30g。白茅根、鲜干地、莲藕（莲节洗净）洗净，一起放入榨汁机里搅拌取汁，分次饮用。具有清热、凉血、止血之功效。适用于血热起经期延长患者。

3. 马齿苋肉片汤 马齿苋 250g，猪瘦肉片 50g。马齿苋洗净备用，猪瘦肉洗净，切片腌制 10 分钟，加适量水共煮沸，即可。具有清热利湿、解毒消肿之功效，适用于湿热蕴结证经期延长患者。

4. 黑木耳炒肉片 黑木耳 50g，猪瘦肉 100g。黑木耳用清水浸泡至软，洗净，猪瘦肉洗净，切片后上浆，腌制 10 分钟，起油锅，下猪肉片炒熟，再加黑木耳即可。具有活血化瘀止血之功效。适用于血瘀证经期延长患者。

5. 槐花煮水 槐花 20g，椿根皮 15g，白糖适量。将槐花、椿根皮加水煎煮取汁，服用时可加入适量白糖。于经行第 5 天开始服，3 个月经周期为 1 个疗程。适用于各种原因导致的经期延长。

六、名家医案节选

病案一 班秀文教授治疗经期延长案

林某，女，30 岁，已婚。1991 年 9 月 17 日初诊。

主诉：上环后经期延长 2 个月。

患者于 1991 年 7 月 16 日上环，术后阴道流血 10 天干净。上环术后首次月经 8 月 14 日，量多，色鲜红，夹块，伴畏寒，恶心呕吐，经期延长，15 天方净。现为末次月经经行第 7 天，于经期第 2 天出现恶心呕吐，畏寒，经量少，色暗红，无块，胃纳、寐、二便正常。舌淡红，苔薄白，脉细。

西医诊断：月经失调。

中医诊断：经期延长。

辨证：肝肾阴虚，冲任督失调。

治法：滋补肝肾，燮理奇经。

处方：熟地 15g，怀山药 15g，山萸肉 6g，当归 10g，白芍 10g，益母草 10g，旱莲草 20g，丹皮 6g，茯苓 6g，泽泻 6g。3 剂，每日 1 剂，水煎服。

二诊：1991 年 10 月 11 日。上药 2 剂后经净。10 月 4 日经行，经期畏寒呕吐消失，经血迄今未净，量多，色暗红，舌淡红，苔薄白，脉细。拟补益脾肾，固涩止血。

处方：党参 15g，白术 10g，茯苓 10g，陈皮 6g，桑螵蛸 10g，海螵蛸 10g，茜根 10g，骨碎补 15g，怀山药 15g，升麻 3g，炙甘草 6g。4 剂，每日 1 剂，水煎服。

三诊：1992 年 3 月 13 日。数月来经行畏寒呕吐未作，唯行经期较长，前后淋漓达十余天。现为经行第 3 天，量少，色淡红，舌脉如平。仍宗滋补肝肾为法。

处方：熟地 15g，怀山药 15g，山萸肉 6g，鸡血藤 20g，丹参 15g，女贞子 10g，旱莲草 20g，丹皮 6g，茯苓 6g，泽泻 6g。4 剂，每日 1 剂，水煎服。

四诊：1992 年 9 月 29 日。月经期、量已恢复正常，末次月经 9 月 12 日，9 月 18 日止，量中，经行腰胀，余无不适，舌脉如平。欲服药巩固，以滋补肝肾法治之。

处方：熟地 15g，怀山药 15g，山萸肉 6g，沙参 10g，麦冬 10g，女贞子 10g，旱莲草 20g，益母草 10g，当归 10g，鸡血藤 20g。4 剂，每日 1 剂，水煎服。

按语：冲为血海，任主诸阴，督主诸阳，三脉一源三歧。放环后冲任胞络损伤，累及肝肾，冲任受损，不能固摄阴血，加之肝肾阴虚，虚热内扰冲任，血海不宁，故经血过期未净，经量增多。阴损及阳，阳气失于温煦，故畏寒；冲气上逆犯胃则呕吐。治以滋补肝肾，燮理奇经，用六味地黄汤为基本方，加当归、白芍养血调经，旱莲草滋阴清热止血，益母草活血祛瘀调经，使肝肾得养，虚热得清，冲任通盛，则经行正常。

病案二 班秀文教授治疗经期延长案

卢某，女，40 岁，已婚。1990 年 11 月 21 日初诊。

主诉：行经时间延长 2 年余。

患者近两年多来月经周期尚准，但行经时间延长，每次行经 10～15 天方净，其间断续，时流时止。月经量较多，色暗红，经行小腹胀。曾服中西药治疗，效果不佳。做西药人工周期治疗，当时效可，停药后症情如故。平时带下量或多或少，纳食、二便正常，末次月经 11 月 18 日，现为经行第 3 天，经量多，色暗红，伴小腹胀，舌质淡红，苔薄白，脉弦细。1990 年 11 月 19 日宫腔刮出物病理活检报告提示子宫内膜轻度腺型增生过长。

西医诊断：月经失调。

中医诊断：经期延长。

辨证：血瘀。

治法：养血活血，化瘀止血。

处方：鸡血藤 20g，丹参 15g，当归 10g，白芍 10g，土茯苓 20g，小蓟 10g，益母草 10g，白术 10g，炒山楂 10g，蒲黄炭 10g，炙甘草 6g。3 剂，每日 1 剂，水煎服。

二诊：1990 年 11 月 27 日。药后月经干净，腹胀已消，纳寐可，二便调，舌淡红，苔薄白，脉细缓，仍宗上法，上方去小蓟、蒲黄炭，加生牡蛎（先煎）30g，猫爪草 10g。7 剂，每日 1 剂，水煎服。

三诊：1990 年 12 月 4 日。胃纳、寐、二便如常，舌淡红，苔薄白，脉细缓。予养血活血，加软坚散结。

处方：生牡蛎（先煎）30g，丹参 15g，赤芍 10g，鸡血藤 20g，红花 6g，海藻 10g，刘寄奴 10g，泽兰 10g，凌霄花 10g，夏枯草 10g，莪术 10g。7 剂，每日 1 剂，水煎服。

四诊：1990 年 12 月 11 日。无不适，舌淡红，苔薄白，脉缓。予当归芍药散养血健脾，加以软坚散结。

处方：当归 10g，川芎 6g，赤芍 10g，土茯苓 20g，白术 10g，泽泻 10g，生牡蛎（先煎）30g，夏枯草 10g，鸡血藤 20g，丹参 15g，炙甘草 5g。7 剂，每日 1 剂，水煎服。

五诊：1990 年 12 月 18 日。月经期至未行，胃纳、便如常，带下无异，舌淡红，苔薄白，脉缓。治以疏肝理气，活血调经。

处方：柴胡 6g，当归 10g，白芍 10g，茯苓 10g，白术 10g，生牡蛎（先煎）30g，鸡血藤 20g，丹参 15g，薄荷（后下）5g，炙甘草 6g。7 剂，每日 1 剂，水煎服。

六诊：1990 年 12 月 25 日。昨日经行，量中等，色稍暗，无血块，无腹胀痛等症。纳可，寐好，二便调畅，舌淡红，苔薄白，脉缓。予养血调经。

处方：当归 10g，川芎 6g，白芍 10g，熟地 15g，鸡血藤 20g，丹参 15g，续断 10g，益母草 10g，旱莲草 20g，女贞子 10g，炙甘草 6g。3 剂，每日 1 剂，水煎服。

七诊：1990 年 12 月 28 日。今日经净（经行 5 天），本次经量正常，现无不适，舌淡红，苔薄白，脉细缓。治予益气养血，辅以活血软坚。

处方：当归 10g，白芍 10g，党参 15g，白术 10g，茯苓 10g，陈皮 5g，鸡血藤 20g，丹参 15g，益母草 10g，生牡蛎（先煎）30g，炙甘草 6g。7 剂，每日 1 剂，水煎服。

再按养血活血化瘀法调治两个月，至 1991 年 11 月随访，数月来月经周期、经量、行经时间均正常。

按语：气郁血滞，瘀血内停阻滞胞脉，新血不得归经而妄行，故月经淋漓延期不净，经量增多。治以养血活血，化瘀止血。初诊正值经期，用鸡血藤、丹参、当归、白芍养血活血，益母草活血祛瘀调经，小蓟、炒山楂、蒲黄炭止中有化，使血止而不留瘀。《本草纲目》言“土茯苓能健脾胃……脾胃健则营卫从”；《滇南本草》以土茯苓治妇人红崩、白带。白术健脾益气，经净之后，又用红花、刘寄奴、泽兰、凌霄花活血祛瘀，生牡蛎、猫爪草、海藻软坚散结，以治子宫内膜增生过长。如是使瘀血去，新血归经，则经行正常。

病案三　班秀文教授治疗经期延长案

刘某，女，42岁，已婚。1993年2月24日初诊。

主诉：上环后经期延长7年。

患者于1985年上环，自上环后月经量多，淋漓难净，经色红，无血块，行经时间持续10余天，常有经间期出血，末次月经1993年2月12日，现阴道仍有少量咖啡色分泌物排出，伴腰胀痛，心烦，夜寐不安，口干欲饮，夜尿2次，纳食大便正常，月经周期尚准，面部深黄褐斑，舌淡红，苔薄白，脉细。

西医诊断：月经失调。

中医诊断：①经期延长；②经间期出血。

辨证：阴虚血热。

治法：滋补肝肾，清热止血。

处方：菟丝子15g，枸杞子10g，车前子6g，覆盆子10g，五味子5g，女贞子10g，太子参15g，旱莲草20g，海螵蛸10g，芡实10g，甘草5g。3剂，每日1剂，水煎服。

二诊：1993年3月3日。药已，阴道流血已止，现带下量多，色黄，味臭，外阴痒，寐差，夜尿多，纳可，大便如常，舌淡红，苔薄淡黄，脉细缓。继以滋补肝肾为法。

处方：鸡血藤20g，丹参15g，熟地15g，山萸肉10g，怀山药15g，旱莲草20g，女贞子10g，白芍20g，生谷芽20g，荷叶10g，甘草5g。3剂，每日1剂，水煎服。

三诊：1993年3月11日。药后寐稍好，夜尿仍多。昨日经行，量尚少，纳可，大便调，舌淡红，有瘀点，苔薄白，脉细，改用养血活血调经法，以因势利导。

处方：当归15g，鸡血藤20g，川芎10g，赤芍10g，熟地15g，桃仁10g，红花10g，路路通10g，牛膝10g，枳实10g，炙甘草5g。2剂，每日1剂，水煎服。

四诊：1993年3月17日。经行初3天量少淋漓，第4天后色、量如常，伴腰痛，昨日经净，现觉口干，夜尿2～3次，纳食、大便正常，舌淡红，有瘀点，苔微黄，脉细缓。再以滋补肝肾法治其本。

处方：熟地15g，山萸肉10g，怀山药15g，丹皮6g，茯苓10g，泽泻10g，旱莲草20g，女贞子10g，益母草10g，炒山楂10g，炙甘草5g。3剂，每日1剂，水煎服。

五诊：1993年3月22日。经净5天后，昨天阴道有少量咖啡色分泌物，舌淡红，苔薄白，脉细。上方去炒山楂，加沙参10g、麦冬10g。3剂，每日1剂，水煎服。

六诊：1993年4月5日。服上方1剂后阴道咖啡色分泌物即消失。现带下量多，色黄味臭，舌淡红，边有瘀点，苔薄白，脉细滑。经期将至，改用理气活血调经法。

处方：鸡血藤20g，丹参15g，当归10g，川芎6g，赤芍10g，红花3g，牛膝6g，续断10g，香附6g，枳实6g，艾叶5g，炙甘草5g。3剂，每日1剂，水煎服。

七诊：1993年4月10日。4月5日经行，色、量正常，5天干净。现症见腰部作胀，舌淡红，苔薄白，脉细。仍予益补肝肾法治其本。

处方：北沙参 10g，麦冬 10g，熟地 15g，山萸肉 6g，怀山药 15g，旱莲草 20g，女贞子 20g，茺蔚子 10g，荷叶 10g，丹皮 6g，甘草 5g。4 剂，每日 1 剂，水煎服。

八诊：1993 年 4 月 19 日。本月 17 日阴道流血，量少不用垫纸，2 天干净，无不适，舌淡红，有瘀点，苔薄白，脉细。上方去茺蔚子、荷叶，加茯苓 6g、泽泻 6g、益母草 10g。3 剂，每日 1 剂，水煎服。

九诊：1993 年 4 月 27 日。药已，带下稍黄，量一般，外阴痒，面部散在黄褐斑，纳、寐、便如常，舌淡红，有瘀点，苔薄白，脉细。改用活血化瘀，凉血清热。

处方：生地 15g，当归 10g，川芎 6g，赤芍 10g，桃仁 10g，红花 6g，荷叶 10g，侧柏叶 10g，凌霄花 10g，丹皮 10g，甘草 5g。7 剂，每日 1 剂，水煎服。

十诊：1993 年 5 月 4 日。昨日经行，量少色淡，外阴稍痒，咳嗽，舌淡红，有瘀点，苔薄白，脉细。用养血调经法。

处方：生地 15g，当归 10g，川芎 6g，白芍 10g，鸡血藤 20g，丹参 15g，续断 10g，益母草 10g，前胡 10g，麦冬 10g，炙甘草 6g。3 剂，每日 1 剂，水煎服。

十一诊：1993 年 5 月 11 日。药后经色转红，量中等，3 天干净，纳、寐、便正常，舌淡红，有瘀点，苔薄白，脉细缓。原有经间期出血，现欲服药预防，治以滋补肝肾。

处方：当归 10g，白芍 10g，熟地 15g，怀山药 15g，山萸肉 6g，茯苓 6g，丹皮 6g，泽泻 6g，旱莲草 20g，枸杞子 10g，甘草 6g。3 剂，每日 1 剂，水煎服。

此后继续予滋补肝肾法调治，间断服药 3 个月，至 1993 年 11 月随访，行经时间正常，经间期已无出血，面部黄褐斑颜色变浅。

按语：上环后由于异物留在胞宫，阻塞胞脉，胞宫和胞脉损伤，导致肝肾亏损，阴精亏损。阴虚内热，热扰冲任，血海不宁，则经期延长；虚热迫血妄行，故月经量多；氤氲时期，阳气内动，相火旺盛，阴虚不能制阳，虚火灼伤阴络，冲任不固，因而出血。血受热煎熬而成瘀，瘀阻经络，气血不能上荣，故面部黄褐斑。治以滋补肝肾，清热止血，先后用二至丸、五子衍宗丸、六味地黄丸加减，经将行则理气活血调经，以桃红四物汤加路路通、牛膝、枳实因势利导，以促经行。调治数月，肝肾之阴恢复，血海安宁，冲任通畅，则月经正常，经间期出血亦瘥。

（黎霄羽　黎小斌　王小云）

第四节　痛　　经

痛经是妇科疼痛性疾病中的常见病，属于月经病范畴，伴随妇女的月经呈周期性发作，其疼痛的表现形式多样，有小腹坠胀、疼痛，有腰部酸痛，甚至痛及腰骶，其症状严重者可出现恶心呕吐、冷汗淋漓、手足厥冷，甚至晕厥，对生活、工作带来非常不利的影响。痛经分为原发性和继发性两类，原发性痛经是指生殖器官无器质性病变的痛经，占痛经 90%以上；继发性痛经是指盆腔器质性疾病引起的痛经。岭南医家对痛经的病因、病机、证候鉴别、辨证论治等都有所发挥，并积累了丰富的诊治经验，对临床具有重要的指导价值。

一、病 因 病 机

岭南医家认为本病的发生与体质因素及月经前后、经期的生理环境有关。其致病因素包括淫邪因素、情志因素、生活因素及体质因素。受岭南地域特点影响，其致病因素亦表现出一定的特异性。

1. 内外湿邪 岭南地区多属热带和亚热带地区，终年天气炎热，四季划分不明显，常年受暖湿气流影响，天气异常潮湿多雨，炎热潮湿是其气候特点。宋代《太平圣惠方》中有云："岭南土地卑湿，气候不同，夏则炎毒郁蒸，冬则温暖无雪。"由此可见岭南地区之淫邪以湿热为患。在何梦瑶所著《医碥》中对冒雨卧湿、岚障熏蒸之外感湿病及因脾虚而致的内生湿病作了精辟的论述。书中指出了岭南人易催湿病，不外乎三：其一是气候湿度大，人们餐风冒露；其二是四时多雨，人们涉水作业多；其三是岭南人恣食生冷肥甘之品，脾胃多夹湿。

2. 生活习惯 岭南地区人们勤泳浴，喜食生冷冻物、鱼虾海鲜等多湿滋腻之品，致使脾胃运化功能失调。岭南地区居民有喝下午茶、夜茶的习惯，久之也加重了脾胃的负担，进而损伤脾胃，使脾胃运化功能失调。加之岭南地区居民喝凉茶和进食苦寒类药膳及崇尚减肥，更加重了阳虚和脾胃的损伤。脾胃受损，气血化生乏源，冲任胞宫失于濡养，易产生虚性痛经，"不荣而痛"。

3. 情志内伤 岭南地区居民生活节奏快，工作压力大，情志内伤致病的特点更为突出。班秀文教授通过临床观察认为七情内伤是导致妇科病变重要的病因病机之一，对妇女而言，以抑郁、忧思、忿怒等不良情绪居多。何梦瑶在其《妇科良方》中也重视情志理论，擅长从肝论治。《灵枢·五音五味》有云："妇人之生，有余于气，不足于血，以其数脱血也……血有余则怒，不足则恐。"故可见阴血不足，情志易失于调畅。女性经、孕、产、乳均以血用事，易阴血不足，故女性倾向于情志为病。

4. 体质因素 不同的地理气候条件造成不同的体质特点。王伟彪等为了进一步取得岭南人体质构成，于 20 世纪 80 年代末曾对岭南人体质进行了一次调研，发现岭南人多阴虚，多痰湿。严峻峻整理文献发现，岭南人受炎热潮湿气候的影响，体质主要呈阳热型、脾湿型和气阴两虚型。常年的炎热气候使岭南人多偏阳热体质。气候环境中湿热之气合化，从口鼻吸入后较难蒸发，留着而归于脾，影响脾之运化。另外，岭南人常贪凉饮冷，爱食鱼鲜、内脏及鸡犬龟蛇杂合之物，亦令脾胃气机受阻；再者，暑天汗泄过多，气阴亏耗，也导致脾的运化受影响，酿成湿困脾胃的体质。岭南暑热季节长，故其民平素腠理疏松，汗泄较多，一方面阴津亏耗，另一方面气随汗泄，形成气阴两虚的体质。

致病因素在经期胞宫气血变化急骤之时，乘时而作，冲任、胞宫气血阻滞，"不通则痛"；或致冲任胞宫失于濡养，"不荣而痛"。其机制有寒、热、虚、实之分。对于痛经的认识清代岭南名医何梦瑶认为："腹之胀痛，若经后痛者，则为气血虚弱，若经前痛者则为气血凝滞，先胀后痛及胀多者，气滞血也，先痛后胀及痛多者，血滞气也。"民国时期广东妇儿科名医吕安卿认为经前腹痛，多为气滞而有郁热，应调气血清郁热；经后腹痛多为血虚有寒，应养血散寒；痛在腰部多为冲任虚损，应以调养肝肾为主。他说："经前腹痛，宜调气血，清郁热……经后腹痛，宜养血散寒，……如属冲任虚损，痛多在腰部，宜调养肝肾为主。"罗元恺教授指出痛经多由于瘀阻而致。月经的宣泄，以畅利为顺，不通则痛。瘀血壅阻胞脉，经血不能畅下，故而发病。司徒仪教授认为，患者素有湿热内蕴，流注冲任，阻滞气血，或于经期、产后而感湿热之邪，稽留于冲任，或蕴结于胞内，湿热与经血相搏结，发为痛经。

二、治 疗 特 色

根据疾病及体质特点，岭南妇科医家治疗痛经的主要学术观点可归纳如下。

1. 调理气血，行气化瘀　岭南罗氏妇科重视气血的调理，对活血化瘀法颇有研究。认为痛经以实证居多，又以血瘀最为常见。由于经前血海充盈，冲任之气较盛，若受情志或寒热湿邪所伤，气滞、寒凝、热灼、痰湿均可致血瘀，瘀阻胞中，经血不得畅下，则有痛经之疾，且其痛较甚。痛在经前或经行一、二天，腹痛性质常为胀痛、刺痛或绞痛，经行不畅，有血块，块下痛减。罗元恺教授经验方创制的田七痛经胶囊，以行气活血、散寒止痛为法，用于气滞血瘀或寒凝血瘀痛经，临床疗效显著。司徒仪教授提出妇科“痛证血证癥瘕，首重祛瘀”的观点。但应分清因实致瘀或因虚致瘀。因实致瘀者可由气滞血瘀、寒凝血瘀、湿热瘀阻导致子宫的气血运行不畅，即“不通则痛”。因虚致瘀即主要由于气血虚弱、肾气亏损，导致子宫失于濡养，胞宫虚寒，即“不荣而痛”。

2. 调理情志，心身同治　妇女素喜忧思，思虑伤脾，生化乏源；且脾居中州，为气机升降之枢纽，情志变动，脾气不得正常升降，可致气滞或气结。王小云教授首创“以情胜情”中医情志疗法，最初用于更年期女性情志障碍疾病，后推广运用于月经病，以“悲胜怒、喜胜悲忧”作为治则，以情志相胜法为主体，结合语言开导，得到了良好的临床疗效。岭南蔡氏妇科在治疗青春期痛经病证时也强调注重情志调节，学习、工作社会压力带来的情志致病问题也逐渐被广大医家重视。

3. 分段治疗，依时用药　月经期经血外泄，机体阴阳处于“消”的过程；月经过后血海空虚、冲任不足，经后期至排卵期前，为冲任、胞宫气血复常之时，阴阳气血处于“长”的过程。岭南医家在治疗妇女痛经时，主张分阶段调治，经前防痛，以活血为主；经期治痛，以调和气血为主；经后调养，以补益气血为主。司徒仪教授指出痛经经期以治标止痛为要，非经期则需重视辨证求因、调经固本，结合月经时期及不同体质辨证论治。一般经前以行气化瘀通经为主，经期以活血化瘀、理气止痛为主；经后或补肾活血化瘀，或温经散寒、活血化瘀，或益气养血化瘀，或清热化瘀。

三、辨 证 论 治

（一）临证思路

流行病学研究表明，原发性痛经是岭南地区妇科的常见病、多发病。本病的发生有其特定性，即伴随月经周期而发作，因此其与机体冲任气血变化有着密切的关系。根据中医学“未病先防”、“已病防变”的治疗思想，原发性痛经的防治常顺应月经周期性变化这种生理性变化。岭南医家强调经前开始用药，防范于未然，发作时可结合针灸迅速止痛，经后常结合女性的生理特点，在治疗标证的同时注重健脾补肾、条达肝气、调理冲任，注重月经周期的整体调整，促进机体阴阳平衡转化。

岭南罗氏妇科的学术思想在岭南地区具有代表性，罗元恺教授认为痛经一证，气血运行不畅为其发病的机制。引致痛经的主要原因，多为瘀滞或寒凝。盖通则不痛，痛则不通。痛经的证候：本病以经期小腹明显疼痛为主症，每次随着月经周期而发作。一般以经前、经期中疼痛者为实，经后疼痛者为虚。痛甚于胀和血块排出后痛减为血病。乳胀、乳痛或下腹胀痛，胀重于痛，血块不大、不多者为气滞；绞痛或冷痛者为寒；刺痛或热痛者多为热；绵绵作痛及隐痛者为虚。子宫内膜异位症者，多属气滞血瘀型中以血瘀为主。原发性痛经、子宫发育不良及子宫结核病者，多兼有肝肾阴虚，治疗时应在适应方中去川芎，加上女贞子、旱莲草、生地、首乌、枸杞子等滋养肝肾药物。其治则总以调理气血为原则，使经脉流畅而痛自除。司徒仪教授认为，治疗痛经，在辨证论治的同时，常选择相应的止痛药配伍以协助止痛。寒者，选用艾叶、小茴香、炮姜、肉桂、台乌药、吴茱萸等温经止痛药；气郁者，选用香附、川楝子、延胡索、姜黄、木香、枳壳、槟榔等行气止痛药；瘀者，选用川芎、乳香、三七、没药、延胡索、蒲黄、五灵脂等活血止痛药；热者，选用川楝子、丹皮、赤芍等清热止痛药。

（二）辨证论治应用

岭南医家对痛经的临床辨证论治积累了丰富的经验，现将具有代表性的临床应用举例如下。

1. 气滞血瘀证

（1）何梦瑶治疗痛经方一（加味乌药汤）

组方 乌药、砂仁、木香、延胡索、香附、甘草、槟榔各等分细剉共七钱，生姜三片。

功效 行气止痛。

主治 用于经行腹胀痛胀多者。

用法 每日 1 剂，水煎服。

处方出处：何梦瑶.三科辑要 • 妇科辑要［M］.广州：广东科技出版社，2011：336.

（2）罗元恺教授治疗痛经方（气滞血瘀之痛经方）

组方 延胡索 12g，当归 12g，丹皮 12g，枳壳 12g，香附 10g，五灵脂 10g，红花 10g，川芎 10g，乌药 15g，赤芍 15g，桃仁 15g，甘草 6g。

功效 行气活血，化瘀止痛。

主治 用于气滞血瘀型之痛经。

用法 每日 1 剂，水煎服，3 个月为 1 个疗程。

处方出处：罗元恺.女科述要——痛经多因于瘀［J］.新中医，1992，（3）：17.

（3）李丽芸教授治疗痛经方

组方 当归 10g，白芍 15g，炙甘草 5g，木香（后下）5g，香附 10g，延胡索 10g，茯苓 15g，郁金 15g。

功效 补肝血，疏肝理气，行滞止痛。

主治 用于气滞血瘀之痛经。

用法 每日 1 剂，水煎服，每剂煮 2 次，滤去药渣，得药液约 500ml，早晚分服，月经期及经前期服药。

处方出处：陈晓航.岭南名医李丽芸教授中医妇科临床经验的总结与研究［D］.广州：广州中医药大学，2009：22.

（4）王小云教授治疗痛经方

组方 生蒲黄 15g，五灵脂 10g，白芍、续断、菟丝子各 15g，香附 10g，木香、当归各 5g。

功效 养血活血止痛。

主治 用于气血阻滞，精伤血耗之痛经。

用法 每日1剂，水煎服，每剂煮2次，滤去药渣，得药液约500ml，早晚分服。

处方出处：饶玲铭.王小云教授运用失笑散治疗妇科疾病验案举隅［J］.环球中药，2015，8（1）：95-96.

（5）张玉珍教授治疗痛经方三（调经止痛方）

组方 当归、赤芍、白芍、三七、丹参、三棱、莪术、桃仁、香附、乌药、延胡索等。

功效 理气活血，化瘀止痛。

主治 用于瘀血阻滞胞宫、冲任之痛经。

用法 每日1剂，水煎服，每剂煮2次，滤去药渣，得药液约500ml，早晚分服，经前1周服。

处方出处：廖慧慧，赵颖，张玉珍.张玉珍教授继承、创新中医调经法的思路与方法［J］.天津中医药，2015，32（5）：262.

2.寒凝血瘀证

（1）何梦瑶治疗痛经方（吴茱萸汤）

组方 当归、肉桂（焗服）、吴茱萸、丹皮、制半夏、麦冬各二钱，防风、细辛、藁本、干姜、茯苓、木香、炙甘草各一钱。

功效 温经止痛。

主治 用于胞寒不虚，小腹冷痛者。

用法 每日1剂，水煎服。

处方出处：何梦瑶.三科辑要·妇科辑要［M］.广州：广东科技出版社，2011：337-338.

（2）何梦瑶治疗痛经方三（大温经汤）

组方 吴茱萸、丹皮、白芍、人参、肉桂（焗服）、当归、川芎、阿胶、甘草各一钱，麦冬二钱，半夏二钱五分。

功效 温经止痛。

主治 用于胞虚受寒小腹冷痛者。

用法 每日1剂，加生姜，水煎服，食前服。

处方出处：何梦瑶.三科辑要·妇科辑要［M］.广州：广东科技出版社，2011：337.

（3）罗元恺教授经验方

组方 五灵脂10g，川芎10g，没药10g，小茴香10g，三棱10g，莪术10g，蒲黄9g，干姜6g，当归12g，延胡索12g，赤芍15g，桃仁15g。

功效 温经散寒，化瘀止痛。

主治 用于寒凝血瘀型之痛经。

用法 每日1剂，水煎服，每剂煮2次，滤去药渣，得药液约500ml，早晚分服。

处方出处：罗元恺.女科述要——痛经多因于瘀［J］.新中医，1992，（3）：17.

3.瘀热互结证 司徒仪教授治疗痛经方

组方 生地15g，黄连6g，丹皮12g，当归12g，川芎6g，红花6g，桃仁12g，莪术9g，延胡索15g，香附12g，白芍15g，败酱草15g，薏苡仁10g。

功效 清热活血，化瘀止痛。

主治 用于瘀热互结之痛经。

用法 每日1剂，水煎服，每剂煮2次，滤去药渣，得药液约500ml，早晚分服。

处方出处：司徒仪.子宫内膜异位症中西医结合治疗［M］.北京：人民卫生出版社，2004：180.

4. 肾虚血瘀证　张玉珍教授治疗痛经方一（补肾化瘀止痛汤）

组方　菟丝子、续断、肉桂（焗服）、鹿角霜、石楠藤、三七、乌药、三棱、莪术、延胡索、益母草、七叶莲。

功效　补肾化瘀止痛。

主治　用于肾虚血瘀之痛经。

用法　每日1剂，水煎服，每剂煮2次，滤去药渣，得药液约500ml，早晚分服。

处方出处：张玉珍.妇产科补肾活血法的探讨和临床应用［J］.中国医药学报，1997，12（3）：48.

5. 肾虚肝郁证　张玉珍教授治疗痛经方二

组方　怀山药18g，山茱萸15g，阿胶（烊化）12g，巴戟天9g，当归12g，白芍12g，石楠藤12g，八月札12g，香附9g。

功效　补肾填精，疏肝理气止痛。

主治　用于肾虚肝郁之痛经。

用法　每日1剂，水煎服，每剂煮2次，滤去药渣，得药液约500ml，早晚分服，经期服药。

处方出处：曾诚，史云，陶莉莉，等.张玉珍运用补肾疏肝法治疗妇科病经验［J］.中国中医药信息杂志，2008，15（7）：85.

四、外　治　法

（一）针灸治疗

1. 体针　选取合谷、三阴交。加减：夹血块者加血海；湿邪重者加阴陵泉、太冲、行间；肝郁者加太冲、气海、内关；气血虚弱者加足三里、脾俞、血海；肝肾不足者加关元、肝俞、肾俞。操作方法：实证用泻法，虚证用补法。适应证：各型痛经。

2. 电针　选取中极、关元、三阴交、血海、地机、足三里穴。操作方法：针刺得气后，接上电针治疗仪，通以疏密波或连续波，电量以中度刺激为宜，每次通电15～30分钟，每日1～2次。于经前3日施治，至疼痛缓解为止。

3. 灸法　选取关元、气海、曲骨、上髎、三阴交。操作方法：每次取3个穴，于经前3日用艾条温和灸，每穴施灸20分钟，每日1次，连续治疗，4日为1个疗程。适应证：寒凝血瘀型痛经。

4. 梅花针　用梅花针从腰椎至尾椎，脐部至耻骨联合处轻叩（不出血为宜），可调节冲、任、督脉之气，以达行气止痛之功。每次月经前3～5天开始，每日1次，每次15分钟，连用3个周期。

5. 腹针　腹针疗法外可调节经络气血，内可调节脏腑功能，施治过程中采用特殊针具，使其治疗疾病见效快、痛苦少、疗效稳定，尤长于治疗各类痛证。取穴：选用腹针。基本处方：引气归元（中脘、下脘、气海、关元、中极）。操作方法：经前1周加用腹针治疗，包括经期当天，每隔1～2天治疗1次，至少治疗3次或以上，3个月经周期为1个疗程，治疗期间停用其他治疗。

6. 平衡针　王小云教授临床擅用平衡针治疗痛经。取穴：痛经穴。操作方法：在胸骨柄正中线1/2处，相当于第4肋肋间隙。一步到位针刺法，待针体进入一定要求深度后即可出针，不提插不捻转。以局部酸麻胀为主，并向腹部和下腹部放射。

7. 雷火灸　选取任脉上曲骨至神阙穴、两侧少腹部、第4腰椎至第1骶椎、八髎穴。操作方法：任脉上曲骨至神阙穴、两侧少腹部、第 4 腰椎至第 1 骶椎、八髎穴施灸，每日 1 次，每次 30 分钟，6 次为 1 个疗程。

8. 耳穴治疗 取穴：皮质下、内分泌、交感、子宫、卵巢。气滞血瘀可加耳穴肝、神门；痰湿凝滞加耳穴脾、胃；湿热瘀滞加耳穴三焦、腹；气血虚弱加耳穴心、脾；肝肾亏虚加耳穴肝、肾。操作方法：于月经来前 3～5 天，用王不留行籽或小磁珠压穴，每日按揉数次，调和气血以止痛；疼痛较重者可用埋针法。

（二）中药热奄包

药物置备：吴茱萸 250g 和粗盐 250g 混合放入微波炉专用碗内，以中火加热 3 分钟，至吴茱萸呈咖啡色、外壳略张开、并散发出芳香药气为度。把药物装入布袋中。操作方法：协助患者舒适平卧，将药物置于治疗部位，再次询问患者有无不适，以患者自觉药物温热而不烫为宜。每于行经期热敷以温经通络，散寒止痛。适应证：寒凝血瘀型痛经。

（三）敷脐疗法

神阙为冲任经气汇聚之地，且渗透力强，采取敷脐疗法可达到调理冲任气血以止痛的治疗目的。取穴：神阙。操作方法：可选用当归、川芎、吴茱萸等研为细末，加白酒和凡士林调为膏糊状，于经前 3 天敷脐部，经至敷关元穴，可疏通经络，祛寒止痛。适应证：寒凝血瘀型痛经。

五、养 生 调 摄

（一）生活调摄

（1）广泛宣传月经生理和月经期卫生知识，使妇女了解月经来潮正常的生理过程，消除其顾虑和精神负担。

（2）积极参加适当的体育锻炼增强体质，增强抵抗力，避免冒雨涉水。

（3）注意劳逸结合，睡眠充足，生活规律，经期避免过度疲劳和紧张，避免重体力劳动和剧烈体育运动。

（二）饮食调摄

痛经患者要注意少吃寒凉生冷，以免经脉凝涩，血行受阻；避免咖啡因，咖啡、茶、可乐、巧克力中含有咖啡因；禁酒。均衡饮食，避免过甜或过咸的食品，多吃蔬菜、水果、鸡、鱼、瘦肉等。注意补充维生素及矿物质。

常用食疗方如下：

1. 益母草煮鸡蛋 益母草 15～30g，鸡蛋 2 个，红糖适量。将益母草与鸡蛋放入适量水中同煮，待鸡蛋刚熟时剥去蛋壳，加入红糖，复煮片刻，吃蛋喝汤。适用于所有痛经患者，具有活血祛瘀、通经止痛之效。

2. 田七蒸鸡 母鸡胸脯肉 250g，三七末 15g，冰糖（捣碎）适量。将三七末、冰糖与鸡肉片拌匀，隔水密闭蒸熟。每日分 3 次食用。具有活血化瘀定痛，滋补强壮，益气止血的功效。适用于血脉瘀滞而见气血虚弱的患者。

3. 酒芎鸡蛋汤 川芎 5g，黄酒 20ml，鸡蛋 2 枚。川芎、鸡蛋同煮，蛋熟后去渣及蛋壳，调入黄酒，吃蛋喝汤。连用1周。具有温经滋补，活血化瘀的功效。适用于虚寒血瘀证痛经。

4. 当归生姜羊肉汤　当归30g，生姜60g，羊肉500g。将当归、生姜洗净、切片；羊肉剔去筋膜，置沸水锅焯去血水，捞出晾凉，横切成长短适度的条块。将羊肉条块及生姜、当归放入洗净砂锅内，掺入清水适量，用武火烧沸，撇去浮沫，改用文火炖至羊肉熟烂即可。具补血温中，祛寒止痛之效。适用于寒凝胞宫之痛经患者，虚寒者最为适宜。

六、名家医案节选

病案一　张玉珍教授治疗痛经案

患者，女，21岁，2004年6月19日初诊。

主诉：月经先后无定期伴痛经10余年。

患者月经素来不调，或前或后，持续10余年。初潮至今，每至经前则小腹作痛，严重影响工作及生活。昨日经临，经色黯淡，量少质稀薄，腹痛又作，痛引腰骶，平素诸事易生怫郁，责怪他人。舌淡黯，苔薄，脉弦细涩。

西医诊断：①原发性痛经；②月经失调。

中医诊断：①痛经；②月经先后无定期。

辨证：肾虚肝郁。

治法：补肾疏肝。

方药：《傅青主女科》调肝汤加味。

处方：山药18g，山萸肉15g，阿胶（烊化）12g，巴戟天9g，当归12g，白芍12g，石楠藤12g，八月札12g，香附9g。5剂，每日1剂，水煎服。

二诊：2004年6月25日。诉服药2剂后，腹痛即止，经水畅行，6天即净。

仍服原方加延胡索12g。6剂后，临经痛势显著减轻；再次转经，期量常畅，痛经未有复发。

按语：痛经一证，有虚实之异，原发与继发之别。张教授基于多年临床观察认为，原发性痛经多见于素性忧郁或肾气亏损，气血虚弱，或子宫发育不良的年轻未婚女子，或房劳多产之后；且经期正是耗血伤精之时，故伤精耗血，肝肾亏损，“不荣则痛”，以及冲任气血郁滞，“不通则痛”，是虚实夹杂痛经的主要病机。治宜补肾疏肝为主。《傅青主女科》调肝汤中山药、山萸肉、阿胶滋肾精而养冲任；当归、白芍补肝血而疏木气；巴戟天温养肾气，从水中补火，使大队滋养精血之品滋而不滞；甘草和中缓痛。全方酸甘化阴，肝肾得养，精血充沛，“肾气全盛，冲任流通”，痛经可愈。

病案二　司徒仪教授治疗子宫内膜异位症痛经合并不孕案

患者，女，28岁，2014年3月11日就诊。

主诉：渐进性痛经8年，同居未避孕未孕3年余。

患者2008年人工流产1次。曾于2010年10月外院经腹腔镜下行右侧卵巢巧克力囊肿剔除并盆腔内膜异位病灶电灼术。术后未避孕，经期小腹冷痛，得热痛减，严重时面色苍白，大汗出，四肢湿冷，平素怕冷喜温，四肢凉。月经28～33天一行，量偏多，夹有血块，黯红色，7天净。末次月经日期为2014年3月2日。舌胖大、质淡黯，脉沉紧。妇科检查示：子宫后位，常大，活动欠佳，后壁有数个触痛性结节，右侧附件区触及囊性包块，约4cm×3cm。当日B

超示：右侧附件区可见一大小约 3.9cm×3.5cm 的囊性回声，内见稠液性暗区，考虑为右侧卵巢巧克力囊肿。癌抗原 125（CA125）：125.45U / ml，基础体温（BBT）双相。

西医诊断：①子宫内膜异位症；②继发性不孕症。

中医诊断：①痛经；②癥瘕；③不孕症。

辨证：阳虚寒凝血瘀。

治法：温经散寒，化瘀止痛。

方药：当归四逆合吴茱萸生姜汤加减。

处方：当归、芍药、炙甘草、通草、桂枝、细辛、生姜、吴茱萸、大枣。加乌药 10g，三棱 10g，莪术 10g，川断 10g，菟丝子 20g，每日 1 剂，配合莪棱灌肠液灌肠治疗。随症加减治疗 3 月余，痛经及四肢不温等症状消失。2014 年 8 月 20 日停经 45 天，B 超示宫内可见妊娠囊，证实宫内妊娠。

按语：司徒仪教授在治疗子宫内膜异位症方面积累了大量的临床经验，遣方用药均须遵循病机，强调辨证论治；遵循三因制宜，强调个体化治疗原则，以提高患者的生活质量。

（王彦彦　梁雪芳　温明华）

第五节　闭　　经

闭经是常见病，古籍称为“经闭”、“经水不通”、“月水不通”、“月事不来”、“不月”等。闭经分为原发性闭经和继发性闭经。原发性闭经为女性年龄超过 14 岁，第二性征未发育；或者年龄超过 16 岁，第二性征已发育，月经还未来潮。继发性闭经为女性正常月经周期建立后，月经停止 6 个月以上；或按自身原有月经周期停止 3 个周期以上。岭南医家对于闭经记载了很多珍贵的理论认识和临床经验，对中医临床思维具有中药的启迪和借鉴作用。

一、病 因 病 机

闭经属于妇人三十六病中的痼疾，病因病机复杂，难以在短期内治愈。闭经的原因有虚实之分。虚者主要是经血匮乏致胞宫胞脉空虚，无血可下；实者多为胞宫壅塞导致经血的运行受阻，或经隧不通，或气血瘀滞。虚实夹杂，以虚为多见，大多又夹瘀、痰。

（一）脏腑功能失调是本病发病的根源

脏腑功能的失调是本病发病的根源所在，其中肾起着主导作用，此外还与肝、脾密切相关。

肾气不足，肾精亏耗是本病的基本病机。《素问》曰“女子七岁……七七任脉虚，太冲脉衰少，天癸竭，地道不通……”月经的产生是肾-天癸-冲任-胞宫轴的协调作用。“肾气盛”是“天癸至”的前提，因此肾气的盛衰直接影响天癸至与竭。《妇科经纶》曰：“月水全赖肾水施化，肾水既乏，则经水日以干涸，……渐至闭塞不通。”岭南罗氏妇科认为，闭经临床上以肾虚为主，以肾阴不足多见，因此，调理闭经应以滋益肾阴为要，重视固护真阴。肾精亏损，肾气不足，天癸不至，冲任不固，无法作用于子宫，月事不无时下。

脾为后天之本，气血生化之源。脾主中气而统血。《景岳全书·妇人规》曰：“经血为水谷之精气，和调于五脏……凡其源源而来，生化于脾，总统于心，藏受于肝。”脾气健旺，气血生化有源，统摄有权；反之若脾气虚弱，气血生化乏源，则血海空虚，月经停闭。岭南医家刘渊认为：“调经之要，贵扶脾胃、固肾气为主。因为脾为生化之源，胃为灌注之本，肾为水火之宅、为元气之根……是脾胃固为生化之源，而肾又为脾胃强壮之本，为发生之基，五脏之阴气非此不能滋，五脏之阳气非此不能发。”岭南气候湿热，在此环境生活的人们，常常贪凉饮冷，爱食鱼鲜、鸡犬蛇龟杂合之物，影响脾胃运化；加之暑天出汗排泄过多，也会导致脾运化受影响，造成湿困脾胃。脾气一伤则气血津液生化乏源，久而渐之则致血枯经涸。

妇人病常与冲任二脉受损有关，冲任为气血之海，脏腑气血之源。肝藏血，主疏泄，肝经与任脉同行，所藏之血需要通过任脉输注于胞宫。另外，肝与冲任督三脉在经络上相互联络，参与月经的调节。肝疏泄正常，气血调和，经候如常。若肝失于疏泄，气机不利，冲任受阻，则可导致闭经；或肝郁化火，灼伤阴血，无法下注胞宫，血海干涸，也可导致闭经。岭南罗氏妇科强调在妇科病治疗中要重视冲任二脉的作用，应从肝肾二脏论治冲任二脉。

（二）血枯、血滞是本病的直接致病因素

经水不通，无外乎有余与不足两种。有余者即血滞，气血充而脉道不通；不足者即血枯，无源或耗伤过度。《景岳全书·妇人规》中，张景岳将闭经的病机分为“血枯”、“血隔”两类，前者是经血无源，血海难以按时满盈，分类属虚证；后者是冲任经脉不畅，血道不同，经血无路可循则月事不来，分类属实。

岭南名医何守愚认为闭经有三种情况：①气耗血枯，“如脾胃损伤，饮食减少，气耗血枯而不行者，法当补其脾胃，养其气血以待气充血生，经自行矣，不可妄用通经之剂”；②气郁血滞者，“法当开郁，气行滞血，而经自行”；③痰涎壅滞者，“法当行气导痰，使经得行”。

广东地处岭南的中心，炎热潮湿，人多阴虚、脾湿体质。谢泽霖医家在论闭经的证治时，通过引用萧慎斋、朱丹溪的论述，阐明闭经有阴虚火旺，也有积痰壅闭。慎斋曰：“大约妇人闭经由于阴虚火旺，日渐煎熬，津液干枯，以致血枯经闭，……当益阴滋水，以培化源。”朱丹溪曰：“有积痰下流于胞门，闭塞不行，用厚朴二陈汤；又有痰多占住血海，因而不下者，痰多血虚，南星苍术黄连川芎末丸；有肥人脂满者，导痰汤加川芎黄连，不用地黄，泥隔故也。”

在闭经的辨证论治中，岭南医家吕楚白颇有自己的心得，他指出经闭离不开虚、热、痰、气四证，如“内经云，女子二七而天癸至，任脉通，太冲脉盛，月事时下，盖妇人女子血为主……血脉调匀，无虑血滞血枯之患。假令月事将行之际，外被六淫所袭，内遇七情有伤，或伤生冷等物，为痰为瘀，凝积血海之中，血脉因之而滞也，故曰血滞。或月事既行之后，劳役过度，醉饱入房，与及食物燥热，以至火动，邪盛必至精虚，血脉从此而枯也，故曰血枯。若月事不利者，血滞与血枯不同，血滞者可以通之，血枯者不能通之”。

（三）情志致病

《妇科切要》中述“经水所以不调，皆内有七情内伤，外有六淫之感”，认为经闭不通与妇女情志不遂相关。女子以肝为先天，肝的疏通是月经产生的关键，岭南名家刘渊认为情志不遂是导致妇科疾病的一个重要因素，“妇性狭窄，肝木喜条达，最嫌郁滞。设或隐曲不如意，即郁怒过度，未有不伤肝气。况相火系于肝木，肝经藏血，一经受伤，肝火自焚，相火助越为害，炙烤真阴，血枯经涸，月事不能以时下矣。”

二、治 疗 特 色

（一）辨证多虚实夹杂，治疗宜扶正祛邪

张仲景提出“经闭有血隔、血枯之不同，隔者病发于暂，通之而愈，枯者其来渐，补养乃充”。由此可见闭经有虚实之别，治法攻补各异。临床上，虚者多见，纯实者少；即使有实，亦多虚实夹杂。故血滞实者不宜过于宣通，不须养荣益阴，而血枯虚者又不可峻行补益，尚须推陈致新。也可先补后攻，先使气血充盈，性生殖功能旺盛，然后加以引导，引血下行，以顺乎月经生理蓄满而溢之机。虽在闭经的治疗中常兼以通法，但绝不能猛浪攻逐通利。对夹实者，观其所类，可酌加针对性的祛邪药。闭经的治疗，最忌滥用破血通利之法，虽有时也可以取得一时的疗效，但最终无益；应以顾护真元为主，真气充而经自调。

（二）育肾调经，同时注重调理脾胃

“经水出诸肾”（《傅青主女科》），“月经全借肾水施化”（《医宗正传·妇人科》），妇人以血为用，经本阴血，血以充经，气以行经，又经本于肾，因此治疗虚证闭经，以益脏为主，温通为辅，益脏重在肾精、肝血、脾气。育肾调经是治疗闭经的根本。罗元恺教授认为“闭经之病机多因肾气不充，天癸这种无形之水不至，任脉不通，冲脉不盛，胞脉不充；而肾阴是月经的主要化源，故滋益肾阴乃调治闭经之要着”。同时，脾胃为后天之本、气血生化之源，脾胃失健，气血生化无源，脏腑失养，冲任失调，血海不能按时满溢。《叶天士女科》说“脾旺则血匀气顺，自然应期”。大凡治经闭，宜补心肾以安血之室，健脾扶胃以资血之源，以此为治疗大法。对于各型闭经，可以随症加入健脾和胃之药，常于滋补药中佐入陈皮、山楂、神曲、鸡内金、谷芽之类，使之补而不滞，滋阴不碍胃。常于化瘀药及祛痰药化湿药中加入鸡内金、麦芽、陈皮、山楂，使脾胃保持良好的运化功能。在善后阶段，可用六君汤、归脾汤等方剂调理，得以巩固疗效。

（三）疏肝调经，重视情志调节

《素问·阴阳别论》中提到：“二阳之病发心脾，有不得隐曲，女子不月。”说明情志抑郁可致闭经。郁证多由因环境改变不能适应或忧思、顾虑等情志不遂，以致肝气郁结，气机不畅而致病；也可因阴血不足，水不涵木而肝气上逆，疏泄失常而出现“结气”。当治以疏肝解郁、理气调经。常用药物有当归、生地、川芎、白芍、柴胡、郁金、丹参、制香附、怀牛膝、青陈皮，并随证加减应用。然妇人多系血虚气郁。吕安卿认为治疗血虚气郁之经闭，当先以开郁养血为主，调理心肝脾脏，待患者气郁得舒，脾气渐旺时，再气血双补，少佐开郁之品，使患者气畅血旺，月经复行。郭梅峰老先生则常常在这类患者的治疗中，用自拟养血方加花类药物，功效良多。当然，除了运用调肝中药外，还应注重情志治疗，以五行相生相克理论，进行情志相胜治疗。

（四）巧用花药，善用南药，重视中医周期疗法

妇科病多由郁而生。花者，华也，乃本草之精华。《素问·奇病论》里提到：“治之以兰，除陈气也。”指出芳香、轻清之花类，有疏肝解郁之功效，善解妇人之郁。吕安卿对花药在妇科方面的运用是比较有经验，其善用合欢花、玫瑰花、素馨花等花类药物解妇人之郁。而郭梅峰也提出，理气解郁之品多辛温香燥，易劫津伤阴，用花类药以疏肝解郁可以取得较好的效果。

因此，郭老在临床中其常常用南豆花（扁豆花之优质者）作为解郁调经之常用药，其认为南豆花配麦芽、柏子仁，即有催经之力，何必用丹皮、牛膝、益母草？

另外，岭南地区植被丰富，常年雨水充沛，岭南罗氏妇科因地制宜，在闭经的治疗中，常常选用南药新会陈皮、化州橘红、广藿香等理气祛湿，肇庆芡实、德庆巴戟天和五指毛桃等补肾健脾。

目前，对于闭经患者，月经初潮后如何保持其规律的月经周期是临床诊疗过程中的一个难点。中医周期疗法，是根据月经期、经后期、氤氲期、经前期四期阴阳变化的特点来调理月经。中医周期疗法，以辨证为主，重视卵巢冲任的周期变化，旨在调节脏腑、冲任功能以促排卵，排卵功能正常，月经则自然来潮。

三、辨证论治

1. 肾气亏虚证 罗元恺治疗闭经经验方

组方 菟丝子25g，仙灵脾10g，怀牛膝20g，枸杞子15g，当归15g，川芎10g，熟地20g，香附10g，党参20g。

功效 补肾养血以益冲任。

主治 用于肾气不足，冲任不充之闭经。

用法 每日1剂，水煎服。

处方出处：罗元恺.现代著名老中医名著重刊丛书•罗元恺论医集［M］.北京：人民卫生出版社，2012：22.

2. 气血亏虚证

（1）吕安卿治疗闭经方

组方 党参五钱，白术三钱，茯苓三钱，炙甘草八分，川芎二钱，当归六钱，白芍三钱，熟地五钱，春砂一钱，香附三钱，延胡索二钱，郁金一钱。

功效 气血双补，调经舒郁。

主治 用于气血两虚经闭者。

用法 每日1剂，水煎服。

处方出处：广东省医药卫生研究所中医研究室.广州近代老中医医案医话选编［M］.广州：广东科技出版社，1979：86.

（2）李丽芸治疗闭经方

组方 淫羊藿、仙茅、熟附子、炙甘草、人参、熟地、当归、川芎。

功效 温肾阳，补气血。

主治 用于血枯经闭者。

用法 每日1剂，水煎服。

处方出处：王小云，黄健玲.中医临床诊治妇科专病［M］.北京：人民卫生出版社，2013：313.

（3）郭梅峰治疗闭经经验方（自拟养血方）

组方 熟地、怀山药、茯苓、枸杞子、菟丝子、莲须、桑寄生、柏子仁、龙眼肉（或大枣）、炙甘草。

功效 平补心脾，养血调经。

主治 用于冲任虚证者。

用法 每日1剂，水煎服。

处方出处：郭燕文，杨干潜.梅峰医学［M］.广州：自编中医自学丛书，1994：311.

3. 肝肾不足证 罗元恺教授治疗闭经方

组方 生地25g，黄精30g，怀牛膝25g，龙眼肉15g，山楂肉30g，桃仁10g，赤芍12g，青皮10g，茯苓20g。

功效 滋养肝肾，佐化瘀散结。

主治 肝肾阴不足，兼有瘀滞之闭经者。

用法 每日1剂，水煎服。

处方出处：广州中医学院妇产科教研室. 罗元恺医著选［M］. 广州：广东科技出版社，1980：190.

4. 阴虚内热证

（1）何梦瑶治疗闭经方（三和汤加减）

组方 当归、川芎、白芍、地黄、黄芩、栀子、连翘、薄荷、甘草各等分。

功效 清热滋阴。

主治 用于血亏血枯经闭者。

用法 上剉，每服八钱，水煎服。

处方出处：何梦瑶. 妇科良方［M］. 北京：中国中医药出版社，2015：32.

（2）吕楚白治疗闭经方（加味玉烛散方）

组方 当归酒洗五钱，白芍酒炒三钱，生地三钱，制川乌二钱，大黄三钱，芒硝二钱，甘草一钱，人参二钱，木瓜三钱，天花粉五钱。

功效 养阴清胃，兼补气血。

主治 用于血枯津枯经闭。

用法 每日1剂，水煎服。

处方出处：杨绮婷. 岭南名医吕楚白《妇科纂要讲义》学术经验整理研究［D］. 广州：广州中医药大学. 2017：31.

吕楚白. 妇科纂要讲义［M］. 广州：广东光汉中医专科学校印刷部印，民国年间.

5. 气滞血瘀证 罗元恺治疗闭经经验方（理血通经汤）

组方 吴茱萸60g，赤芍60g，三棱30g，莪术30g，红花30g，苏木30g，桃仁30g，续断60g，益母草30g，党参45g，香附45g。

功效 行气，活血，化瘀。

主治 用于气滞血瘀所致闭经。

用法 共研细末，每次服12g，用熟地30g，麦冬15g，煎汤送服，每日两次。

处方出处：马超英.历代名家验案类编·中医妇儿科医案［M］.上海：上海中医药大学出版社，2015：39-40.

6. 痰湿阻滞证 吕安卿治疗闭经方

组方 炒莱菔子四钱，法半夏四钱，炒赤芍三钱，炒丝瓜络三钱，黄柏五钱，素馨花三钱，玫瑰花三钱，香附三钱，延胡索五钱，郁金钱半，厚朴二钱，益母草五钱，当归八钱。

功效 化痰行气，活血通经。

主治 用于痰湿下注，气血瘀滞之闭经。

用法 每日1剂，水煎服。

处方出处：广东省医药卫生研究所中医研究室.广州近代老中医医案医话选编［M］.广州：

广东科技出版社，1979：86.

7. 肝气郁结证

（1）何梦瑶治疗闭经方（逍遥散加减）

组方　当归（酒炒）、白芍（酒炒）、白茯苓、柴胡各一钱，甘草五分，土炒白术一钱，水一盏半，加薄荷、煨姜煎服。方中可酌加香附、泽兰叶、丹皮、生地、郁金、黑栀、黄芩。

功效　清热开郁。

主治　情志不遂之脉弦出寸口者。

用法　每日1剂，水煎服。

处方出处：何梦瑶.妇科良方•妇科良方［M］.北京：中国中医药出版社，2015：33.

（2）吕楚白治疗闭经方一（加味逍遥散）

组方　柴胡二钱，白芍酒炒三钱，当归酒洗八钱，白术土炒五钱，茯苓五钱，炙甘草七分，丹参三钱，熟地五钱，香附子醋三钱，延胡索酒炒五钱，素馨花一钱半，玫瑰花二钱。

功效　理气解郁，活血通经。

主治　用于肝郁气结经闭。

用法　每日1剂，水煎服。

处方出处：杨绮婷.岭南名医吕楚白《妇科纂要讲义》学术经验整理研究［D］.广州：广州中医药大学.2017：30.

吕楚白.妇科纂要讲义［M］.广州：广东光汉中医专科学校印刷部印，民国年间.

（3）吕楚白治疗闭经方二（加减益经汤）

组方　柴胡一钱，香附四制三钱，郁金二钱，益母草三钱，丹皮二钱，酸枣仁三钱，人参二钱，当归八钱，白芍酒炒三钱，白术土炒八钱，熟地八钱，杜仲五钱。

功效　滋肾益精解郁。

主治　用于肾虚肝郁经闭。

用法　每日1剂，水煎服。

处方出处：杨绮婷.岭南名医吕楚白《妇科纂要讲义》学术经验整理研究［D］. 广州：广州中医药大学.2017：30.

吕楚白.妇科纂要讲义［M］.广州：广东光汉中医专科学校印刷部印，民国年间.

8. 寒凝血瘀证

（1）何梦瑶治疗闭经方一（吴茱萸汤）

组方　当归、肉桂、吴茱萸、丹皮、制半夏、麦冬各二钱，防风、细辛、藁本、干姜、茯苓、木香、炙甘草各一钱。

功效　温中补虚，散寒通经。

主治　因寒表证多者。

用法　每日1剂，水煎服。

处方出处：何梦瑶.妇科良方［M］.北京：中国中医药出版社，2015：32.

（2）何梦瑶治疗闭经方二（琥珀散）

组方　三棱、莪术、赤芍、当归、刘寄奴、丹皮、熟地、官桂、乌药、延胡素各一两。上前五味用乌斗一升，生姜半斤切片，米醋四升，同煮，豆烂为度，焙干，入后药，同为末。

功效　温经散寒，活血逐瘀。

主治　因寒里证多者。

用法　每服二钱，温酒调下，空心食前服。

处方出处：何梦瑶.妇科良方［M］.北京：中国中医药出版社，2015：31.

（3）班秀文治疗闭经方

组方　制附子（先煎）6g，补骨脂 10g，艾叶 6g，香附 10g，肉桂（焗服）5g，小茴香 6g，熟地 15g，当归 10g，川芎 6g，赤芍 6g，炙甘草 6g。

功效　温肾暖宫，养血通经。

主治　用于阳虚宫寒，寒凝经闭。

用法　每日 1 剂，水煎服。

处方出处：李莉.中国现代百名中医临床家丛书·班秀文［M］.北京：中国中医药出版社，2007：135.

四、外　治　法

（一）针灸

1. 针刺

（1）气血虚弱：穴位选取关元、足三里、归来、气海、脾俞、胃俞。操作：手法宜轻柔。足三里直刺 0.5～1 寸，提插或捻转，补法，至局部酸胀感。关元、气海、归来直刺 0.5 寸，轻轻提插或徐徐捻转，至小腹部胀重感。脾俞、胃俞均斜刺 0.5～1 寸，捻转补法至局部酸胀感。留针 20 分钟，隔日治疗 1 次。

（2）肝肾不足：穴位选取关元、足三里、归来、肾俞、肝俞。操作：关元、归来直刺 0.5～1 寸，提插捻转补法，至小腹胀重感。足三里直刺 0.5～1 寸，提插或捻转，补法，至局部酸胀感。肾俞直刺 1.5～2 寸，提插捻转运针，至局部酸胀感。肝俞斜刺 1 寸，捻转补法，至局部胀感。留针 20 分钟，隔日治疗 1 次。

（3）阴虚内热：穴位选取关元、足三里、归来、太溪。操作：关元、归来直刺 0.5～1 寸，插捻转补法，至小腹胀重感。足三里直刺 0.5～1 寸，提插或捻转，补法，至局部酸胀感。太溪直刺 0.5～1 寸，捻转补法，至局部胀感。留针 20 分钟，隔日治疗 1 次。

（4）气滞血瘀：穴位选取中极、三阴交、归来、合谷、血海、太冲。操作：中极、归来直刺 1 寸，提插平补平泻法，至小腹部胀麻感。三阴交向上斜刺 1～1.5 寸，提插泻法，使针感沿小腿内侧向上放射。合谷直刺 0.5～1 寸，提插泻法，至局部胀重感或向指端放射。血海直刺 1 寸，提插或捻转泻法。太冲直刺 0.5～1 寸，提插泻法，至局部胀感向趾端放射。留针 20 分钟，间歇行针。

（5）痰湿阻滞：穴位选取中极、三阴交、归来、阴陵泉、丰隆。操作：中极、归来直刺 1 寸，提插平补平泻法，至小腹部胀麻感。三阴交向上斜刺 1～1.5 寸，提插泻法，使针感沿小腿内侧向上放射。丰隆直刺 1～1.5 寸，提插泻法，使针感向足部放射。留针 20 分钟间歇行针。

2. 电针　穴位选取天枢、血海、归来、三阴交、气冲、地机。操作：选腹部和下肢穴位组合成对，每次选用 1 对，接上电针仪，可选用密波，中等频率，通电 10～15 分钟。

3. 皮肤针　选取腰骶部膀胱经第一侧线、脐下冲任脉循行路线、归来、血海、足三里。操作：循各经反复叩打 3 遍，然后重点叩刺肝俞、肾俞，其后再叩刺其他各穴。中等刺激，隔日 1 次，5 次为 1 个疗程，疗程间休息 3～5 天。

4. 温针灸　选取归来、子宫、卵巢、天枢、三阴交、命门、肾俞、关元。操作：首先完成普通针刺治疗，务必使针刺得气，然后将艾绒团成团状放置于相应的针柄上。其中艾团直径约为 1cm，必须保持艾团与皮肤之间的距离，注意将小块的隔热板垫在艾绒团与皮肤之间，以防过温或者艾绒团脱落时灼伤皮肤，施灸的顺序为从下至上，每日每穴灸量为 5 壮。连续治疗 21 天，休息 7 天，为 1 个疗程，共 3 个疗程。若疗程期间出现月经来潮现象，则立即停针，待月经结束后再继续进行治疗。适用于寒凝血瘀的闭经患者。

5. 耳针　主穴选取内分泌、卵巢、皮质下、神门。配穴：肝肾不足者配肝、肾；气血虚弱者配心、脾等穴；阴虚血燥者配交感、肝、肾；气滞血瘀者配肝、脾、心；痰湿阻滞者配脾、三焦等。操作：每次选 3～4 个穴，毫针刺用中等刺激，隔日 1 次，留针 20 分钟，或在耳穴埋豆（王不留行），每周 2～3 次。

（二）按摩

全身推运，腰骶部加擦法，以透热为度；少腹部则振颤，摩腹，揉腹。取穴内关、合谷、肾俞、关元、中极、足三里、三阴交等。按摩垂体、甲状腺、肾上腺、生殖腺、子宫、腹腔神经丛等反射区。以上每日 1 次，15 次为 1 个疗程。

（三）穴位埋线

选取主穴：天枢、带脉、子宫、脾俞、胃俞、肾俞、足三里（以上均为双侧），以及关元、中极、中脘。操作：取消毒的弯盘、剪刀、镊子、纱布、30 医用羊肠线、7 号注射针头、0.35mm×40mm 针灸针，将羊肠线分别剪成长约 1cm 的一小段放在 95%的乙醇中，埋线时取出放在纱布上，局部皮肤消毒后，将针灸针穿入注射针头内，稍向后退少许，将羊肠线用镊子夹起，放进注射针头前端，羊肠线不要露出针头，然后倾斜地持注射针头及针灸针，快速将注射针头刺入皮内，针尖达患者肌肉层后，将注射针头稍向上提，同时将针灸针向下刺入，将羊肠线推入肌肉内，当针灸针针下有松动感时，说明羊肠线已进入肌肉内，即可将注射针头及针灸针一起拔出，再用棉签按压针孔片刻至血止。1 个月治疗 1 次，6 个月为 1 个疗程。

五、养 生 调 摄

（一）生活调摄

（1）加强避孕措施，避免多次人工流产、刮宫；哺乳期不宜过长；不宜过分节食减肥。
（2）注意及时治疗某些可能导致闭经的疾病，如炎症、结核、糖尿病、肾上腺及甲状腺疾病。
（3）加强营养及锻炼，增强体质。

（二）饮食调摄

闭经患者经期尤其尽量避免过食生冷寒凉。针对闭经的食疗常以甘味、温性食物居多，归经以入肾经、脾经、胃经、肝经为主。在功效上，以补益类最多见，主要以补阳类及补气类食物为主。

1. 芪杞炖乳鸽　黄芪、枸杞子各 15g，龙眼肉、生姜各 3g，乳鸽 1 只。将药材及乳鸽洗净后加水放入炖盅炖煮，有补中益气养血之功效。适用于气血亏损引起的闭经。

2. 怀杞炖牛腱　牛腱适量，怀山药 20g，枸杞子 12g，生姜 2 片，炖服。有健脾益气补血之功效。

3. 大补气血酒 当归、川芎、熟地、党参、黄精、枸杞子、龙眼肉、黄芪各60g，30度米酒7500ml。制法：先用酒将各药浸湿，隔水蒸半小时，放凉，10天后可饮用，早晚饭后饮适量。具有补气养血的功效。适用于气血不足之身体羸弱者。

4. 药制黑豆 黑豆600g，熟地、制何首乌各30g，山萸肉、茯苓、补骨脂、菟丝子、旱莲草、当归头、桑椹、五味子、枸杞子、地骨皮各15g，黑芝麻60g，食盐100g，将诸药水煎4次，去滓，加入黑豆和食盐，慢火煎干，晒干食用。具有滋补肝肾，益养强身的功效。适用于月经失调，神疲体弱，腰膝酸痛患者。

5. 益母草乌豆糖水 益母草30g，黑豆60g，水煎，加入适量红糖、米酒，饮用。具有活血祛瘀功效，适用于瘀血停滞引起的闭经患者。

（三）精神调摄

（1）平素要注意调节情绪，保持精神舒畅，避免七情所伤。

（2）精神因素所致闭经，需先稳定情绪，解除致病之源。

六、名家医案节选

病案一 罗元恺教授治疗闭经案

患者，女，39岁，2017年6月18日初诊。

主诉：停经1年余。

患者1年前无明显诱因出现停经，当时未予系统治疗。13岁初潮，平素经期5天，周期为26～28天。经量适中，色质可，行经无血块。末次月经2016年5月1日，行至2016年5月5日，停经前月经量少，色暗红，无血块，无痛经，经前伴有腰酸痛。白带量正常，色稍黄，无异味，无外阴瘙痒，无尿频、尿急、尿痛等不适。现腰酸背痛，口干，眠差，大便不成形，小便调，舌质红，苔黄，舌体胖大，脉细数。

实验室检查：T 0.114nmol/L，LH 43.50IU/L，卵泡FSH 138.1IU/L，PRL 201.2mIU/L，P 0.744nmol/L，雌二醇（E_2）277.6pmol/L。B超示：子宫内膜厚0.6cm，盆腔见液性暗区，深约1.9cm，内见少许带状分隔，子宫、双附件区未见明显异常。

西医诊断：①早发性卵巢功能不全；②继发性闭经。

中医诊断：闭经。

辨证：肾阴虚损。

治法：补肾滋阴。

处方：山药20g，白芍15g，知母15g，酒黄精15g，地骨皮15g，盐菟丝子10g，白术10g，麦冬10g，紫河车5g，陈皮（蒸）5g，炙甘草6g。服药14剂，每日1剂，水煎服，餐后1次，温服。同时予苁蓉益肾颗粒（内蒙古兰太药业有限责任公司，国药准字Z20030099），每次1袋（2g），每日2次。

二诊：2017年7月22日。已行经两次。末次月经：2017年7月16日，行至7月20日；上个月经周期：2017年6月26日至6月30日。仍腰酸，眠差，纳可，大便溏，小便调。舌质红，苔薄黄，脉细。

处方：盐菟丝子30g，熟地20g，山药20g，盐杜仲20g，石斛20g，酒山萸肉15g，茯苓15g，枸杞子15g，酒黄精15g，麦冬15g，桑椹15g，酒女贞子15g，旱莲草15g，当归10g。7剂，每日1剂，水煎服，餐后1次，温服。同时予还少胶囊（四川鑫达康药业有限公司，国药准字Z50020249），每次5粒（0.42g/粒），每日3次口服。

三诊：2017年8月1日。腰酸较前好转，睡眠一般，纳可，大便溏，小便调。处方：山药20g，白芍15g，知母15g，酒黄精15g，地骨皮15g，盐菟丝子10g，白术10g，麦冬10g，陈皮(蒸)5g，炙甘草6g，14剂，每日1剂，水煎服，餐后1次，温服。继予苁蓉益肾颗粒，每次1袋，每日2次。服药后2017年8月10日来月经，行经4天，无特殊不适，纳眠可，二便调。2017年8月13日性激素检查显示：LH（15.3IU/L）与FSH（26.4IU/L）均较之前明显下降。

随访6个月，患者坚持服用中药，重新建立基本规律的月经周期，月经周期20～35天，行经4天，其他无明显不适。

按语：该案例为典型的肾阴虚损夹湿之证。予补肾滋阴佐以健脾药，既补先天肾水，又补后天脾土，使得气血顺畅运行而不溢于脉外，充养胞宫。南方气候湿热，此时正值炎热的夏季，岭南地区患者喜寒冷饮食，常可致患者夹湿夹瘀，因此，重视肾阴阳调补之余，同时注意后天脾胃的调理。方用菟丝子、麦冬、酒黄精、地骨皮滋补肾阴肾阳，山药、陈皮、白术健脾化湿益气以滋养气血生化之源，避免经水时断，辅白芍养血调经、通顺血脉，知母滋阴润燥，炙甘草调和诸药。且予苁蓉益肾颗粒补肾填精，使肾阴肾阳得以滋养，先后天气血充盈，天癸至，冲任调，脏腑和，故患者初诊后月事已时下。二诊时患者正值经后期，此时阴血相对不足，为少阴之期，子宫喜藏而不泻以养阴精阳气。根据中医妇科周期疗法，以滋肾阴、养肝血为法，同时辨证为肝肾不足，故处方以归肾丸滋肾阴，养精血，治腰酸；加石斛、黄精、麦冬、桑椹、酒女贞子、旱莲草等生津润燥，补气养血，补肝益肾；中成药辅以还少胶囊以温肾补脾、养血益精。三诊患者腰酸痛有所缓解，主要辨证为肾阴虚证，继以补肾滋阴养血，健脾化湿，使“肾-天癸-冲任-胞宫轴”阴阳调和，恢复其应有的功能。

病案二 吕卿安治疗闭经案

患者，女，22岁，未婚。

主诉：停经5个月。

患者食欲不振，腰酸乏力，心胸郁闷，自己难以形容，面色略见淡白，诊查脉细弱，腹无满积。

西医诊断：继发性闭经。

中医诊断：闭经。

辨证：气郁血虚。

治法：疏肝解郁，养血活血。

处方：当归六钱，白芍三钱，丹参三钱，乌豆衣三钱，桑寄生五钱，白术三钱，远志二钱，柏子仁五钱，麦冬二钱，金橘干三钱，合欢花三钱，玫瑰花二钱。

二诊：月经仍未复潮水。有形之血不易骤生，当从缓图，倘若强通其经，则仅有之血尽流而出，何以续其生命。仍以开郁养血为急务。方用：当归六钱，白芍三钱，丹参三钱，乌豆衣五钱，白术四钱，柏子仁五钱，麦冬二钱，金橘干三钱，春砂仁一钱，素馨花钱半，女贞子五钱，连服二剂。

三诊：月经仍未复潮水。转用逍遥散加减调肝脾。方用柴胡钱半，茯神四钱，白术三钱，当归六钱，白芍三钱，丹参三钱，桑寄生五钱，党参五钱，柏子仁五钱，金橘干三钱，合欢花三钱，香附二钱，连服二剂。

四诊：连进开郁养血之剂，心胸舒适，食欲较好，精神日振。再以八珍法补气血佐以调经舒郁之品，使气调血活，经血自行。方用：党参五钱，白术三钱，茯苓三钱，炙甘草八分，川芎二钱，当归六钱，白芍三钱，熟地五钱，春砂仁一钱，香附三钱，延胡索二钱，郁金一钱。嘱守此方多并给自制培坤丸六丸，隔日服一丸，调理将一个月，月经复行。

按语：吕安卿对于闭经的治疗很有心得，他提出闭经之人多有血虚，欲通其经，必先养其血，则血足自然经行，如非腹有瘀块，攻冲作痛，不可妄用攻破之药。吕安卿认为治疗气郁血虚之经闭，当先以开郁养血为主，调理心肝脾三脏，待其气郁得舒，脾气渐旺，再气血双补，少佐开郁之品，则气畅血旺，月经复行。另外，其善用花药解妇人之郁，尤以合欢皮、玫瑰花、素馨花等多见。

（吴思宁　黎小斌　梁雪芳　王小云）

第六节　崩　　漏

崩漏是指经血非时暴下不止或淋漓不尽，前者称崩中，后者称漏下，由于崩与漏二者常相互转化，故概称崩漏，是月经周期、经期、经量严重紊乱的月经病。

岭南医家对崩漏的病因、病机、证候鉴别、辨证论治等都有所发挥，并积累了丰富的诊治经验，对临床具有重要的指导价值。

一、病因病机

崩漏是妇科常见的危、急、疑难病证。关于崩漏的病因病机，《素问·阴阳别论》中云："阴虚阳搏谓之崩。"罗元恺教授认为所谓阴虚阳搏，应理解为肾阴虚损，阴不维阳，……虚是本，亢是标，指出阴阳二气失于平衡之机制。阴损可致阳亢，阳亢又可耗阴。因下血过多，热随血去，气随血泄，可致血虚和气虚。并提出了"肾阴虚、脾气虚往往是致病之本"的创新观点。这与历代医家各自着重认为"气虚统摄无权"、"血热迫血妄行"、"瘀血不去，新血不得归经"或"阳不摄阴"为崩漏的主要病因病机迥然不同，比《素问》提出的"阴虚阳搏"更具体全面。彭胜权教授主编的《岭南温病研究与临床》一书中认为岭南人群体质构成的特点是"以阴虚质、湿热质为主，气虚质常见，挟痰湿之象明显。这些特色的形成，除了与先天因素有关外，与后天的地理环境、生活条件、饮食习惯等因素密切相关"。正如吴鞠通在《温病条辨》中说："医可不识人之形体以为治哉？"叶天士在《临证指南医案》中也指出："凡论病先论体质、形色、脉象，以病乃外加于身也。"岭南人多阴虚、气虚的体质特点容易导致阴虚阳亢、冲任不固和脾气虚不能统血的崩漏。而崩漏长期失血伤阴耗气，又加重病情反复，形成因果相干的恶性循环。罗教授继承传统理论，尤其重视他所在的岭南地区的"临床情况分析"，认为"肾阴虚、脾气虚往往是致病之本，血热、血瘀亦可为诱发本病的一种因素"。

二、治疗特色

1. 以平为期，慎用温燥动血之品　罗元恺教授认为，岭南地区温暖潮湿，其人体质以阴虚或气虚、湿热多见，在治法上要注意顾及气阴。择药物时，由于阴虚相火易动，不宜用芎、归之类辛燥走窜之品，以免动血，反增加其出血，应选首乌、桑寄生等守而不走的药物，以滋养并止血。而补气之药也以平为期，使血海宁不宜过于升散。如人参能固本止血，随阳药则入阳分，随阴药则入阴分，固气以摄血。班秀文认为妇女以肝为先天，以血为本，但由于有月经、妊娠、分娩、哺乳等生理过程，常常处于“有余于气，不足于血”，故在治疗的过程中，当以平和调养之剂为佳。欧阳惠卿认为治疗崩应漏补益清化并施，忌苦寒刚燥滋腻滞涩。

2. 因地制宜，注重湿热致病，顾护气阴 岭南气候，炎热而潮湿，正如《素问·异法方宜论》曰：“南方者，天地所长养，阳之所胜处也。其地下，水土弱，雾露之所聚也。”因此，其民常易感受湿热之邪为病。故岭南医派妇科一直重视湿邪致病，治疗过程中同时注意顾护气阴。

清代何梦瑶在《医碥》中对湿邪为病作了详尽的论述，并在运用祛湿药方面有着丰富的经验。他认为血崩多由冲任损伤、脾虚不摄、暴怒伤肝所致，而“更有因湿热者，湿用调经升阳除湿汤（黄芪、苍术、羌活、防风、藁本、升麻、柴胡、甘草、独活、蔓荆子），以补中胜湿”。这里突出了岭南妇女患血崩，有一部分是源于湿热，治疗上也着重清热祛湿养血，用苍术、羌活、防风等，热伤阴血者则加滋阴清热之知母，气虚不摄者则用补气升提之黄芪、升麻等。

罗元恺教授认为岭南地热土湿，湿热容易耗损气阴，而崩漏长期失血又更加重了气阴的损耗。因此提出“肾阴虚、脾气虚往往是致病之本，血热亦可为诱发本病的一种因素”，益气养阴为塞流止血之法，自拟滋阴固气汤治疗，疗效显著。谢泽霖推崇傅青主“于补阴之中行止崩之法”。何炎燊认为崩漏病机为相火妄动，迫动阴血而外泄，故治疗宜动者静之，滋养肝肾，肾水足，肝阴充，则相火安。

3. 脾肾并重、先天与后天兼顾 岭南多湿，易于损伤脾阳，以致运化失职，故亦注重脾胃，顾护后天之本，形成脾肾并重、先天与后天兼顾的学术特色。欧阳惠卿指出治疗崩漏必须重视“复旧”这一关键阶段，常应用中药调周疗法。非出血期在辨证论治基础上，尤其应该强调补脾肾，根据肾阴阳亏虚之不同，投以温肾或滋肾之品，常选用菟丝子、熟地、山萸肉、紫河车、女贞子、旱莲草、龟甲、杜仲、淫羊藿等，同时健脾益气以生血，补后天以养先天。

4.地方草药与中药合用治崩漏 岭南医家在长期的医疗实践中积累了应用本地草药的经验，形成了独特的风格。蔡仰高善于将地方草药与中药合用治疗崩漏，创制“补中固经汤”治疗崩漏。其组方为：紫珠草一两，猪驰稔五钱，绿升麻二钱半，赤石脂五钱，岗稔根五钱，牛大力五钱，蕲艾三钱。方中道地药材猪驰稔具有化积消滞，祛风益肾作用；岗稔根具有滋阴补肾，止血等作用。

罗元恺治崩漏常用二稔汤、滋阴固气汤以固崩止漏。其中二稔汤以广东草药岗稔、地稔根止血固崩，党参、白术、炙甘草健脾益气以固摄，熟地、桑寄生、首乌养肝肾益精血，续断固肾止血，棕榈炭、赤石脂收敛止血。全方固摄止血之力较强，并兼顾气血和肾肝脾三脏。

三、辨证论治

（一）临证思路

临证治疗崩漏，应根据其病情缓急和出血时间长短的不同，本着“急则治其标，缓则治其本”的原则，灵活掌握“塞流、澄源、复旧”三法。

塞流即是止血。暴崩之际，急当止血防脱，首选补气摄血法。澄源即正本清源，根据不同证型辨证论治，血势渐缓应按不同证型塞流与澄源齐头并进，采用健脾益气止血，或养阴清热止血，或养血化瘀止血治法等。复旧即固本善后，恢复月经周期，止血后调理脾肾促进复旧。

（二）辨证论治应用

岭南医家对痛经的临床辨证论治积累了丰富的经验，现将具有代表性的临床应用举例如下。

1. 脾气虚证

（1）罗元恺教授治疗崩漏方一（二稔汤）

组方 岗稔根30～50g，地稔根30g，党参20～30g，白术15g，桑寄生15g，制首乌30g，熟地15～20g，棕榈炭10g，赤石脂20g，续断15g 甘草9～15g。

功效 补气摄血、固本止崩。

主治 用于脾气虚之崩漏。

用法 每日1剂，水煎服，每剂煮2次，滤去药渣，得药液约500ml，早晚分服。

处方出处：张玉珍，罗颂平.岭南妇科名医罗元恺教授论治崩漏特色［J］.新中医，1998，（9）：5-6.

（2）蔡纯臣治疗崩漏方（定崩救急汤）

组方 高丽参、麦冬、五味子、黄芪、当归、白芍、阿胶、地榆、仙鹤草。

功效 益气止血固脱。

主治 用于血崩致晕的危重症。

用法 水煎服。

处方出处：蔡妙珊.蔡纯臣老中医学术思想及临床经验简介［J］.新中医，1998，30（10）：910.

（3）郑定良治疗崩漏方（定崩救急汤）

组方 边条参（另炖）4g，黄芪15g，当归、白术各8g，陈皮、黑姜各6g，黑艾绒、炙甘草、炒蒲黄各5g，阿胶（烊化）、枸杞子、制首乌各12g。

功效 健脾固摄。

主治 用于气虚脾不摄血之崩漏。

用法 水煎频服。

处方出处：郑克绍.名老中医郑定良学术思想简介［J］.新中医，1989，6：8-10.

2. 肾阴虚证

（1）罗元恺教授治疗崩漏之滋阴固气汤

组方 熟地20g，续断15g，菟丝子20g，党参20g，黄芪20g，制首乌30g，白术15g，阿胶（另炖）12g，炙甘草10g，牡蛎30g，岗稔根30g，山萸肉15g。

功效 滋养肝肾，固气止血。

主治 脾肾阴虚之崩漏。

用法 每日1剂，水煎服，每剂煮2次，滤去药渣，得药液约500ml，早晚分服。

处方出处：张玉珍，罗颂平.岭南妇科名医罗元恺教授论治崩漏特色［J］.新中医，1998，（9）：56.

（2）潘名熊治疗崩漏方（龟鹿守真汤）

组方 龟甲一两，制首乌八钱，鹿角霜、杜仲、熟地各三钱，五味子、山萸肉各一钱，乌梅炭五个，藕节三两，蜜炙桑螵蛸三钱。

功效　通阴潜阳，佐以固摄。

主治　用于阴分不足之血崩。

用法　煎汤代水服。

处方出处：广东省医药卫生研究所中医研究室.广州近代老中医医案医话选编［M］.广州：广东科技出版社，1979：74-75.

（3）王小云教授治疗崩漏之阴虚血热方

组方　岗稔根30g，阿胶（另炖）12g，女贞子20g，旱莲草20g，何首乌20g，熟地15g，紫珠草30g，怀山药15g，赤石脂20g。

功效　滋养肝肾，固冲止血。

主治　用于阴虚血热之崩漏。

用法　每日1剂，水煎服，每剂煮2次，滤去药渣，得药液约500ml，早晚分服。

处方出处：王小云.女性更年期综合征的防治［M］.广州：广东人民出版社，2002：15.

（4）何炎燊治疗相火妄动、迫血外泄之崩漏方

组方　熟地24g，怀山药12g，山萸肉12g，丹皮9g，阿胶（另炖）12g，麦冬12g，北沙参15g，白术9g，桑叶9g，白芍15g，石斛12g，龙骨（先煎）24g，女贞子12g，旱莲草12g。

功效　滋养肝肾，止血调经。

主治　用于阴虚血热之崩漏。

用法　每日1剂，水煎服，每剂煮2次，滤去药渣，得药液约500ml，早晚分服。

处方出处：史广宇，单书健.当代名医临证精华-崩漏专辑［M］.北京：中医古籍出版社，1988：187.

3. 脾肾两虚证

（1）罗元恺教授治疗崩漏之补肾调经汤

组方　熟地25g，菟丝子25g，续断15g，党参20g，白术15g，枸杞子15g，黄精25g，金樱子20g，鹿角霜15g，桑寄生25g，制首乌30g，炙甘草10g。

功效　补肾健脾、养血调经。

主治　脾肾虚损之崩漏。

用法　每日1剂，水煎服，每剂煮2次，滤去药渣，得药液约500ml，早晚分服。

处方出处：张玉珍，罗颂平.岭南妇科名医罗元恺教授论治崩漏特色［J］.新中医，1998（9）：56.

（2）吕楚白治疗崩漏之脾肾两虚方

组方　棕榈炭一两，葫芦巴八钱，地榆炭三钱，炒白术八钱，艾叶五钱，益智仁五钱，吴茱萸二钱，米炒黄芪八钱，杜仲两半，春砂仁三钱。

功效　温肾固涩。

主治　用于脾肾两虚之血崩。

用法　每日1剂，水煎服，每剂煮2次，滤去药渣，得药液约500ml，早晚分服。

处方出处：广东省医药卫生研究所中医研究室.广州近代老中医医案医话选编［M］.广州：广东科技出版社，1979：73.

（3）吕楚白治疗崩漏之脾肾两虚之血崩方二

组方　生龙骨二两，杜仲八钱，制蕲艾五钱，米炒黄芪五钱，棕榈炭五钱，炒全蝎三钱，地榆炭一钱，制首乌五钱，炒白术五钱，益智仁三钱。

功效　固脾肾，收涩止血。

主治 用于脾肾两虚之血崩。

用法 每日1剂，水煎服，每剂煮2次，滤去药渣，得药液约500ml，早晚分服。

处方出处：广东省医药卫生研究所中医研究室.广州近代老中医医案医话选编［M］.广州：广东科技出版社，1979：73.

（4）李丽芸教授治疗崩漏方一（脾肾两虚之血崩方）

组方 益母草20g，补骨脂15g，续断15g，党参20g，岗稔根20g，首乌20g，炙甘草5g，血余炭10g，白术15g，艾叶10g，黄芪15g。

功效 健脾补肾，益气摄血。

主治 用于脾肾两虚之血崩。

用法 每日1剂，水煎服，每剂煮2次，滤去药渣，得药液约500ml，早晚分服。

处方出处：胡向丹，黄健玲，黎小斌.李丽芸教授治疗崩漏的经验［J］.中国中医急症，2010，19（7）：1167.

（5）王小云教授治疗崩漏之脾肾阳虚之血崩方

组方 黄芪30g，炒白术15g，补骨脂15g，鹿角霜12g，续断15g，熟地15g，金樱子25g，艾叶9g，血余炭9g。

功效 温补脾肾，养血止血。

主治 脾肾阳虚兼气血亏损之血崩。

用法 每日1剂，水煎服，每剂煮2次，滤去药渣，得药液约500ml，早晚分服。

处方出处：王小云.女性更年期综合征的防治［M］.广州：广东人民出版社，2001：18.

4.血瘀证

（1）李丽芸教授治疗崩漏之血瘀方

组方 益母草30g，生蒲黄6g，炒蒲黄6g，五灵脂9g，川断15g，鱼古9g。

功效 活血化瘀，固冲止血。

主治 血瘀型崩漏。

用法 每日1剂，水煎服，每剂煮2次，滤去药渣，得药液约500ml，早晚分服。

处方出处：李丽芸，王小云.中医妇科临证证治［M］.广州：广东人民出版社，1999：133.

（2）欧阳惠卿教授治疗崩漏方（功血饮）

组方 党参、白术、续断、茜根各20g，山萸肉15g，龙骨（先煎）、牡蛎（先煎）、白花蛇舌草各30g，海螵蛸、蒲黄各10g，三七末（冲服）3g，甘草5g。

功效 补肾益气，化瘀止血，清热凉血。

主治 用于气虚血瘀之崩漏。

用法 每日1剂，水煎服，每剂煮2次，滤去药渣，得药液约500ml，早晚分服。

处方出处：李坤寅.欧阳惠卿教授治疗崩漏经验介绍［J］.新中医，2005，37（8）：13.

（3）王小云教授治疗崩漏之肾虚夹瘀方

组方 炒蒲黄12g，五灵脂9g，益母草20g，续断15g，金樱子30g，血余炭15g，海螵蛸15g，岗稔根30g，枳壳9g。

功效 补肾化瘀，调冲止血。

主治 肾虚夹瘀之崩漏。

用法 每日1剂，水煎服，每剂煮2次，滤去药渣，得药液约500ml，早晚分服。

处方出处：王小云.女性更年期综合征的防治［M］.广州：广东人民出版社，2001：17.

四、外 治 法

1. 针刺断红穴 于手背第二、三掌骨之间，指蹼上 1 寸取穴，针刺后留针 20 分钟，各证型崩漏均可适用。

2. 皮肤针 出血期叩打小腿内侧、腰骶部、带脉区、颈动脉区、百会。出血期一般不宜叩打腹股沟和下腹部；出血停止后，叩带脉区、下腹部、腹股沟、中脘、7～12 胸椎、腰椎部、小腿内侧、大椎，轻叩至皮肤潮红。各证型崩漏均适用。

3. 艾灸 把艾条做成米粒大小圆锥形 6 炷，分别置于两足大敦、隐白，点燃，待快燃尽时用拇指按压艾炷，每日灸 3～4 次，待出血停止后可再继续灸 1～2 天。

五、养 生 调 摄

（一）生活调摄

（1）经前经后及出血期避免负重过劳或冒雨涉水，或头顶烈日劳作过久。

（2）注意休息，适当增加营养。若阴道出血量多，出现贫血、头晕、心悸、胸闷等症状及时就诊，切勿拖延。

（3）崩漏恢复期适当加强体育锻炼，增加机体适应环境、气候变化的能力。

（二）饮食调摄

崩漏是较为疑难的疾病，病情常反复发作，配合饮食调养，对于机体的恢复十分有益。注意均衡营养，调畅情志，可用以下药膳方治病强身。

1. 鲍鱼汤

组成 鲍鱼 1 个，当归 10g，阿胶 15g，艾叶适量。

制法用法 鲍鱼与诸药炖汤服。

说明 本方出自张思邈《千金翼方》。具有补血暖宫、调经止血的功效，适用于漏血、崩中。

2. 母鸡艾叶汤

组成 老母鸡半只，艾叶 15g。

制法用法 煮汤后食肉，饮汤。

说明 本方有温经养血止血之效。适用于肾阳虚之崩漏。

3. 乌贼骨炖鸡

组成 鸡肉 100g，乌贼骨 20g。

制法用法 煮汤后食肉饮汤。

说明 本方补虚温中、收涩止血。适用于脾虚之崩漏。

4. 乌鸡龙眼肉汤

组成 乌鸡 1 只，当归、熟地、龙眼肉、白芍各 5g，炙甘草 10g。

制法用法 乌鸡去毛和内脏后洗净，将上药洗净后塞入鸡膛内，一起放入砂锅中文火蒸煮 1.5 小时。食肉喝汤。

说明 适用于功能失调性子宫出血表现为月经周期缩短，月经量多、色淡、清稀，倦怠，惊悸，小腹下坠感者。

5. 木耳藕节猪肉汤

组成 木耳 15g，藕节 50g，猪瘦肉 100g，冰糖适量。

制法用法 上述药食同煮为汤，食肉饮汤。

说明 藕节能凉血止血，乃收敛止血常药，然其药力稍薄弱，故多作辅助用品，血热出血捣汁鲜用，一般出血宜炒炭用。用时须忌铁器，故煮本食疗方时宜用砂锅。本方有清热养阴止血之效，适用于肾阴虚之崩漏。

6. 黄芪母鸡汤

组成 鸡冠花 60g（红白均可），生黄芪 60g，老母鸡 1 只。

制法用法 鸡冠花与黄芪入纱布袋装好，多加水与鸡同炖，每餐佐汤一小碗。

说明 补益中气，健脾益肾。适用于崩漏巩固疗效。

六、名家医案节选

病案一 罗元恺教授治疗崩漏案

邓某，女，44 岁，已婚。1975 年 2 月 19 日初诊。

主诉：阴道不规则出血 2 个月余。

患者于 1974 年 12 月 8 日突然阴道大量出血，持续不断，至 12 月 22 日在某医院急诊住院，诊断为功能失调性子宫出血。12 月 25 日行诊刮术，但仍反复出血，随后每日服甲地孕酮（妇宁片）18 片，至 1975 年 1 月 2 日出血停止，乃出院。但停服妇宁片又再次阴道出血。刻下症见：面色晦黯，眼眶黯黑，脸颊部黯黑斑明显，自觉神疲头晕，肢倦腰酸。舌色淡黯无华、舌体胖嫩，边有齿印，苔白略腻，脉细、数弱不整，110 次/分，尺脉沉涩。

西医诊断：异常子宫出血。

中医诊断：崩漏。

辨证：脾肾两虚。

治法：补肾健脾。

处方：黄芪 30g，党参 30g，制首乌 30g，炙甘草 12g，菟丝子 18g，续断 18g，白术 24g，淫羊藿 12g，艾叶 9g。4 剂，每日 1 剂，水煎服。并嘱用艾卷悬灸隐白（双穴），每日 2 次，每次 15 分钟。

二诊：1975 年 2 月 20 日。患者自动停服妇宁片，阴道出现中等量出血，但比以前停服妇宁片时流血减少。精神稍好，余症同前，舌脉大致同前。嘱逐渐减量服妇宁片仍守前法，兼以涩血。

处方：岗稔根 45g，地稔根 30g，制首乌 30g，续断 18g，党参 30g，黄芪 30g，炙甘草 15g，金狗脊 24g，菟丝子 15g，艾叶炭 9g。4 剂，每日 1 剂，水煎服。

三诊：1975 年 2 月 26 日。续服妇宁片，减量至每天 12 片，来诊时已无阴道流血。舌淡胖，苔白略腻，脉沉细略数，102 次/分。

处方：照上方去艾叶炭，并嘱每周炖服 1～2 次吉林参，每次 9g，以后基本按此方加减运用。

四诊：1975 年 3 月 24 日。诉本月 22 日月经来潮，量少，初时鲜红，继而淡黯，自觉疲倦，精神较前好转。舌淡胖，边有齿印。脉弦细，92 次/分。仍以滋肾固气涩血为治。

处方：岗稔根 45g，地稔根 30g，党参 18g，续断 15g，阿胶（烊服）12g，炙甘草 12g，姜炭 9g，艾叶 9g。4 剂，每日 1 剂，水煎服。

五诊：1975 年 3 月 28 日。诉从 3 月 6 日起妇宁片已减为每天 8 粒，3 月 7 日阴道出血已停止，胃纳可，精神增进。舌象已较红润，舌体亦不如以前胖嫩，脉细弱。

处方：菟丝子 18g，续断 15g，巴戟天 18g，淫羊藿 12g，熟地 18g，党参 18g，白术 15g，制首乌 24g，桑寄生 18g，五味子 6g。以后按上方加减。

至 4 月 18 日已完全停服妇宁片，未见流血现象。精神体力日增，胃纳可，眼眶及面部黯黑斑渐退。一直观察到 1975 年年底，月经规则，身体恢复正常，并能整天坚持工作。

按语：本例为绝经过渡期异常子宫出血，不规则出血 2 月余，气血耗损已甚，患者神疲体倦，眼眶面颊黯黑，舌淡胖，脉细弱，尺部沉涩，乃一派脾肾俱虚之象。故始终以健脾补肾、固气涩血为治。惟患者体质偏于阳虚故用药着重温肾补脾，固气摄血。使冲任得固，功能恢复，故能令崩漏之病，经过治疗得以痊愈。

病案二　欧阳惠卿治疗崩漏案

尹某，女，42 岁，2004 年 9 月 11 日初诊。

主诉：月经量多如注、淋漓不净半年。

患者近半年来反复出现月经非时而下，量多，色黯红，夹血块，月经持续 8～20 天，淋漓点滴不净，月经周期规则，此次末次月经 2004 年 8 月 2 目，持续 10 天未净，8 月 30 日在宫腔镜合诊刮术示：多发性子宫内膜息肉。诊刮物送病理检查结果示：子宫内膜单纯性增生。诊见：患者腰酸、乏力，饮食睡眠尚可，口干微苦，阴道出血，大便结。舌淡黯，苔薄白，脉细。

西医诊断：异常子宫出血。

中医诊断：崩漏。

辨证：脾肾亏虚血瘀。

治法：健脾补肾，化瘀止血。

处方：宫血饮加减。

党参 20g，白术 20g，续断 20g，茜根 20g，山萸肉 15g，龙骨（先煎）30g，牡蛎（先煎）30g，白花蛇舌草 30g，海螵蛸 10g，蒲黄 10g，三七末（冲服）3g，甘草 5g。5 剂，每日 1 剂，水煎服。

二诊：2004 年 9 月 16 日。服上方 5 剂，阴道出血干净，前方去龙骨、牡蛎、三七末、白花蛇舌草，加菟丝子、熟地、黄芪、紫河车。10 剂，每日 1 剂，水煎服。

三诊：2004 年 10 月 7 日。月经 9 月 27 日来潮，持续 7 天，量中等，色红，有血块，无痛经，随访半年患者月经正常。

按语：经水出之于肾，肾主封藏，肾阳亏虚，封藏失司，冲任不固，不能制约经血，遂成崩漏。欧阳教授自创补肾活血之宫血饮（由续断、山萸肉、龙骨、牡蛎、党参、白术、茜草、海螵蛸、蒲黄、三七、马齿苋等组成）治疗，具补肾益气、化瘀止血、清热凉血功效。方中以续断、山萸肉补肾固冲以治本，增强统摄之力；党参、白术健脾益气，有补后天以先天之意，脾旺则统摄有权，气血自升而经血流畅，崩漏自止。全方忌苦寒刚燥之品以防动血，忌滋腻滞涩之品以防留瘀。

病案三　吕安卿治疗漏下不止案

张妇，月经久下不止，心烦口干，入暮发热，形体消瘦，头晕腰痛，脉细数。

辨证：阴虚火燥。

治法：养阴止血。

处方：生地五钱，龟板五钱，白芍五钱，阿胶珠二钱，乌豆衣三钱，女贞子五钱，菟丝子五钱，煅牡蛎五钱，黄柏炭三钱，地榆炭三钱。

二诊：血虚则内热生，去血愈多，内热愈炽，舌炽形瘦，阴虚火旺无疑。

处方：生地五钱，盐水炒龟板八钱，阿胶二钱，乌豆衣五钱，牡蛎五钱，黄柏炭二钱，丹皮钱半，黑栀钱半，五味子一钱，金樱子五钱。

三诊：暮热已退，心烦已消，口亦生津，阴火已戢，投药中的。仍守原法。

处方：生地炭五钱，龟板、鹿胶各二钱，阿胶三钱，煅牡蛎五钱，白芍五钱，石斛三钱，怀山药四钱，棕衣炭三钱，芥穗炭二钱，党参三钱。

四诊：守此法调治一旬，经血止且饮食进，腰痛、眩晕不作。

处方：党参四钱，麦冬三钱，五味子一钱，当归五钱，阿胶二钱，桑寄生五钱，杞子三钱，牡蛎五钱，柏子仁三钱，熟枣仁五钱。

数服后痊。

按语：本病案为月经久下不止，出现阴血不足，津液受损，虚热内生。阴血耗伤越久，内热越重，故治疗上以滋阴潜阳，养血固经为法，最终达止崩之效。正如傅青主所云："止崩之药，不可独用，必须于补阴之中行止崩之法。"

（叶润英　黎小斌　王小云）

第七节　经行乳房胀痛

经行乳房胀痛，其特点是多在月经前2～5天或1～2周出现，月经来潮后症状即减轻、消失。岭南医家对本病专门论述较少，常散记于治疗月经病、乳癖等文献之中。

一、病因病机

经前乳房胀痛的发生与月经周期密切相关，具有经前、经期发病，经净自然缓解，下次月经期重现的特点。妇女行经之前，阴血下注冲任，血海充盈，冲脉之气较盛；经期血海由满而溢，胞宫泻而不藏，经血下行，全身阴血相对不足。若因禀赋体质之差异，阴阳气血有所偏盛或偏虚，或受到情志、生活因素的影响，在这个生理阶段则易致脏腑功能失调，气血失和，而出现一系列证候。

因此，肝气郁结是导致经前乳房胀痛的重要机制，而情志失调又是引发本病的关键因素。罗元恺认为若平素肝郁恚怒，情志不舒，经期阴血下注血海，肝失血养而更郁，出现烦躁易怒，经前乳胀，甚或悲伤欲哭，失眠多梦等。或素体阴虚，经行之际，阴血下注冲任，胞宫阴精更虚。肝肾阴虚，精血同源，肝血不足，气机不畅，乳头属肝，肾经入乳内，乳络不畅，致经行乳房胀痛。

二、治疗特色

1. 岭南医家善用花类药　岭南医家多认为在岭南温热潮湿的特殊气候影响下，女性形成"湿热较甚，而气阴两虚”的体质特点，用柴胡等疏肝之品容易辛燥劫阴，如果取其法而换其药，用花类药物解郁，则郁气得舒而阴液不伤。花类药物气味芳香，轻灵清化，性味平和，最能疏利气机，条达气血，尤其适合岭南地区体质娇嫩、不堪药性偏颇之妇女使用。《临证指南医案》说：“女子以肝为先天，阴性凝结，易于拂郁，郁则气滞血亦滞。”郁者当疏，在临床针对偏气滞者，郭梅峰最常用的花药为南豆花，其他还有鸡蛋花、茉莉花、川朴花、玫瑰花等。班秀文常用合欢花、素馨花；王小云教授喜选用月季花、玫瑰花、素馨花、厚朴花、佛手花、旋覆花；偏血瘀多选用红花、鸡冠花、凌霄花，血瘀之轻症常与路路通、鸡血藤等配伍。

2. 七情辨证治脏腑，调畅情志重护理　岭南医家认为情志不调是导致经前乳胀的基本原因，因此治疗本病过程中需根据患者七情所伤，辨证论治及施护。如清代医家刘渊认为妇科疾病多与情志相关，而七情为病常损及脏腑，如思虑伤脾，郁怒伤肝，忧郁过度则伤肺气，因此治疗妇科病证应从治脏腑着手。何梦瑶认为妇女性情执拗，容易动气，且常郁而不发，因此容易导致气滞血阻为病；此外，还善于运用抚慰方法，重视良好的精神状态在疾病治疗过程中的积极作用。何守愚在论述经期调摄时，指出劳碌气恼、悲郁忧惊应加意禁制；吕楚白认为喜怒忧思悲恐惊能导致人体气血运行不畅，月经失常；郭梅峰指出女子善怀，治疗常须解郁之品。

三、辨 证 论 治

（一）临证思路

经前乳房胀痛岭南医家治疗多从肝论治。何梦瑶认为女子以肝为先天，肝气疏泄，则气机调畅，气血调和，妇女的月经和孕产等生理活动则正常。反之，如肝气郁滞或暴怒伤肝，则可变生百病。何氏认识到妇科病与肝的密切关系，故治疗上往往采用疏肝、行气、开郁等方法，如逍遥散、加味逍遥散，甚是常用。班秀文在从肝论治的基础上，还提出治肝当治用、治体和治阳明三个方面。肝体阴而用阳，治肝必须体、用并重；阳明为水谷致函，主津液的来源，土润则木溶，故需兼顾阳明。所以临床治肝，要顾及肝、肾、脾胃三者关系，治用，即调理肝的功能，舒其肝气用黑逍遥散；治体，即是滋补肝血肝阴，补肾水滋生肝木之体用一贯煎；治阳明，即健脾养血，以条达肝气，滋养胃阴以濡润肝急。

此外，本病亦可能出现在部分乳腺增生、乳腺肿块的患者当中。清代沈金鳌《杂病源流犀烛》指出：“乳房属胃，乳头属肝，人不知调养，忿怒所逆，郁闷所过，厚味所奉，以致厥阴阴血不行，遂令窍闭而不通，……是以结核而成乳症，此固女子常患之。”故梁剑波认为对于该类患者还当辨血瘀、痰凝，在疏肝解郁的基础上，加用活血化瘀、行气化痰之品。

（二）辨证论治应用

岭南医家对经前乳房胀痛的临床辨证主要集中在肝郁气滞方面，部分认为亦存在肝肾阴虚证，现列举如下。

1. 肝郁气滞证

（1）李丽芸治疗经前乳房胀痛一方（疏肝解郁汤，李教授经验方）

组方　柴胡 10g，当归 9g，茯苓 15g，郁金 15g，夜交藤 15g，全瓜蒌 15g，金铃子 9g，素馨花 5g，丹参 15g。

功效　疏肝解郁止痛。

主治　肝郁气滞型的经前乳房胀硬疼痛，可伴有小腹胀痛或头痛，睡眠欠妥、多梦、或心烦易怒，或怒伤欲哭。

用法　每日1剂，水煎服。

处方出处：李丽芸，王小云.中医妇科临证证治［M］.广州：广东人民出版社，1999：172.

（2）李丽芸治疗经前乳房胀痛二方（柴胡疏肝散加减）

组方　柴胡、陈皮、香附各9g，青皮10g，延胡索、川楝子、茯苓、白芍、郁金、海藻、莪术各12g，益母草15g。

功效　疏肝理气，散结止痛。

主治　肝郁气滞型的经前乳房胀痛，伴有乳腺增生。

用法　每日1剂，水煎服。连续服用3个月，经期停用。

处方出处：黎小斌，李丽芸.妇科病效验秘方［M］.北京：化学工业出版社，2011：273-243.

（3）梁剑波治疗经前乳房胀痛方（复元通气饮加减）

组方　青皮、陈皮各10g，炒穿山甲、天花粉、浙贝母各15g，连翘12g，漏芦、木香、生甘草各6g，延胡索、川楝子各12g。

功效　疏肝解郁，消痰散结，活血祛瘀。

主治　肝郁气滞型，伴有乳腺增生或乳房肿块者。

用法　每日1剂，水煎服。

处方出处：梁宏正.梁剑波运用复元通气饮治疗乳腺增生症经验［J］.新中医，1996，(4)：4-5.

2. 肝肾阴虚证

（1）罗颂平治疗经前乳房胀痛方（一贯煎）

组方　沙参、麦冬、当归、生地、川楝子、枸杞子、麦芽、鸡内金。

功效　滋肾益阴，疏肝止痛。

主治　肝肾阴虚型。

用法　每日1剂，水煎服。

处方出处：罗颂平.中医妇科学［M］.北京：高等教育出版社，2008：108.

（2）王小云治疗经前乳房胀痛方（二至丸加味）

组方　女贞子15g，旱莲草15g，山药15g，熟地15g，赤芍15g，益母草15g，青皮10g，香附10g。

功效　滋肾养阴，化瘀止痛。

主治　肝肾阴虚型。

用法　每日1剂，水煎服。

处方出处：王小云，门诊医案（为编者跟师所得）。

四、外　治　法

（一）针灸治疗

1. 针灸　针刺屋翳、乳根、膻中、天宗、肩井，以疏肝理气止痛。均用平补平泻。

2. 耳针　可选乳腺、神门、内分泌等耳穴，每次留针2～3小时，每日1次，10次为1个疗程。可达到疏肝解郁的目的。

3. 刺络放血 取穴窍阴、阳陵泉、阿是穴。三棱针点刺，或梅花针弹刺出血，隔日 1 次。可达到疏肝解郁的目的。

（二）其他

1. 刮痧治疗 患者取自主体位，局部常规消毒后，取适量石蜡油滴于需刮痧的部位，选用长方形或三角形水牛角刮痧板，刮痧板与皮肤呈 45° 角，手法轻重以患者舒适及易于承受为度。

第 1 步：刮拭两侧“项三带”，从天柱、风府沿着斜方肌由上往下分别刮向肩井穴，反复 5～6 次；刮后用刮痧板分别按揉、挑拨天柱、风府、肩井穴，天柱、风府每穴 1 分钟，肩井每穴 2 分钟。

第 2 步：肩胛部，以第 4 胸椎至第 9 胸椎这一段为中轴，往肩胛区方向刮向侧胸部，反复 5～6 次；刮后分别挑拨加按揉两侧天宗穴 2 分钟。

第 3 步：膻中带，以天突穴至膻中穴为中轴，依次从上往下，沿着肋间隙刮向两侧乳房，反复 5～6 次，并加强在膻中穴的定点刮揉 2 分钟。

第 4 步：培元带，以两侧肾俞为中心，上下左右扩展至 4 寸左右；从上沿着竖脊肌直下及向外侧斜下（呈 45° 角）反复刮 5～6 次，再用刮痧板按揉双侧肾俞穴，每穴 1 分钟。每 5 天刮痧 1 次，5 次为 1 个疗程。

2. 药物外敷

（1）消癖酊喷剂

组方：穿破石、五灵脂、三棱、莪术、透骨消、三七等，制成喷雾酊剂。

功效主治：温经通络，祛瘀散结。

用法：用此酊剂浸湿棉垫敷于乳房，用微波照射，每日 1 次，每次 15 分钟，10 次为 1 个疗程。

（2）乳癖宁膏

组方：巴戟天、仙茅、淫羊藿、当归、柴胡、香附、川芎各 30g。

功效主治：疏肝补肾，祛瘀通络。

用法：上药研细粉，每次 4g，加食醋拌成糊状敷神阙穴。外用胶布固定。每日换药 1 次，共 4 周。

五、养生调摄

本病的发生与精神、体质等因素密切相关，因而要注意调节情志，增强体质，并要注意饮食调理，避免各种诱发因素。

（一）生活调摄

经期体虚，应避免感寒受风。经期注意劳逸结合；不宜过度消耗脑力或体力，以免损气伤血；劳伤心脾。

（二）饮食调摄

饮食宜清淡，均衡。少吃辛辣刺激性食物，尤其经前及经期。食疗如下：

1. 橘皮粥 橘皮 20g，粳米 100g。将橘皮先煎取汁去渣，后加入粳米煮粥饮。用于经行乳胀、情志异常患者。

2. 百合山楂茶　百合 30g，山楂 30g。一同加水煎汤代茶饮。适用于乳腺增生病乳房胀痛明显者。

（三）精神调摄

本病的发生多与精神因素有关，故除药物治疗外，还应重视调节情志。医生应向患者多做解释劝导工作，使之保持心情舒畅和良好的心态，保持心理平衡，避免情志刺激，鼓励患者多做户外活动，参加有益的群体活动；尤其在经期，应保持心情舒畅，防止长期不良的精神刺激，以保持脏气的平和，从而达到气血和调，经行舒宜的目的。

六、名家医案节选

病案一　李丽芸治疗经前乳胀案

刘某，女，36 岁，1996 年 7 月 5 日初诊。

主诉：经前乳房胀痛半年。

患者近半年每于经前 1 周觉乳房胀痛，头痛、以两颞部明显，伴少腹胀痛、肢体发麻，经后症状消失。常觉口干、纳可、睡眠多梦，二便正常，末次月经 6 月 13 日。舌偏红，苔薄，脉弦。

西医诊断：经前期综合征。

中医诊断：经行乳房胀痛。

辨证：肝郁气滞，脉络不通。

治法：疏肝理气，养血通络。

处方：柴胡 9g，青皮 9g，郁金 12g，当归 9g，白芍 15g，鸡血藤 15g，怀山药 12g，云苓 12g，路路通 10g。每日 1 剂，水煎服。

服上药 7 剂，于 7 月 12 日月经来潮。乳胀、头痛症状减轻，仍肢体发麻。改用养血、柔肝为治法。药用：当归 15g，白芍 15g，女贞子 15g，柴胡 9g，丹皮 9g，鸡血藤 20g，白术 9g，茯苓 9g，桑寄生 15g。每日 1 剂，水煎服。连服 7 剂，肢体发麻症消，精神好转。自觉精神舒畅。经前上方加青皮 5g、橘核 12g，8 月 10 日月经来潮，经前诸症全消。眠、纳、二便均佳。嘱逢经前 7 天服药治疗，连续 2 个月，停药后追踪 1 年，疗效巩固。

按语：本病由于肝郁气滞，气血运行不畅，经络壅塞，筋脉失养，导致诸证，治宜疏肝理气，养血通络为法。方中用柴胡、青皮、郁金疏肝理气；当归、白芍养血活血；怀山药、云苓健脾益气，生血有源；桑寄生、鸡血藤、路路通养血通络。诸药合用，使肝气条达，气血和调而病愈。

病案二　梁剑波治疗经前乳胀案

翁某，女，41 岁，职员，1991 年 3 月 14 日初诊。

主诉：经前乳房胀痛 5 年。

自述双侧乳房有多个肿块，周期性疼痛，月经前期尤甚已 5 年，经多方治疗未愈，平素性格内向。检查：双侧乳房皮色不变，各以上象限为主，可扪及 2～3 个大小不等，形如雀卵或核桃状肿块，触之不甚痛，推之可移，韧而不坚硬。腋窝淋巴结无肿大。曾作增生物活组织切片检查，病理为乳腺增生及囊性扩大，纤维组织增生。心肺肝脾未见异常。观其舌瘦偏红，苔薄白，脉弦细稍滑。

西医诊断：经前期综合征。

中医诊断：经行乳房胀痛。

辨证：肝气郁结，痰凝乳络。

治法：解郁散结，祛痰软坚。

处方：复元通气饮加减。青皮、陈皮、漏芦各10g，炒穿山甲、浙贝母各15g，全瓜蒌20g，柴胡、天花粉、防风各12g，广木香、生甘草6g，大枣4枚，生姜3片。清水煎服，每日1剂，连服7剂。

二诊：1991年3月21日。药后乳房胀痛大减，肿块变软，时有乳房发痒感觉。药已生效，拟上方加莪术10g，牡蛎30g，守方再进2周。

三诊：1991年4月6日。双乳房肿块完全消失，亦无压痛。虽时值月经前期，亦无甚痛楚。乃嘱每月经前再服此方3剂以资巩固，随访至1996年，未见复发。

按语：复元通气散出自《秘传外科方》，由木香、青皮、茴香、陈皮、炒穿山甲、白芷、贝母、甘草、漏芦各等分组成，主治痈疽肿，诸气滞作痛，妇人吹乳、疝气等。梁老在本方基础上，结合自己临床经验化裁成复元通气饮，治疗乳腺增生症。针对乳腺增生症属肝气郁闭、痰凝经络、气滞血瘀等主要病因病机，在统括疏肝理气、祛痰散结、行气化瘀的同时，巧妙地利用方中诸药配伍，使气行血畅，乳络疏通，结散痛平。故方以"复元"为名，实乃功专力宏，有执简驭繁之利。此外，梁老认为本病与患者的情志关系至为密切，除处方用药要适时和具有针对性外，调治情志和重视心理疗法，往往有事半功倍之效，并能提高和巩固疗效。若能运用时间医学，参照月经与月相的关系变化来遣方用药，可使治愈率进一步得到提高。

（梁洁莎 黎小斌 王小云）

第八节 经行头痛

经行头痛是指妇女反复在行经前，或在经行之中头痛者，周期性出现，属于月经前后诸证的范畴。本病的发生与月经周期关系密切，具有经前、经期发病，经净自然缓解，反复发作的特点。岭南医家对经行头痛的病因、病机、证候鉴别、辨证论治等都有所发挥，并积累了丰富的诊治经验。

一、病因病机

岭南医家认为本病的发生与体质因素及月经前后、经期的生理、环境有关。其致病因素包括情志因素及体质因素。受岭南地域特点影响，其致病因素亦表现出一定的特异性。

1. 情志内伤 罗元恺教授指出本病常以性格内向及情绪抑郁者较多见。肝藏血而主疏泄，厥阴肝经脉络阴器，又与督脉会于巅顶，如情志过极，肝失条达，气郁化火，则上攻于头；或相火内动，肝火过旺，肝阴受损，或肾阴本虚，水不涵木，肝失所养而导致肝阳上亢。平素若肝郁易怒，情志不舒，经期阴血下注血海，肝失血养而更郁，肝火上冲故见经行头痛。欧阳惠卿教授亦指出经行头痛患者大都具有肝气不疏的特点。

2. 体质因素　“一岁之间，暑热过半”和“一岁之间，蒸湿过半，三伏之内，反不甚热，盛夏连雨，即复凄寒”。这是古人对岭南热带和亚热带季风气候深刻的描述，岭南地区常年气候炎热，环境潮湿，人在这种长时间的炎热环境下劳作起居，感受火热之邪，火热之邪迫津外泄，气随津泄，气阴两伤；火热亦可煎熬津液，耗伤人体的阴气，耗气伤阴。而“有形之血不能速生，无形之气所当急固”体现了阳气易补，阴血难调。

二、治疗特色

根据疾病及体质特点，岭南妇科医家治疗经行头痛的主要学术观点可归纳为如下几点。

1. 疏肝解郁，泻火调经　班秀文教授认为肝为风木之脏，内寄相火，喜疏泄条达，肝脉络阴器而布胸胁上额。若七情过极，肝气不伸，郁久则化火，在经将行之时，相火内动，肝的疏泄失常，故经将行时头痛剧烈。肝气以升为顺，但过旺则火动，病之根在于肝郁化火，故立法用药，着眼于肝的调节，以疏肝养血之逍遥散为主方，加用苦辛微寒之品平肝泻火、解郁散结。欧阳惠卿教授认为此类患者临床常见经行头痛，疼痛剧烈，烦躁异常，月经先后不定期，以后期为多，经量或多或少，或伴有痤疮、口舌生疮、心烦不眠。治宜疏肝解郁，泻火调经，常用龙胆泻肝汤或丹栀逍遥散加减。

2. 调理情志，心身同治　情志不舒，心情抑郁，则肝气不疏，气机不畅，血随气滞或血随气逆发为本病。病之根在于情志，因此罗元恺教授指出精神修养极为重要，心情舒畅则脏腑安和，气血调畅，即使暂遇磨难，仍可做到恬淡虚无，安然度过而不至于脏腑气血紊乱。

王小云教授认为心身疾病主要由情志内伤所引起，七情太多或不及均会损及相应的脏腑，导致脏腑功能失调而出现相应的躯体病变。“上工治未病”，王教授在整体观指导下，首创“以情胜情”中医情志疗法，舒情解郁、调理脏腑，加强医患之间的交流化解疾病的诱因，达到疗效倍增的功用。在现代学习、工作社会压力巨大的环境中，注重情志调节，以此来解决情志致病问题的治疗方法逐渐被广大医家重视。同时配合疏肝解郁的药物，如柴胡、郁金、白芍、香附、佛手、素馨花、玫瑰花等可获良效。

3. 顾护真阴，调补阴血　岭南妇科注重真阴之调护，反对过用辛燥。清代岭南名医何梦瑶根据岭南人的体质情况，认为“阴火”是有阴虚火旺的成分的，因而首重滋阴。妇人因经孕产乳所伤，相对来说，常有余于气，不足于血。且月经将潮，阴血下聚于血海，偏于阴虚不足之体，此期其他部分之阴血更感虚衰。阴虚之证尤为常见，在治疗的全过程，不论实证或虚证，须时时顾护真阴。班秀文教授亦指出由于经行头痛与月经周期有关，治经不离血，均可用当归、白芍、川芎之类养阴血药。

4. 活血化瘀，通络止痛　欧阳惠卿教授认为经行头痛患者大都具有肝气不疏，兼有瘀血内阻证候的特点。盖大凡痛证常见不通则痛与不荣则痛。欧阳教授认为临证之时常见经行头痛及痛经并存，亦可见因瘀成癥成块之象，为肝气不疏、气滞血瘀之象。该类患者每于经前，气血下注冲任，经脉壅盛之际，瘀阻经脉，气血不畅而致头痛发作，伴见痛经，经多瘀块多。舌瘀斑明显，舌底脉络迂曲。其治则总以行气活血化瘀为法，善用大剂行气活血之品，经络通，诸痛缓。天麻、羌活为治头痛专药，妇科头痛亦有效。

罗元恺教授亦认为妇女每次月经前烦躁不安、头痛失眠、月经不畅利等，多属气血郁滞于里所致。治宜疏肝解郁，行气活血，可用丹栀逍遥散加丹参、桃仁、郁金、香附、青皮之类，使月经调畅，则诸症可愈。

三、辨 证 论 治

（一）临证思路

经行头痛的周期性发作，与内科头痛存在差别，经行头痛的发生有其特定性，与经期气血盈虚变化及体质有密切关系。妇人数脱于血，阴常不足；且岭南之地，阴虚多见，经行头痛的预防及治疗常需顺应这种生理特点，罗元恺教授指出治疗时一定要顾护阴液，并提出护阴三法，所选药物多药性平和，善用甘药，处处顾护阴液。

本病的发生与冲脉之气有密切关系，肝为冲脉之本，故以肝尤为重要。王小云教授指出育龄期妇女的生活和社会压力较大，易受情志因素的困扰而出现反复持久的情志异常，影响肝的疏泄功能，导致肝气郁结或升泻太过。反之，肝失疏泄，也会影响情志的变化，从而形成恶性循环。故治疗常以调肝为主，采取柔肝、疏肝等法，并特别指出肝郁不能一味疏肝解郁，一定要养肝阴，柔肝体，才能体现肝用。另外，病根的去除至关重要，本病属心身疾病的一种，中医“以情胜情”疗法，以“悲胜怒、喜胜忧”作为治则，以情志相胜法为主体，结合语言开导，得到了良好的临床疗效。

（二）辨证论治应用

岭南医家对痛经的临床辨证论治积累了丰富的经验，现将具有代表性的临床应用举例如下。

1. 阴血亏虚证

（1）班秀文教授治疗经行头痛方

组方　四物汤（当归、川芎、白芍、熟地）加白蒺藜、桑叶、山萸肉、女贞子。

功效　养血疏解。

主治　用于肝血不足之头痛。

用法　每日 1 剂，水煎服，3 个月为 1 个疗程。

处方出处：班秀文.妇科奇难病论治［M］.南宁：广西科学技术出版社，1989：20.

（2）班秀文教授治疗经行头痛方

组方　杞菊地黄丸（枸杞子、杭菊花、熟地、山萸肉、南丹皮、白茯苓、建泽泻）加白蒺藜、当归身、杭白芍。

功效　滋养肝肾止痛。

主治　用于肝肾阴虚型之头痛。

用法　每日 1 剂，水煎服，3 个月为 1 个疗程。

处方出处：班秀文.妇科奇难病论治［M］.南宁：广西科学技术出版社，1989：20.

（3）罗元恺教授治疗经行头痛方

组方　生地 15g，黄精 30g，桑椹 15g，怀山药 20g，白芍 15g，郁金 12g，桑寄生 20g，制首乌 15g。

功效　滋肾柔肝养血。

主治　用于阴血虚肝气旺之经行头痛。

用法　每日 1 剂，水煎服，每剂煮 2 次，滤去药渣，得药液约 500ml，早晚分服，月经期及经前期服药。

处方出处：罗元恺.中国百年百名中医临床家丛书［M］.北京：中国中医药出版社，2001：95-96.

2. 肝郁火旺证

（1）班秀文教授治疗经行头痛方

组方 北柴胡6g，当归身9g，杭白芍12g，白茯苓6g，白术6g，夏枯草15g，刺蒺藜10g，南丹皮10g，山栀子10g，瓜蒌皮10g，薄荷(后下)3g，甘草3g。

功效 疏肝清热，息风止痛。

主治 用于肝郁化火之经行头痛。

用法 每日1剂，水煎服，每剂煮2次，滤去药渣，得药液约500ml，早晚分服，月经期及经前期服药。

处方出处：班秀文.妇科奇难病论治［M］.南宁：广西科学技术出版社，1989：21-22.

（2）李丽芸教授治疗肝郁气滞方

组方 柴胡10g，当归9g，茯苓15g，郁金15g，夜交藤15g，全瓜蒌15g，金铃子9g，素馨花5g，丹参15g。

功效 疏肝理气，补肝血，行滞止痛。

主治 用于肝郁气滞之经前期综合征。

用法 每日1剂，水煎服，每剂煮2次，滤去药渣，得药液约500ml，早晚分服，月经期及经前期服药。

处方出处：李丽芸，王小云.中医妇科临证证治［M］.广州：广东人民出版社，1999：172.

（3）欧阳惠卿教授治疗经行头痛方

组方 龙胆草、栀子、黄芩、生地、泽泻、丹皮、郁金、神曲、柴胡、青皮、首乌藤、甘草，加钩藤、天麻、珍珠母平肝息风止痛。

功效 疏肝解郁，泻火调经。

主治 用于肝郁化火证之经行头痛。

用法 每日1剂，水煎服，每剂煮2次，滤去药渣，得药液约500ml，早晚分服，月经期及经前期服药。

处方出处：余翔，杨利林，李惠斌，等.欧阳惠卿治疗月经病临床经验浅析［J］.亚太传统医药，2013，(9)：99-100.

3. 血瘀证

（1）罗元恺教授治疗经行头痛方

组方 丹栀逍遥散加丹参、桃仁、郁金、香附、青皮之类。

功效 行气活血，化瘀止痛。

主治 用于气滞血瘀者。

用法 每日1剂，水煎服。

处方出处：罗元恺.罗元恺妇科学讲稿［M］.北京：人民卫生出版社，2011：173.

（2）欧阳惠卿教授治疗经行头痛方

组方 乌药15g，延胡索15g，香附10g，炒没药10g，蒲黄10g，白芍15g，山楂10g，川楝子10g，天麻15g，败酱草20g，羌活10g，三七末(冲)3g。

功效 行气活血，化瘀调经。

主治　用于气滞血瘀之经行头痛、痛经、月经过多。

用法　每日 1 剂，水煎服，渣再煎，每日分 2 次饭后服。

处方出处：黄洁明.欧阳惠卿教授辨治月经病杂症验案 3 则［J］.光明中医，2011，(6)：1107-1108.

四、外 治 法

1. 针灸治疗

（1）针灸选风池、百会、太阳、合谷、阿是穴以化瘀止痛。以泻法为主，持续提插捻转 5～10 分钟，阿是穴用三棱针放血。

（2）针灸选乳根、膻中、天宗、肩井以疏肝理气止痛。均用平补平泻。耳针可选乳腺、神门、内分泌等耳穴，每次留针 2～3 小时，每日 1 次，10 次为 1 个疗程。可达到疏肝解郁的目的。刺络放血取穴窍阴、阳陵泉、阿是穴，三棱针点刺，或梅花针弹刺出血，隔日 1 次，可达到疏肝解郁的目的。

（3）针灸选太冲、行间、风池、百会、合谷以柔肝平肝。以泻法为主，捻转提插 5～15 分钟，强刺激。

（4）针灸选风池、百会、太阳、脾俞、肝俞、血海穴以补气养血。以补法为主，留针 15～30 分钟，轻刺激。

2. 其他中医治法　开天门按摩法：患者仰卧，头放正，全身放松，舒适、自然，闭目，嘱其思想集中在头部。术者位于患者头侧床前，意守于指端。推上星穴 36 次：由印堂向上推至上星，两手拇指交替向上推；推头维 36 次：由印堂向斜上抹；抹眉 36 次：从攒竹至丝竹空；梳理太阳经 10～20 次；叩印堂 36 次：中指端弯着叩；叩百会 36 次：方法同前；揉太阳穴顺时针 10 次，逆时针 10 次；轻拍头部 3 分钟：从前额拍至左右太阳穴，再到头顶百会穴处；收功：揉风池、肩井穴各 10 次。每晚按摩 1 次。10 次为 1 个疗程。每个疗程间休息 3 天。开天门按摩头颈部诸穴，能调整血管的舒缩功能，具有镇静安神、镇惊止痛除烦的作用。适用于各型经行头痛患者。

五、养 生 调 摄

1. 生活调摄

（1）注意调节情志，保持心情舒畅和良好的心态；尤其在经期，应保持心情舒畅、愉快，使气血调和，细致地宣教开导工作，使患者消除紧张心理，利于本病的治疗。

（2）增强体质，注意劳逸结合，不宜过度消耗脑力或体力，以免损气伤血。

（3）注意生活防护：经前及经期应避免感寒受风。

2. 饮食调摄　经行头痛患者要注意饮食以清淡易消化饮食为主，忌温燥助阳动血之药及酒浆等辛辣之品。均衡饮食，避免过甜或过咸的食品，多吃蔬菜、水果、鸡、鱼、瘦肉等。注意补充维生素及矿物质。饮食应富于营养，低盐，经前经期勿过食寒凉，以免损伤脾阳，避免过食辛辣之品，以免伤阴。

经前常用食疗方：核桃山楂菊花茶：核桃仁 125g，山楂 60g，菊花 15g 煎汁 1000ml，代茶饮。

六、名家医案节选

病案一 欧阳惠卿教授治疗经行头痛伴痛经案

林某，女，38岁，2009年1月29日首诊。

主诉：患者行经腹痛8年余，经行头痛2个月。

患者近8年经行腹痛逐渐加剧，经量逐渐增多，挟血块，每次行经需服西药止血及止痛。近2个月经前2日开始头痛。2日前开始头痛，今日月经适来，小腹疼痛。食纳及二便正常。舌质暗红，瘀斑，舌苔薄黄，脉弦滑。平素月经规则，顺产2胎，2004年超声检查发现子宫腺肌症。

西医诊断：①经前期综合征；②子宫腺肌病；③月经失调。

中医诊断：①经行头痛；②痛经；③月经过多；④癥瘕。

辨证：气滞血瘀。

治法：行气活血，化瘀调经。

方药：乌药15g，延胡索15g，香附10g，炒没药10g，蒲黄10g，白芍15g，山楂10g，川楝子10g，天麻15g，败酱草20g，羌活10g，三七末（冲）3g。3剂，水煎服，渣再煎。每日分2次饭后服。

二诊：2009年2月2日。患者月经未净，量已少，深咖啡色，服上药后头痛、腹痛减轻，血块明显减少，未再服止血、止痛药。舌脉同前。

方药：蒲黄10g，川楝子10g，炒没药10g，三七末（冲）3g，乌药15g，山楂10g，丹皮15g，败酱草20g，茜草15g，天麻15g，益母草15g，白芍15g。5剂，同上服法。服药近2个月。

三诊：2009年4月6日。患者现经量基本正常，经行头痛及腹痛仅仅偶作，程度轻微。末次月经3月27日，5日净，量中等，无腹痛，舌暗红，有瘀斑，苔黄，脉弦。

方药：蒲黄（包）10g，五灵脂10g，乌药15g，延胡索10g，山楂15g，茯苓15g，茜草15g，败酱草20g，夏枯草20g，莪术10g，丹皮15g，土鳖虫15g。

四诊：2009年12月23日。患者间断服上药方加减，月经正常，经前头痛、腹痛消失，12月2日B超复查：子宫腺肌瘤3.1cm×2.7cm及1.3cm×1.3cm两个，其大小与2008年年底检查结果相同。舌暗红瘀斑色淡，脉弦细。

方药：蒲黄15g，五灵脂15g，乌药15g，丹皮15g，莪术15g，土鳖虫15g，三棱15g，败酱草20g，茯苓15g，黄芪15g，益母草15g，生薏苡仁20g。7剂，水煎服。每次经净后服2周，连续再服3个月经周期。

按语：经行头痛属于现代医学血管神经性头痛的范畴，又称偏头痛。该病的发生与内分泌功能紊乱、精神因素有关。按中医常规分血虚、肝火、血瘀三型治疗，一是证难分，二是效不佳。经过反复摸索，欧阳老师认为经行头痛患者大都具有肝气不疏，兼有瘀血内阻证候的特点。本例因瘀成癥，又每于经前，气血下注冲任，经脉壅盛之际，头痛发作，经时腹痛加剧，经多瘀块多，为瘀阻经滞，不通则痛。瘀阻经脉，气血不畅而致痛经、经行头痛。患者初诊月经多之时，大块瘀血，随血而下伴小腹剧痛，均瘀证之依据。验之于舌瘀斑明显，脉弦为气滞血瘀使然。辨证遣药治疗自始至终以行气活血化瘀为法，善用大剂行气活血之品，经络通，诸痛缓。天麻、羌活为治头痛药，妇科头痛亦有效。瘀去经血归经，故经量亦减。

本例分阶段用药是其特点，欧阳老师在疾病初期以行气活血止痛为主，乌药、延胡索、香附、川楝子行气止痛，蒲黄、没药、三七、山楂祛瘀止痛，白芍缓急止痛，羌活、天麻专治头风头痛，败酱草一味既清热利湿亦能祛瘀止痛。后期疼痛缓解，则着重化瘀散结消癥，加入三棱、莪术、丹皮、益母草、夏枯草之类。癥瘕为血结日久而成，治疗不宜急于求功。本例治疗后，瘤体未大，即初见成效，需持日以治，但应调整药量，选择经后期用药2周的间断用药法，可减少用药量，患者易于坚持较长时间的治疗。攻邪易伤正气，本例于破血消癥方中，少佐黄芪、茯苓、薏仁益气健脾之药，扶正祛邪，有助加强疗效。

病案二 班秀文教授治疗经行头痛案

甘某，女，36岁，1986年5月20日初诊。

主诉：经前、经期头痛2年。

患者长期经行前后不定，周期20～40天不等，量多少不一，经期5～7天，色红而夹紫块，经将行乳房及少腹、小腹胀痛，左侧头痛如刀劈，夜难入寐，寐则多梦，胸胁苦满，心烦易怒，经行之后则略舒，但左头痛依然不减，直至经净之后，始能消失，虽经多次中西医及针灸治疗（药名及穴位不详），效果不满意。平时带下量多，黄白相兼，质稠臭秽。现经行第3天，色红，夹小紫块，量一般，左侧头痛，夜难入寐，寐则不深，口苦咽干，大便干结，三四日一行，小便色淡黄。舌苔薄白，舌质边尖红。脉弦细数。

西医诊断：①经前期综合征；②月经失调。

中医诊断：①经行头痛；②月经先后不定期。

辨证：肝郁化火，火性炎上。

治法：疏肝清热，息风止痛。

方药：加味逍遥散加减。

处方：北柴胡6g，当归身9g，杭白芍12g，茯苓6g，白术6g，夏枯草15g，刺蒺藜10g，丹皮10g，栀子10g，瓜蒌皮10g，薄荷（后下）3g，甘草3g。每日清水煎服1剂，连服3剂。

在服药的同时，并针刺太阳（双侧）、印堂、列缺（双侧），俱用强刺激手法。

二诊：1986年5月26日。经行已净，头痛消失，但大便仍干结难解。脉象弦细，舌苔薄白，舌质尖红。拟养血柔肝法，以善其后。处方：鸡血藤20g，丹参12g，当归身10g，川芎6g，熟地15g，杭白芍9g，玄参15g，麦冬9g，夏枯草12g，甘草5g。每日清水煎服1剂，连服3剂。

三诊：1986年6月20日。经行周期基本正常，色泽红，量较多，经将行少腹、小腹及乳房胀痛减轻，左侧头痛较上次为轻。舌苔薄白，舌质尖红，脉弦细而略数。拟疏肝凉血治之。处方：当归身12g，白芍10g，生地15g，丹参15g，夏枯草10g，白蒺藜10g，丹皮10g，北柴胡6g，合欢花6g，甘草5g。每日清水煎服1剂，连服3剂。

四诊：1986年7月18日。经行周期正常，色量一般，经前诸症消失。舌质淡红，舌苔薄白，脉象弦细。用养血疏肝法，以巩固疗效。处方：北柴胡6g，当归身9g，白芍9g，茯苓9g，白术6g，黄精15g，白蒺藜9g，薄荷（后下）3g，甘草5g。每日清水煎服1剂，连服3剂。

按语：肝为风木之脏，喜疏泄条达，肝脉络阴器而布胸胁上额。若七情过极，肝气不伸，郁久则化火，在经将行之时，相火内动，肝的疏泄失常，故经将行时少腹、小腹、乳房、胸胁胀痛，头痛如刀劈，经行前后不定，量多少不一。其头痛之所以左侧为甚者，实由于妇女以血为主，左属阴血，由于肝郁化火上炎，火腾血热，蒙蔽清窍，故头痛以左侧为剧。治病必求其本，病之根在于肝郁化火，故立法用药，着眼于肝的调节，以疏肝养血之逍遥散为主方出入。

肝气虽以升为顺，但过旺则火动，故方中加用苦辛微寒之夏枯草、苦辛平之白蒺藜、甘寒之瓜蒌皮，其目的在于加强平肝泻火、解郁散结之功。标本并治，疗效实现。

（董伦燕 黎小斌 王小云）

第九节 经行口糜

经行口糜是指每值经前或经期，口舌生疮、糜烂者。经后自愈，具有周期性反复发作的特点。本病以青、中年女性多见。本病历代文献中少有记载，但临床常见此病，近年常有报道。

一、病因病机

《素问》有“诸痛痒疮，皆属于心”之论述。且舌为心苗，故凡属口舌糜烂，多责之于心；而舌又居于口，口乃胃之门户，胃与脾互为表里，故口舌糜烂与脾胃也有关系。胞络者系于肾，肾中精血不足，值行经则阴血下注胞中而为经水，阴血益虚，虚热内生，虚火上炎遂发口糜。《素问》亦有“鬲肠不便，上为口糜”之论，即言大便秘结，热气上蒸而发为口糜之病因病机。故经行口糜由心、胃、肝、肾等多脏腑功能失调所致。岭南医家对其病因病机又有自己的独特看法。

罗元恺认为平素体质肝肾阴不足者，经前期容易出现阴血虚而肝阳旺这一类型。肝阴虚则阴不维阳而阳气易亢；肾阳虚则水不涵木而肝气偏盛，其病机肝肾阴虚是致病之本，肝阳偏亢乃病发之标。但亦有肝郁化火伤阴而成者，症见心烦易怒，头晕目眩，面色潮红，手足心烦热，乳房及胸胁胀满，或午后有低烧，或口腔溃疡，或健忘失眠，纳差便结。舌红或舌边红，苔少或无苔，脉细或弦细。

班秀文认为经行口糜与月经相关，治经必治血，治血不忘肝。肝藏血而主疏泄，内寄相火，为冲脉之所系。经将行之时，相火内动，风火相煽，横逆中州，可导致胃火上逆；母病及子，心主血，胞脉属心而络于胞中。阴虚火旺，火热乘心，经将行阴血下注，虚火益盛，火性上炎，故发此病。尚有因情志不畅，肝气不疏，致心肝郁火者而发病者。

黎小斌认为，此病虽生于口，实与脏腑经络密切相关。缘脾开窍于口，心开窍于舌，肾脉连咽系舌本，两颊及齿龈属胃与大肠经。故其病机多与心火、胃热、肾水亏相关。妇女以血为本，经、孕、产、乳都以血为用。相对来说，妇女有余于气，不足于血。月经将届，阴血下聚于血海，偏于阴血不足之体，此际其他部分之阴血更感虚衰。阴血虚则阳易亢，以致阴阳气血平衡失调，生理机能容易逆乱，而发此病。

二、治疗特色

根据疾病及体质特点，岭南妇科医家治疗经行口糜有以下经验及特点。

（一）内治为主

1. 育阴平肝潜阳 罗元恺认为肝肾阴虚是致病之本，肝阳偏亢乃病发之标。故治疗上治宜育阴平肝潜阳，可用二至丸合杞菊地黄丸加减化裁，改用汤剂，同时加入潜阳之品，如珍珠母、龙骨、牡蛎之属。火盛者，可再选加龙胆草、栀子等以泻肝火，或重用白芍以平肝，但以养育肝阴为主，兼以清热抑肝为辅，不宜过用苦寒之品，以免化燥耗阴。

2. 治经必治血，治血必治肝 班秀文认为本病与月经有关，治经必治血，对于阴虚火旺者，治以滋阴清热，泻火解毒；治血不忘肝，对于肝气郁结，郁久化热者，予以疏肝清热法；对于胃阴不足，虚火上炎者，滋养胃阴之际，需配以清润肝火之法，方可见其效。

3. 清热泻火、滋阴降火、引火归元为主 黎小斌认为本病多与心火、胃热、肾水亏相关。月经来潮之际，十二经血气下注冲任。冲脉隶属阳明，经行来潮，冲脉气盛，诸经气血相对偏虚，水不济火，故冲脉气逆而夹心、胃两经之火上熏，遂有口糜之变；及其行经之后，气血平复，诸症渐次隐消。口糜随月经周期而隐现，是本病的临床特征，也是其辨治的着眼点。治疗多以清热泻火、滋阴降火、引火归元为主。

（二）内外并治，标本兼顾

本病配以清热解毒、凉血消肿之外治法，用以冰硼散外涂，或青黛粉调水外涂，或鲜冬青叶煎水乘温衔漱。

三、辨证论治

（一）临证思路

经行口糜是行经期间，心、胃之火上炎所致。每遇阴血下注，或阴虚火益旺，热乘于心，或胃热益盛，随冲气上逆而发。临证应结合兼证、舌脉、体质因素，并参考月经的量、色、质综合分析。治疗应以清热为主，虚者养阴清热，实者清热泻火。

（二）辨证论治应用

1. 阴虚肝旺证

（1）罗元恺治疗经行口糜方一

组方 二至丸合杞菊地黄丸加减化裁，改用汤剂，同时加入潜阳之品，如珍珠母、龙骨、牡蛎之属。

功效 育阴平肝潜阳。

主治 用于阴虚肝旺之经行口糜。

用法 每日 1 剂，水煎服，每剂煮 2 次，滤去药渣，得药液约 500ml，早晚分服，月经期及经前期服药。

处方出处：罗颂平.中国百年百名中医临床家丛书·妇科专家卷·罗元恺［M］.北京：中国中医药出版社，2012：72.

（2）罗元恺治疗经行口糜方二（滋肾养肝健脾方）

组方 熟地 15g，生地 15g，女贞子 15g，怀山药 25g，党参 15g，太子参 15g，甘草 6g，生龙骨（先煎）30g。

功效 滋肾养肝，佐以健脾益气。

主治 用于血虚肝旺，虚火上炎，兼有脾虚。

用法 每日 1 剂，水煎服，每剂煮 2 次，滤去药渣，得药液约 500ml，早晚分服，月经期及经前期服药。

处方出处：罗颂平.中国百年百名中医临床家丛书·妇科专家卷·罗元恺［M］.北京：中国中医药出版社，2012：74-75.

2. 肝肾阴虚证 李丽芸治疗经行口糜方（益真 2 号汤）

组方 熟地 15g，菟丝子 20g，女贞子 20g，仙灵脾 6g，旱莲草 12g，川断 10g，山茱萸 9g，白芍 15g，丹皮 15g。

功效 滋养肝肾。

主治 用于肝肾阴虚之经行口糜。

用法 每日 1 剂，水煎服，每剂煮 2 次，滤去药渣，得药液约 500ml，早晚分服，月经期及经前期服药。

处方出处：李丽芸，王小云.中医妇科临证证治［M］.广州：广东人民出版社，1999：173-174.

3. 胃热熏蒸，热扰冲任证 黎小斌治疗经行口糜方（谷连煎）

组方 元参 15g，石斛 10g，麦冬 10g，黄连 3g，谷芽 30g，白芍 15g，生石膏（先煎）20g。

功效 凉血养阴，降火生津。

主治 用于热扰冲任之经行口糜。

用法 每日 1 剂，水煎服。每剂煎 2 次。滤去药渣，得药液约 500ml，分早晚 2 次服。经前一天开始服用，连用 2～3 剂。

处方出处：黎小斌，李丽芸.妇科病效验秘方［M］.北京：化学工业出版社，2011：119-120.

4. 肝郁化热证 班秀文治疗经行口糜方（丹栀逍遥散加减）

组方 丹皮 6g，栀子 10g，当归 6g，白芍 10g，柴胡 6g，茯苓 10g，怀山药 15g，薄荷（后下）6g，麦冬 10g，生谷芽 20g，甘草 6g。

功效 疏肝清热。

主治 用于肝郁化热之经行口糜。

用法 每日 1 剂，水煎服。连服 3 剂。

处方出处：李莉.国医大师班秀文学术经验集成[M].北京：中国中医药出版社，2010：428-429.

四、其他疗法

（一）外治法

1. 冰硼散

组方 冰片、硼砂、朱砂、玄明粉。

功能主治 泻火止痛，清热解毒消肿。适用于血虚肝旺，虚火上炎之经行口糜。

制法用法 外用，少量蜜调外敷患处。

处方出处：罗颂平.中国百年百名中医临床家丛书·妇科专家卷·罗元恺［M］.北京：中国中医药出版社，2012：74-75.

2. 青黛粉

组方 青黛粉 15g。

功效主治 清热解毒，凉血消肿。适用于阴虚火旺之经行口糜。

制法用法　调开水涂患处。

处方出处：李莉.国医大师班秀文学术经验集成[M].北京：中国中医药出版社，2010：427-428.

3. 鲜冬青叶

组方　鲜冬青叶。

功效主治　拔毒祛腐，生新愈伤。适用于阴虚火旺之经行口糜。

制法用法　取适量清水煎，乘温衔漱。每日2～3次，每次10～20分钟。

处方出处：李莉.国医大师班秀文学术经验集成[M].北京：中国中医药出版社，2010：117-118.

（二）针灸治疗

1. 体针　廉泉、少府、合谷、三阴交。阴虚火旺加照海，胃热炽盛加内庭，宜用泻法。

2. 三棱针　金津、玉液、少冲、阿是穴。配穴：溃疡面多时配合四缝。

方法：点刺，每穴出血2～3滴为宜。溃疡小者刺病灶中心1针即可，大者可刺3针，使出血3～10滴。1～2天一次，7天为1个疗程，1个月为1个疗程，连续治疗3～5个月。

五、养生调摄

经行口糜患者饮食宜清淡，忌食辛辣之品，如辣椒、葱、姜等辛温升阳之品，以免助火上炎，影响愈合。炙煿之品更助热生燥，而且质地坚硬，易刺激口疮使之疼痛难忍，使病情加重，故亦应禁食。鸡、鱼、瘦肉补虚味美，虚火适宜，实火当忌。蛋、奶可补虚适用。蔬菜、水果清热生津，各证均宜。

1. 洋参生地黄柿饼汤

组成　生地30g，西洋参15g，柿饼3个，蜜枣3枚。

制作方法　将生地、西洋参、蜜枣、柿饼分别用清水洗净，去掉浮尘、杂质。在煲中注入适量清水，放入全部原料，武火煲滚，再用文火煲2小时，加入冰糖一小块，即可饮用。

说明　清热润燥，养阴生津。适用于肺胃蕴热而致经行口糜。

2. 竹叶石膏粥

组成　淡竹叶15g（或鲜竹叶30g），生石膏30g，粳米60g，冰糖适量。

制作方法　先煎竹叶、石膏，去渣取汁，后下米煮成粥，候熟入冰糖，待溶后即可服用。

说明　清降胃火，解毒消疮。适用于胃热熏蒸证经行口糜。

3. 白菜豆腐粉丝汤

组成　白菜仔（嫩小白菜）120g，豆腐两块（300g），粉丝30g，生姜2片。

制作方法　白菜仔用清水洗净，切去根，粉丝用水浸透，使其变软，切段。豆腐用水洗净。生姜刮皮、洗净、切片。用适量水，武火煲至滚，后放入白菜仔、豆腐、生姜，候水再滚，用文火续滚约20分钟，再加入粉丝滚片刻，加入少许盐调味，即可佐餐食用。

说明　清热消炎，养阴生津。适用于阴虚火旺证经行口糜。

4. 陈皮生姜粥

组成　陈皮10g，鲜嫩生姜10g，粟米50g。

制作方法　先将鲜嫩生姜洗干净，放入温开水中浸泡10分钟，捞出，连皮切碎，剁成生姜泥糊，用洁净纱布包裹，绞压取汁，盛入小杯中，备用。将陈皮洗干净，阴干，切成细丝，与淘洗干净的粟米同放入砂锅，加水适量，大火煮沸后，改用小火煨煮1小时，待粟米酥烂即成。

早晚2次分服，每次温服时加10滴生姜汁，拌和均匀后，嚼食咽下。

说明 用于胃热口糜后期，热去脾胃损伤，顾护中焦。

出处：以上食疗均出自黎小斌，李丽芸.妇科病效验秘方[M].北京：化学工业出版社，2011：123-124.

六、名家医案节选

病案一 罗元恺治疗经行口糜并头痛案

杜某，女，39岁，已婚，于1973年6月29日初诊。

主诉：月经前后头痛1年余。

患者曾足月顺产两胎。近年余月经前后头顶痛，口舌生疮，经后面目虚浮，胃纳差，平素血压偏低。月经周期常提前4～5天，量中等。末次月经6月24日，现经水适净，面色较黄，舌质淡红，苔薄白，脉细弱。

西医诊断：经前期综合征。

中医诊断：①经行头痛；②口糜。

辨证：血虚肝旺，虚火上炎，兼有脾虚。

治法：滋肾养肝为主，佐以健脾益气。

处方：熟地15g，生地15g，女贞子15g，怀山药25g，党参15g，太子参15g，甘草6g，生龙骨30g。3剂，每日1剂。

另：冰硼散1瓶，蜜调外涂口舌溃烂处。

二诊：1973年7月27日。本次月经刚净2天，口舌生疮较前减轻，但头痛仍剧，至今未止，舌心红，脉弦细。治以滋肾益阴，佐以平肝潜阳。

处方：熟地15g，生地15g，黄精30g，枸杞15g，白芍12g，怀山药15g，杭菊花10g，钩藤15g。4剂，每日1剂。

三诊：1973年8月10日。月经将潮，烦躁，口微苦，唇舌各有一溃疡面，巅顶痛稍减。舌苔微黄。脉弦细。治以滋肾柔肝养血。

处方：生地25g，黄精30g，桑椹15g，怀山药20g，白芍15g，郁金12g，桑寄生20g，制首乌15g。4剂，每日1剂。

四诊：1973年10月5日。近2个月来，经前以上方加减，连服5～6剂，经前后头顶痛显著减轻，口舌生疮已除，仍守前法。

处方：熟地20g，黄精30g，女贞子15g，白芍12g，制首乌25g，天麻9g，白芷9g，怀山药20g，陈皮5g，生龙骨30g。4剂，每日1剂。

随访5年无复发。

按语：经行口糜、经行烦躁、经行头痛、经行浮肿与经行泄泻等，统属现代医学“经前期紧张综合征”的范围，但对其病因尚未完全明确，认为与自主神经系统功能紊乱、性激素紊乱有关。中医书籍中，则以各种兼症而命名，如经行口糜、经行烦躁、经行头痛、经行浮肿、经行泄泻等。其发病机制大概有三种类型：一是肝郁气滞，平素肝郁恚怒，情志不舒，经期阴血下注血海，肝失血养而更郁，出现烦躁易怒，经前乳胀，甚或悲伤欲哭，失眠多梦等；二是脾虚或肝气横逆犯脾，可致经前浮肿、泄泻等；三是血虚肝旺，或因肝郁化火所致，或因肾虚血少不能涵养肝木致阴虚肝旺，出现头痛、口糜烂等。本病例以阴血虚肝气旺为主，故始终以滋肾养血柔肝之生地、熟地、黄精、桑椹、女贞子、白芍之属为主，佐以龙骨、钩藤、杭菊之类以祛风而镇摄浮阳，滋水涵木，故头痛、口舌糜烂诸症悉除。

病案二　李丽芸治疗经行口糜合并头晕案

许某，女，30岁，工人，1995年5月20日初诊。

主诉：经期头晕心烦、口舌糜烂3个月。

患者近3个月每遇经期觉头痛目眩，心烦不宁，午后低热，口舌糜烂，腰痠，四肢倦怠无力，难以坚持工作。纳欠佳，大便干结如羊矢状，经净后上症消失。末次月经4月28日。舌偏红，少苔，脉虚细。检查：发育中等，体温、脉搏、血压均正常。心电图检查结果正常，肝功能、肾功能结果均显示正常。

西医诊断：经前期综合征。

中医诊断：经行口糜。

中医辨证：肝肾阴虚，虚火上炎。

治法：滋养肝肾，育阴潜阳。

方药：干地15g，女贞子15g，旱莲草12g，丹皮12g，泽泻12g，山茱萸12g，黄柏12g，火麻仁30g，玄参20g，麦冬20g。4剂，每日1剂，水煎服。

服药4剂，头晕、心烦症减，大便通畅，仍低热，纳欠佳，倦怠无力，上方去火麻仁、玄参、麦冬，加地骨皮12g，黄芩15g，怀山药15g。每日1剂。水煎服，连服3剂，胃纳增进，低热退，精神转佳。5月28日月经来潮。逢月经中期开始服药调治，共3个月。经前诸症全消，精神如常，正常工作。

按语：本例以肝肾阴虚，虚火上炎为主。李教授在治疗中始终以滋肾养血柔肝之干地、女贞子、山茱萸、玄参、麦冬之属为主，滋水涵木；佐以丹皮、泽泻、黄柏、旱莲草之类清泻虚火，故头晕目眩、低热、口舌糜烂诸症消除。

病案三　班秀文治疗经行口糜案一

韦某，女，32岁。1990年8月3日初诊。

主诉：经行前后口糜反复发作2年余。

患者2年多来无明显诱因每于经前1周左右即出现口腔糜烂，从单个逐渐发展为多个，迁延至颈后4～5天方愈，下次经前诸症又现，曾多方求治，药时可缓解，停药后诸症复作，甚或此起彼伏。经行规则，末次月经1990年7月10日。刻下正值经前，口糜复发，局部涩痛，进食尤甚，痛苦难言，小便黄，大便干结。望其表情痛苦，形体消瘦，上颚、口唇内侧、舌尖部有大小不一糜烂点，有的融合成片，局部潮红或灰白，唇红，舌质红，苔薄黄腻，脉沉细。

西医诊断：经前期综合征。

中医诊断：经行口糜。

辨证：阴虚火旺。

治法：滋阴清热，泻火解毒。

处方：生地15g，麦冬10g，丹皮10g，紫草10g，金银花10g，野菊花10g，蒲公英10g，连翘10g，生大黄（后下）3g，甘草10g。4剂，每日1剂，水煎服。加青黛粉15g，调开水涂患处。

二诊：1990年8月9日。药后口糜涩痛大减，点状溃疡基本消失，大便畅通。舌尖红，苔薄白，脉细。前用釜底抽薪之法，通下清上，热毒渐清，继予滋养肝肾，调理冲任。

处方：当归 10g，白芍 10g，生地 15g，沙参 10g，麦冬 10g，丹皮 10g，紫草 10g，金银花 10g，连翘 10g，甘草 10g。3 剂，每日 1 剂，水煎服。

1991 年 5 月因他病来诊，询问其每于经前按方取药煎服，口糜半年未发。

按语：《灵枢・五音五味》曰："冲脉任脉，皆起于胞中……别而络唇口。"患者木火型质，阴血不足，阳气偏盛，经行前后，相火内动，火热之邪循冲脉上炎，熏蒸上窍，发为口糜。大便干，小便黄，唇舌红，苔薄黄腻，为阴虚火旺之象。方用生地、麦冬养阴清热，金银花、野菊花、蒲公英、连翘清热解毒，丹皮、紫草清热凉血，大黄通腑泻热，釜底抽薪，甘草配金银花、蒲公英等清热解毒药，可解热毒。药后热毒渐清，虑及病与月经有关，治经必治血，二诊去苦寒之大黄、野菊花、蒲公英，加当归、白芍、沙参滋阴养血调经。并用咸寒之青黛粉调水外涂，以清热解毒、凉血散肿。内外并治，标本兼顾，故疗效满意。

病案四　班秀文治疗经行口糜案二

梁某，女，38 岁，已婚，售货员。1985 年 6 月 5 日初诊。

主诉：经前口腔溃疡 3 个月。

月经周期正常，色量一般，近 3 个月月经将要来潮前 3～4 日口腔及舌边尖溃烂，大小不一，大者如黄豆，小者如绿豆，有轻微辣痛之感，直至经净后 3～5 日自行愈合。经中西医治疗，效果不满意。现经行第 3 天，口舌溃烂。平时性情急躁，夜寐欠佳，寐则多梦，大便干结，2～3 日 1 次，小便一般。脉象弦细而略数，舌苔薄白，舌质边尖红，有溃疡面如黄豆大。

西医诊断：经前期综合征。

中医诊断：经行口糜。

辨证：属胃阴不足，虚火上炎。

治法：滋养胃阴，佐以清降解毒。

方药：沙参麦冬汤加减。

处方：北沙参 12g，麦冬 10g，玉竹 10g，天花粉 6g，冬桑叶 6g，金银花 6g，野菊花 10g，嫩芦根 15g，生甘草 6g。每日清水煎服 1 剂，连服 3 剂。

二诊：1985 年 6 月 10 日。经行已净 2 天，大便正常，但舌上溃疡未愈。舌苔薄白，舌质淡红，脉弦细。根据脉证，仍守上方去桑叶，加白茅根 12 克，石斛 9g，怀牛膝 6g 治之。每日清水煎服 1 剂，连服 3 剂。

三诊：1985 年 7 月 6 日。现经行第 2 天，色量一般，但经前 3～4 天口舌开始溃烂，有灼痛之感，脉象弦细而略数，舌苔薄白，舌尖红，舌边有溃疡二处，如黄豆大，下颚左侧有溃疡一处，如玉米大。根据脾开窍口，满舌属胃之说，初诊时以滋养胃阴，佐以清热解毒之法治之，药本对症，何以不收敛？病反有加重之趋势？细而推敲，病由经将行而起，其溃烂直接与月经有关，治经必治血，治血不忘肝，改用滋养胃阴，清润肝火之法为治。

处方：

（1）北沙参 12g，麦冬 9g，天花粉 6g，玉竹 9g，南丹皮 10g，白蒺藜 10g，夏枯草 10g，忍冬藤 12g，生地 15g，杭白芍 10g。每日清水煎服，连服 3 剂。

（2）鲜冬青叶，取适量清水煎，乘温衔漱。每日 2～3 次，每次 10～20 分钟。

四诊：1985 年 7 月 26 日。现为月经将来潮之时，大便干结，每 2～3 日解 1 次。暂无口腔溃疡，要求未病先治。脉象细缓，舌苔正常。拟养阴解毒为治，以增液汤加味。

处方：玄参 15g，生地 15g，麦冬 12g，野菊花 10g，南丹皮 6g，生甘草 6g。每日清水煎服 1 剂，连服 3 剂。除以上方煎水内服之外，并用鲜冬青叶水煎衔漱，每日 2～3 次，每次 10～20 分钟。

五诊：1985 年 8 月 5 日。上方服后，大便通畅，每日 1 次，本次经行于 8 月 1 日开始，现已基本干净，经前经中口舌无溃烂，脉舌如常，拟清余邪，防其复发。

处方：鲜冬青叶、鲜旱莲草，各取适量，清水煎乘温漱口。每日 2～3 次，每次 10～20 分钟。

1 年后追访，患者在每月经前 1 周自用鲜冬青叶衔漱，连续 3～5 天，坚持半年。现已停药半年，经行正常，口舌不溃烂。

按语：肝藏血而主疏泄，内寄相火，为冲脉之所系。经将行之时，由于相火内动，如阴津不足，则有虚火上炎之患。本例经前有周期性的口舌溃烂，一、二诊时本脾开窍于口、满舌属胃之说，单从滋养胃阴论治，忽略了相火内动，风火相扇，横逆中州，导致胃火上逆的一面，故疗效不满意。从三诊起，在滋养胃阴的基础上，加用南丹皮、白蒺藜、夏枯草、杭白芍等凉血泻火、平肝柔肝之品，并用苦寒做涩之鲜冬青叶局部衔漱，以投毒祛腐，生新埋口、内外并治，标本兼顾，面面俱到，故药到病除。最后仍以鲜冬青叶和微酸寒之旱莲草煎水漱口以善其后，故疗效巩固，病不再发。

（冯大宁　黎小斌　王小云）

第十节　经行泄泻

经行泄泻指妇女在每个月经周期的来潮前及行经期间出现大便不成形，溏泻，严重时可以呈水样便，每日 3 次以上，而这种泄泻现象至本次月经周期结束后自然停止的疾病。

本病与内科中的泄泻不同，此泄泻与月经周期有关，周期性出现。月经来潮时盆腔内充血，肠蠕动加速多会出现便烂，次数略多为自然现象。本病一般在月经来潮前一日即开始泄泻，至经净后，大便即恢复正常，也有至经净后数日方止。岭南医家对经行泄泻有其特殊的诊治经验。

一、病因病机

1. 脾虚夹湿　对于经行泄泻，明代医家汪石山云："经行而泻……此脾虚也。脾统血属湿，经水将行，脾气血先流注血海，此脾气既亏，则不能运行其湿。"清代吴谦《医宗金鉴•妇科心法要诀》明确指出："经行是脾虚，鸭塘清痛乃寒湿。"清代傅山《傅青主女科》云："妇人经来之前，泄水三日，而后行经者，人以为血旺之故，谁知是脾气虚之乎。"刘完章认为经行吐泻浮肿类多因脾肾虚弱而发病。在岭南地区发病率比较高，当地居民受气候环境影响，多为脾虚湿热体质，脾气益虚，脾虚失运，不能运化水湿，以致水湿下注，常见平素大便多溏或黏。而经行时气血下注血海，机体气血运化较为特殊，以致便溏加重，泄泻发生，月经过后，气血恢复平和，泄泻则自然停止。

2. 肝郁克脾　女子以肝为先天。妇女的四大生理现象月经、带下、妊娠、分娩，都与血离不开，而血藏于肝，所以妇女的生理过程都有赖于肝的生理功能。此外，妇女各种生理过程的正常施展，也需要依赖肝脏主疏泄的功能。一旦肝气受阻，不能正常疏泄，容易导致气滞。肝气郁滞，横逆犯脾，脾气受阻，不能运化水湿和统摄血液，加之月经期的影响，就会出现经行泄泻。主要包括肝实乘脾和脾虚肝侮两类。一为实证，一为虚证。肝气不疏，肝气郁滞过度，则横逆犯脾，致使脾失健运，水湿不得运化，留注肠道，此为肝实乘脾。后天之本的脾脏亏虚，脾气不足，肝脾的平衡被打破，此消彼长，则肝气胜而侮之，此为脾虚肝侮。泄泻发生主要是脾脏发生疾病，脾脏的病变特点是虚证，肝脏的病变特点是实证，总体而言是脾虚而肝实的病机变化特点。而岭南地处珠三角一带经济高速发展地区，女性同样需要面对极大的工作压力及快速的生活节奏，以致容易肝气不疏，肝郁克脾以致泄泻。

二、治 疗 特 色

重视运用岭南道地药材：岭南地区人体质多脾虚、阴虚并湿热，岭南人的经行泄泻以脾虚证为主，在治疗上，注重运用岭南道地药材，用一方药材治一方人。例如，罗颂平等运用罗氏“二稔汤”加减方（岗稔根、地稔根、党参、白术、炙甘草、桑寄生、广陈皮、广藿香、布渣叶、石榴皮）治疗经行腹泻。其中岗稔根为桃金娘科植物桃金娘的根，广泛分布于我国东南部广东、海南、云南等地，性味甘涩平，归肝、肾经，功效养血止血、利湿止泻、行气通络止痛，可治妇女月经过多，崩漏出血，脘腹疼痛，泄泻痢下，也可用于风湿痹痛及肾虚腰痛等。地稔根为野牡丹科植物地稔根的根，分布于广东及长江以南地区，性味甘、微酸、涩、平，归肺、脾、肝经，功效收敛止血、涩肠止痢、活血通络，用治崩漏带下，湿热泄痢，风湿痹痛等。陈皮为芸香科植物及其栽培变种的干燥成熟果皮，产于广东、福建、浙江、广西、江西、湖南、贵州、云南、四川等地。陈皮以广东所产为佳，称广陈皮以区别于其他地区所产陈皮，其味苦、辛，性温，归肺、脾经。理气健脾，燥湿化痰，用于脘腹胀满，食少吐泻，咳嗽痰多。广藿香药用部位为唇形科植物广藿香的干燥地上部分，主产于广东、广西、台湾、海南、南宁、福建等地，味辛性微温，归胃、脾、肺经，用于湿浊中阻，脘痞呕吐，暑湿表证，湿温初起，发热倦怠，胸闷不舒，寒湿闭暑，腹痛吐泻，鼻渊头痛。方中所用岭南特色药材，特别适合岭南地区温暖潮湿的气候特点及岭南地区人群体质，能有效治疗具有湿滞体质的岭南女性发生的经行泄泻。

三、辨 证 论 治

（一）临证思路

明代医家傅山在其著作中分析了脾虚经行泄泻的病机首要治疗大法是健脾渗湿止泻，脾气健运，则运化水湿、统摄血液的功能得以施展，水湿既去，泄泻自然而止。明代医家汪石山提倡使用参苓白术散进行治疗，傅山治疗使用健固汤，罗颂平等运用罗氏“二稔汤”加减方治疗，三个方治疗上皆以健脾渗湿为大法，又更有特点。参苓白术散出自宋代《太平惠民和剂局方》，原方采用具有补气健脾作用的四君子汤，添加健脾益气止泻之山药、莲子，健脾渗湿之白扁豆、薏苡仁，醒脾和胃行气之砂仁，和宣肺利水之桔梗而成方，全方健脾渗湿而止泄，兼能保肺气，也体现“培土生金”之法。健固汤原方以党参、茯苓、白术、巴戟天、薏苡仁成方，健脾渗湿中药配合温肾助阳之巴戟天，全方可起到脾肾两补、健运水湿止泄之功。罗氏“二稔汤”加减方中岗稔根、地稔根均性平、味甘涩，均有补血止血中止泻收敛的功效，为君药；党参、白术、炙甘草、桑寄生健脾祛湿止泻、益气血补肝肾，为臣药；广陈皮、广藿香、布渣叶、石榴皮理气祛湿，为佐使药。全方调理气血，健脾祛湿止泻，有效治疗具有湿滞体质的岭南女性发生的经行泄泻。而对于肝郁型的经行泄泻，治疗上则首先要疏泄肝气，以期条达，恢复其功能；其次要兼顾理脾，健运脾气。无论是虚或实，都为肝旺脾虚之证，在治疗上，都可以使用痛泻要方进行治疗。

（二）辨证论治应用

1. 脾虚证

（1）罗氏“二稔汤”加减方

组方　岗稔10g，地稔根10g，党参5g，白术5g，炙甘草5g，桑寄生5g，广陈皮5g，广藿香5g，布渣叶5g，石榴皮5g。

功效　调理气血，健脾祛湿止泻。

主治　经行泄泻伴有脘腹胀满，神疲肢倦，经行量多，色淡质稀。

用法　每日1剂，水煎服。

处方出处：吴霭荣.“二稔汤”加减方治疗脾虚挟湿型经行泄泻的临床研究［D］.广州：广州中医药大学，2018：27.

（2）参苓白术散

组方　党参20g，茯苓、土炒白术、扁豆、薏苡仁各30g，山药、陈皮各12g，砂仁9g。

临证加减：腹痛者加白芍13g、炙甘草6g、广木香6g；兼肾虚见腰膝酸痛、五更泄泻者加补骨脂15g、巴戟天15g、肉豆蔻12g；脾虚兼寒见泻下清水、腹中冷痛者加吴茱萸6g、炮姜10g；经量多，泄泻不止者加荆芥炭12g、赤石脂12g。

功效　健脾益气，化湿止泻。

主治　经行腹泻伴食欲不振，呕吐泄泻，中满，乏力。

用法　经前1周开始服药，每日1剂，水煎约400ml，早晚餐前分2次服，连用10天为1个疗程。

处方出处：卢英翔.参苓白术散加减治疗经行泄泻39例［J］.四川中医.2007（5）：86.

2. 肝郁证　加味痛泻要方

组方　煨防风6g，陈皮5g，炒白术12g，焦白芍9g。

功效　扶脾抑肝，镇痛止泻。

主治　经行腹泻并见小腹胀痛，胸胁痞闷等，脉兼弦象。

用法　每日1剂，水煎服。

处方出处：陈建霖.加味痛泻要方治疗脾虚肝郁型经行泄泻的临床研究［D］.广州：广州中医药大学，2014：13.

四、外 治 法

（1）按摩腹部5～10分钟，令患者仰卧，以掌面平按患者腹部，并略施压，带动腹壁作旋转运动，伴有呕吐、腹胀或积食者，向顺时针方向旋转，并加揉中脘、气海各50次，否则向逆时针方向旋转。

（2）揉脐200次，揉天枢（双侧）各100次，以食、中、环指分别点按上述3穴，略施压作旋转运动，方向同摩腹。

（3）患者俯卧位，暴露背部皮肤，分别用拇指、食指蘸滑石粉揉长强100次，揉脾俞、肾俞100次，大椎100次，百会100次。

（4）捏脊 10 遍，双手提捏督脉及双侧膀胱经皮肤，从长强至大椎，双手反复交替进行。

（5）揉足三里 100 次。

随症加减：便常规有黏液或白细胞者，捏耳尖 100 次，双侧耳廓自然前折，最高点的折痕处取穴，以拇指、食指提捏、揉压；便常规有未消化食物者，点揉内庭、梁丘穴各 100 次；病久者加揉百会穴 100 次。

五、养 生 调 摄

（一）生活调摄

避免重体力劳动、过度运动以致过度疲劳，同时应该注意保持乐观积极的情绪。

（二）饮食调摄

对于经行泄泻应该注意节制饮食，规律进食，避免过饥过饱，同时忌食生冷、油腻之品。

常用食疗方如下：

1. 参芪淮杞炖鸡汤　党参 30g，黄芪 25g，怀山药各 25g，枸杞子 15g，乌骨鸡 1 只，生姜 2 片，水炖服。能补气健脾，用于病后体弱、神疲气怯。

2. 茯苓薏米粥　茯苓、生薏苡各 25g，陈皮 5g，粳米适量，煮粥食治脾虚泄泻，小便不利。

3. 扁豆人参粥　人参 10g 或党参 30g，扁豆（炒）30g，粳米 60g，煮为粥。治脾胃虚弱，神疲食少，呕吐泄泻。

六、名家医案节选

病案一　班秀文治疗经行泄泻案

谷某，女，28 岁，已婚。1992 年 9 月 7 日初诊。

主诉：经行腹痛、泄泻 14 年。

患者 14 岁月经初潮，月经尚规则，但每于经前 3～4 天即出现少腹、小腹胀痛，胃脘不适，继而泄泻，每日 3～4 次不等，持续至经净即瘥。末次月经 1992 年 8 月 20 日。现胸闷，纳少，腰痛，久立后加重，尿频，夜尿 2～4 次，大便溏，阴道干涩、疼痛，性交后加重。带下正常。1988 年结婚，初外用避孕法，1992 年 4 月以后未避孕，但迄今未孕。舌淡红，苔薄白，脉细。

西医诊断：①月经紧张综合征；②不孕症。

中医诊断：①经行泄泻；②不孕症。

辨证：肾虚脾弱，肝失疏泄。

治法：健脾补肾，疏肝理气。

处方：熟地 15g，怀山药 15g，五味子 6g，当归 10g，白芍 10g，枸杞子 10g，茺蔚子 10g，仙灵脾 15g，菟丝子 20g，玫瑰花 6g。3 剂，每日 1 剂，水煎服。

二诊：1992 年 9 月 14 日。腰胀减轻，夜尿减为 1 次，性欲较淡，舌淡红，苔薄白，脉细。继守上法。

处方：熟地 15g，怀山药 15g，山萸肉 6g，当归 10g，白芍 10g，茺蔚子 10g，小茴香 6g，仙灵脾 15g，益智仁 10g，补骨脂 10g。3 剂，每日 1 剂，水煎服。

三诊：1992 年 9 月 28 日。9 月 18 日经行，量偏少，色鲜红，3 天干净。经前 1 天腹泻，但次数减少，天数较原来缩短。性交后腰痛，夜寐多梦。舌淡红，苔薄白，脉细。予温肾健脾。

处方：党参 15g，白术 10g，茯苓 10g，陈皮 6g，补骨脂 10g，千斤拔 15g，鸡血藤 20g，丹参 15g，郁金 10g，玫瑰花 6g。6 剂，每日 1 剂，水煎服。

四诊：1992 年 10 月 15 日。昨日经行，腹痛泄泻消失。唯经前受风，鼻塞流涕，头痛，喷嚏，腰骶微胀，舌淡红，苔薄黄，脉细滑。证属经行阴血亏虚，风邪乘虚内着。治拟养血佐以疏解。

处方：鸡血藤 20g，党参 15g，当归 10g，白芷 6g，防风 10g，薄荷（后下）5g，荆芥（后下）5g，藿香 6g，炙甘草 5g。3 剂，每日 1 剂，水煎服。

五诊：1992 年 12 月 28 日。末次月经 10 月 14 日，现停经 53 天，尿妊娠试验阳性。刻诊：胸闷欲呕，腰腹隐痛，舌淡红，苔薄白，脉细滑。予调补脾肾，安胎防漏。

处方：菟丝子 20g，太子参 15g，桑寄生 15g，怀山药 15g，白芍 10g，川杜仲 10g，续断 10g，竹茹 5g，苏叶（后下）5g，炙甘草 5g。3 剂，每日 1 剂，水煎服。

按语：脾主运化，泄泻多责于脾运失司。然肾为胃之关，内寓元阴元阳，脾阳根于肾阳，又经水出诸肾。经行时经水下注，肾阳益感不足，脾失温煦，则运化失司，湿浊随脾气下陷而为泄泻。肾阳不足，肝失涵养，疏泄失职，腹痛乃作。治以熟地、仙灵脾、菟丝子、益智仁、枸杞子补肾温阳，怀山药健脾益肾，当归、白芍、茺蔚子养血活血调经，五味子固涩止泻，玫瑰花疏肝理气。三诊肾虚证缓，加重健脾益气之力，以异功散加味调治。四诊经行腹痛、腹泻症瘥，但见经行感冒，以鸡血藤、当归、党参养血益气以固本，加白芷、防风、荆芥、薄荷、藿香疏风解表。经治疗肾阳旺盛，肾精充足，脾气健运，肝气条达，故能摄精成孕。

病案二　黎小斌治疗经行泄泻案

患者，女，39 岁，公司职员。于 2018 年 8 月 22 日就诊。

主诉：经行腹泻 2 个月。

患者于 2018 年 7 月 20 日月经来潮后进食生冷，出现腹泻，一天 5～6 次，质稀，经后泻止。末次月经 2018 年 8 月 18 日，此次月经第 3 天始再次出现腹泻，一天 5～6 次，质稀，伴疲倦，腹胀，无痛经，血块不多，无明显腰酸，烦躁，无明显乳房胀痛。无寒热往来。经期面部多痤疮。舌淡暗，苔白，脉沉细。

已婚育，有再生育要求，目前未避孕 8 个月未孕，曾 B 超监测排卵，提示可排卵，但基础体温双相不佳。平素工作压力大。2011 年前曾行甲状腺结节切除术。

西医诊断：经前期综合征。

中医诊断：经行泄泻。

辨证：脾虚湿阻。

治法：健脾化湿止泻

方药：参苓白术散加减。

处方：甘草 5g，白术 15g，白芍 15g，柴胡 10g，茯苓 15g，山药 10g，陈皮 5g，党参 15g，白扁豆 10g。3 剂，每日 1 剂，水煎服。

二诊：2018 年 8 月 27 日。服上方后，腹泻可止，仍有腹胀，矢气多，烦躁缓解，仍有疲乏，无怕冷怕热，晨起口干口苦，胃纳可，大便一天一次，质中，小便调，无夜尿。舌淡暗，苔白，脉沉细。

处方：甘草 5g，白术 15g，白芍 15g，柴胡 10g，当归 10g，熟地 15g，茯苓 15g，山药 10g，陈皮 5g，党参 15g，白扁豆 10g，盐山萸肉 10g，茺蔚子 15g。7 剂，每日 1 剂，水煎服。随访下次月经未再出现经行腹泻。

按语：患者于经期进食生冷寒凉，败伤脾胃，经期尤甚，且患者平素工作压力大，易急躁，肝气不疏郁克脾土，脾失健运，水湿不化，湿浊下泻。因此治疗上以参苓白术散以健脾渗湿止泻，合四逆散以疏肝理脾，3 剂，患者腹泻、烦躁、疲乏好转，复诊时近排卵期，患者基础体温双相欠佳，考虑合并黄体功能不全，在排卵期予加用熟地、山萸肉、茺蔚子温肾，以先天肾气助后脾土以巩固疗效。

（骆赟韵 黎小斌 王小云）

第十一节 绝经前后诸证

妇女在绝经前后一段时间内，出现月经紊乱，并伴有潮热汗出，精神倦怠，烦躁易怒，情志异常，头晕目眩，耳鸣心悸，失眠健忘，浮肿便溏，腰酸骨楚、皮肤蚁走感等与绝经相关的症状，称“绝经前后诸证”。这些证候常参差出现，病程长短不一，短者数月，长者可迁延数年以至十数年不等。该病发病率为 85%左右，但大部分妇女的症状较轻，只有 10%～30%的妇女可出现严重症状，影响日常生活和工作而需要积极治疗。

古代医籍中无“绝经前后诸证”病名，但有关本病的病因病机、临床表现及治疗论述较多，散见于“老年血崩”、“脏躁”、“百合病”、“郁证”、“不寐”、“腰痛”、“老年经断复来”等病证中。明清以来岭南医家，尤其是现代医家王小云教授对本病的病因病机及治疗有着深入独到的见解，在全国独树一帜。

一、病 因 病 机

绝经前后诸证的证候复杂，往往寒热错杂，虚实并存，涉及多个脏腑。岭南医家认为本病的发生与体质因素及岭南独特的地理气候和人文环境有关。

（一）体质因素

岭南人受炎热潮湿气候的影响，体质主要呈阳热型、脾湿型和气阴两虚型。常年的炎热气候使岭南人多偏阳热体质。气候环境中湿热气化，从口鼻吸入后较难蒸发，留着而归于脾，影响脾之运化；另外，在此环境中生活的人们，常贪凉饮冷，爱食鱼鲜、内脏及鸡犬龟蛇杂合之物，亦令脾胃气机受阻；再者，暑天汗泄过多，气阴亏耗，也导致脾的运化受影响，酿成湿困脾胃的体质。汗泄较多，一方面阴津亏耗，另一方面气随汗泄，形成气阴两虚的体质。

经断前后，肾气渐衰。若素体虚弱，肾阳虚衰，或过用寒凉及过度贪凉取冷，可致肾阳虚惫。若命门火衰而不能温煦脾阳，出现脾肾阳虚。气阴不足者，肾水不足以涵养肝木，易致肝肾阴虚或肝阳上亢；肾阴亏虚，肝血不足，肝失柔养，疏泄失常，出现肾虚肝郁；肾水不足，不能上济心火，出现心肾不交，从而出现一系列相关绝经症状。肾为水火之宅，内藏元阴元阳。阴阳互根，阴损及阳，或阳损及阴，真阴真阳不足，不能濡养温煦脏腑或激发机体正常的生理活动而致绝经前后诸证发生。

（二）情志内伤

《景岳全书·妇人规》曾言："妇人幽居多郁，常无所伸，阴性偏拗，每不可解。"更年期女性正处于生理、社会角色的转型期，情绪易于激动或所思不遂，造成气失疏泄，气机郁结或升泄太过。岭南地区居民生活节奏快，工作压力大，女性的社会角色丰富，情志内伤致病的特点更为突出。

岭南医家大都重视情志失调与妇科病的关系。何梦瑶认为妇女性情执拗，容易动气，且常郁而不发，因此容易导致气滞血阻为病；刘渊认为思虑伤脾、郁怒伤肝、忧郁过度则伤肺气，均能导致月经失调；何守愚在论述经期调摄时，指出劳碌气恼、悲郁忧惊应加意禁制；吕楚白认为喜怒忧思悲恐惊能导致人体气血运行不畅，月经失常；郭梅峰指出女子善怀，治疗常须解郁之品。对妇女而言，以抑郁、忧思、忿怒等不良情绪居多。王小云教授认为绝经期妇女处于特殊的年龄阶段，常常面临家庭、工作与社会的诸多矛盾，极易由于生理的改变，引起心理的异常，而心理的异常又加剧躯体症状，心身失调是更年期综合征的突出特点之一。

（三）肾虚为本，旁涉多脏

女子七岁肾气盛；二七天癸至，任脉通，冲脉盛，月事以时下……七七肾气虚，冲任二脉衰少，天癸竭，月事断绝。女子 49 岁左右，月经从定期来潮过渡到断绝不来，从有生殖能力过渡到没有生殖能力，肾气、天癸、冲脉、任脉从盛过渡到衰，机体如不能很好地自行调节以适应这种生理上的重大变化，便会出现一系列相关症状。罗元恺教授较早地提出了"肾-癸-冲任-胞宫轴是女性性周期调节的核心"，并提出"天癸应是一种与生殖有关的内分泌激素"。妇女一生由于经、产的损耗，妇女阴血偏虚，年届七七，精血不足，故肾阴之亏损较早出现，也较多见。阴损及阳，或素体气虚、阳虚，尤其是岭南女性，气阴不足体质，绝经期阳损及阴，出现肾阴阳俱虚之证。因此岭南医家指出绝经前后诸证属心身疾病范畴，肾虚是致病之根本，肾的阴阳失调又可导致肝、心、脾等脏腑的失调，可兼肝阴不足、肝气郁结、脾气虚损、心气虚弱、心阴不足等。

王小云教授认为情绪致病归其病机为气机壅滞致病，早在《内经》便有"余知百病生于气也，怒则气上，喜则气缓，悲则气消，……思则气结"的记载。肝为罢极之本，精神调节之所。故调情志从肝论之早被历代医家所重视。然《内经》亦载有"肺主宣发肃降，……诸气愤郁，皆属于肺……"、"诸气者，皆属于肺"。肺朝百脉，为宗气出入之所，气机升降之枢。肺关乎一身之气的运动。"左"肝与"右"肺，升发肃降，循环不断，周而复始，调节运行周身阴阳气血。肝木主升，肺金主降；肝主疏泄，调理气机；肺主肃降，主气司呼吸，二者共同作用，维持人身脏腑气机的升降运动。王小云教授临证治疗女性情绪相关致病，认为不能一味地疏肝理气，也需条达肺气，在临证治疗中，重视宣肺降肺，方能效著。

二、治疗特色

自明清以来，岭南医家治疗绝经前后诸证，逐渐充实完善，至今已形成鲜明的特色。

1. 补肾为本，兼调各脏　罗元恺教授较早地提出了"肾-天癸-冲任-胞宫轴"是女性性周期调节的核心，绝经前后诸证的发生，其核心病机主要在于肾阴阳的失调。因此，补肾法为治疗绝经前后诸证的基本法则，指出补肾重在调补肾阴肾阳，使之恢复相对平衡。肾阴虚者治宜滋养肾阴，肾阳虚者治宜温肾扶阳，并强调阴阳互补。同时肾为先天之本，脾为后天之本。肾气、肾精的充盛，有赖于后天脾胃化生的精微物质不断补充，补肾同时不忘调脾。

同时心藏神，肝藏血，心肝失调，以致心神失养。绝经前后诸证作为心身疾病，还与心肝两脏功能失调有关。因此，治疗本病应以心、肝、肾三脏为主，兼顾他脏，做到心身同治。

2. 注重调理气血 《丹溪心法·六郁》指出："人身之病，多生于郁。"绝经期女性正处于生理、社会角色的一个转型期，情绪易于激动或所思不遂，造成气失疏泄，气机郁结或升泄。女子以肝为先天，肝气疏泄，则气机调畅，气血调和，则妇女的月经和孕产等生理活动则正常；反之，如肝气郁滞或暴怒伤肝，则可变生百病。民国时期众多岭南妇科医家都提出治疗女性妇科疾病，要注意理气。何梦瑶认识到妇科病与肝的密切关系，故治疗上往往采用疏肝、行气、开郁等方法。班秀文大师在妇科病的治疗中，也注重调气血，认为："治经先治血，理血不忘瘀。"善用调气血，化瘀血之法。吕安卿善于运用合欢花、玫瑰花、素馨花等花类药物解妇人之郁。王小云教授认为，调理绝经前后诸证不可忽视调理气机，王教授在对气机的思辨中，重视肺肝同调。肺主一身之气，主宣发疏降，贯穿百脉，调节全身气机；肝主疏泄，维持全身气机疏通畅达；若肺肝功能正常，人体气机的升降出入运动才得以保障并健康。

3. 心身同治，形成情志治疗体系 绝经前后诸证作为一种典型的心身疾病，中医情志治疗可以发挥积极的治疗效应。王小云教授更是以中医"形神合一"整体观为理论指导，根据《内经》五行相生相克的原理，首创中医"以情胜情"疗法操作规范，结合语言开导，创立情志相胜三部曲，治疗绝经期情志障碍疾病，得到了良好的临床疗效。

除中医情志治疗外，王小云教授还发展创新了中医五音体感音乐治疗，将中医五音五行音律与现代声学治疗技术相结合，集音乐针刺疗法于一体，由于这种电流强度随着音乐的波形、幅度和频率而变化，能形成一种连续的穴位刺激，有效抑制交感神经、扩张血管、活血化瘀和降低血压，有疏通经络调节人体脏腑气血之功能。

4. 用药轻灵，善用花藤药物 岭南独特的气候特点，形成女性"湿热较甚，而气阴两虚"的体质特点。岭南气候湿热，花期较长，四季皆花，岭南医家尤垂青花藤，认为花类药气味芳香，轻灵清化，味薄性轻，药性平和，善于疏解肝郁之气而又不伤阴，非常适合岭南妇女气阴两虚的体质。近代岭南名医治疗绝经前后诸证时都比较擅长使用花药。吕楚白、吕安卿、林夏泉都是用花妙手。郭梅峰对花之特性非常了解，一生擅长用花药，他指出："诸花皆散，故花可散邪，外感用之；花之气味芳香，芳香以解郁，故杂病用之；花类质轻，亦是轻剂取胜之意……女子善怀，故药以南豆花芳香解郁。"常用的花类药有南豆花，其他还有鸡蛋花、茉莉花、川朴花、素馨花、玫瑰花、佛手花、合欢花等。

王小云教授除了擅长用花，还善于花藤配用，临证常选绿萼梅、合欢花、玫瑰花、佛手花、旋覆花、厚朴花、钩藤等，对于气滞血瘀者则配伍鸡血藤、天仙藤等理气通络，活血止痛；而对于瘀热闭阻脉络的痛痹，则选用忍冬藤、红藤、络石藤等清热逐瘀、通痹止痛；此外，常用青风藤、海风藤、丝瓜络等祛风除湿、通络止痛。这些花藤药，性味平和，既达清肝理气和胃之功又无耗气伤阴之道地药材，日久积累了"用药轻灵，勿伤阴津"的用药特点。

三、辨 证 论 治

（一）临证思路

1. 辨病辨证相结合，分型论治是主导 肾虚是本病发生的主要病因。绝经前后诸证作为心身疾病，与心肝两脏功能失调有关。因此治疗应以补肾为本，调心、调肝为标，兼顾他脏，做到心身同治。另外，绝经期妇女内分泌代谢紊乱，血脂水平易升高，微循环血流速度较慢，因此，王小云教授治疗绝经前后诸证时，提出不宜忽视其血瘀的病理变化，既要注重机体肾虚之“常”，又要顾及血瘀继发病之“变”，治疗中要应用活血化瘀法。运用脏腑气血及八纲辨证，以辨在气在血的不同属性和病机，根据临床表现侧重不同，分型论治。

2. 集成中医综合优化方案　绝经前后诸证表现为一系列症候群，症状繁杂，涉及脏腑系统较多。因此临证应分清主次，选择主要矛盾，相机处理，方能不乱。

绝经前后诸证中，精神神经症状是临床常见也较为棘手的症状，对女性的身心健康危害最大，部分患者出于隐私或自尊等忽略提及或少提及，治疗时往往被忽略。运用中药辨证治疗，可以有效缓解躯体症状，但对于精神神经症状效果不显，基于此，岭南医家均提倡心理疏导。王小云教授认为本病女性的情志特点以“怒”或“悲”为主，针对这两种不同情况，分别采用“悲胜怒”、“喜胜忧”的方法，制定了中医“以情胜情”疗法的操作规范。精神神经症状明显者，可采用中医情志疗法。若躯体症状与精神神经症状并重者，可采用中药辨证治疗，加用中医情志疗法的“心身同治”法进行治疗。

3. 未病先防，积极防治远期并发症　绝经后心血管病变发病率超过 50%，是 65 岁以上妇女死亡的第一大疾病。持续潮热是绝经后心血管疾病发生的标志性潜在危险因素。同时绝经期出现的脂肪分布变化、血脂异常、血压升高、交感神经兴奋增加和内皮功能失调等，都对心血管疾病的危险因子有负性作用。因此对绝经后心血管病变的防治已成为全球医药事业的重要组成部分。同时绝经后骨质疏松，老年痴呆等都是不可忽视的远期并发症。因此需要加强绝经前后妇女生活、饮食、运动各方面的健康宣教，指导其形成健康的生活方式，积极防治远期并发症。

（二）辨证论治应用

岭南医家一致认为，本病的病机是以肾虚为本，病理变化以肾阴阳平衡失调为主，兼有其他，临床辨证要分清阴阳属性。

1. 肾阴虚证

方药　左归饮和二至丸加减。

生地、山茱萸、枸杞子、女贞子、山药、珍珠母、仙灵脾、鸡血藤、何首乌。

功效　滋养肝肾，调和阴阳。

主治　绝经前后诸证之偏阴虚火旺者。

加减　经血多者，加益母草、阿胶，或艾叶、鹿角霜；肝郁情况明显者，加郁金、白芍、合欢皮；睡眠欠佳者，加酸枣仁；汗多者，加浮小麦、生牡蛎；夜尿多者，加覆盆子、益智仁、柏子仁；潮热及口干者，加地骨皮、太子参；面额黯斑明显或眼眶黯黑者，加菟丝子、玉竹；血压增高者，加丹参、怀牛膝、杜仲、桑寄生；大便干者，加火麻仁、枳实；大便溏泄者，地黄宜减量，加茯苓、白术。

用法　每日 1 剂，水煎服。

处方出处：罗元恺.罗元恺妇科学讲稿［M］.北京：人民卫生出版社，2011：484-488.

2. 肾阳虚证

方药　右归丸合四君子汤。

功效　温肾健脾，益气固摄。

主治 绝经前后诸证之偏阳虚怕冷者。

加减 月经量多去当归肉桂，加川断、首乌；便溏，去熟地；夜尿频多，加覆盆子。

用法 每日 1 剂，水煎服。

处方出处：罗元恺.罗元恺妇科学讲稿［M］.北京：人民卫生出版社，2011，484-488.

3. 肾阴阳两虚证

方药 二仙汤合二至丸加减。

熟地、枸杞子、补骨脂、鸡血藤、制首乌、珍珠母、山药、仙灵脾、山茱萸。

功效 阴阳双补。

主治 绝经前后诸证之阴阳俱虚者。

加减 月经量多去当归肉桂，加川断、首乌；便溏，去熟地；夜尿频多，加覆盆子。

用法 每日 1 剂，水煎服。

处方出处：罗元恺.罗元恺妇科学讲稿［M］.北京：人民卫生出版社，2011：484-488.

4. 肝肾阴虚证

（1）桑贞降脂方

组方 桑寄生、女贞子、钩藤（后下）、山药各 15g，何首乌、旱莲草、陈皮各 12g，草决明、牛膝各 10g。

功效 滋肾养肝，降脂化浊。

主治 用于绝经前后，眩晕耳鸣，腰膝酸软，五心烦热，口干，健忘失眠，舌红，少苔，脉细数。

用法 每剂煎 2 次，滤去药渣，得药液约 500ml，分早晚两次服。共服 3 个月。

处方出处：黎小斌，李丽芸.妇科病效验秘方［M］.北京：化学工业出版社，2011：20-21.

（2）滋肾养阴汤

组方 女贞子、旱莲草、菊花、麦冬、何首乌、生地、白芍各 15g，知母、黄柏、远志各 10g，桑寄生 20g，菟丝子 20g，浮小麦 30g，丹皮 9g。

功效 滋养肝肾。

主治 用于绝经前后，午后潮热，汗出较多，入夜尤甚，腰膝酸软，烦躁，头晕目眩，口燥咽干，夜不安寐，或月经先期，经量时多时少，色红，质稠，舌质偏红，少苔，脉细数。

制法用法 每剂煎 2 次，滤去药渣，得药液约 500ml，分早晚 2 次服。共服 3 个月。

处方出处：黎小斌，李丽芸.妇科病效验秘方［M］.北京：化学工业出版社，2011：294.

（3）更年期头晕头痛方

组方 酸枣仁 2g，熟地 30g，枸杞子、山茱萸、山药、茯苓各 15g，泽泻、丹皮、牛膝、柴胡各 10g，菊花 12g，蔓荆子 12g。

功效 滋肝养肾，清肝明神。

主治 用于绝经前后，头晕头痛，觉天旋地转，眼花眼蒙，口干，时有腰膝酸软，夜尿频，舌边尖红，苔薄白，脉弦细。

制法用法 每剂煎 2 次，滤去药渣，得药液约 500ml，分早晚 2 次服。共服 3 个月。

处方出处：黎小斌，李丽芸.妇科病效验秘方［M］.北京：化学工业出版社，2011：291-292.

（4）更年期腰腿痛方

组方 熟地、山药、枸杞子、龟甲（先煎）、续断、独活、鹿角霜、杜仲、桑寄生、伸筋草、牛膝、菟丝子。

功效　滋肾补肾，填精益髓。

主治　用于绝经前后，腰腿痛，甚则牵扯至下肢，弯腰痛甚，膝关节抬起困难，夜尿频，舌淡红，苔薄白，尺脉弱。

制法用法　每剂煎2次，滤去药渣，得药液约500ml，分早晚2次服。共服3个月。

处方出处：黎小斌，李丽芸.妇科病效验秘方［M］.北京：化学工业出版社，2011：292.

5. 肾虚血瘀证

（1）补肾祛瘀汤

组方　杜仲15g，续断20g，淫羊藿、川芎、蒲黄各9g，乌药10g，五灵脂6g，熟地12g。

功效　补肾行气，化瘀止痛。

主治　用于绝经前后情志过激，崩中漏下，色黯夹血块，腰胁少腹疼痛，痛有定处，肌肤麻木，面色晦暗，唇黯，舌质黯，舌边尖有瘀斑或瘀点，苔薄白，脉沉迟。

制法用法　每剂煎2次，滤去药渣，得药液约500ml，分早晚2次服。共服3个月。

处方出处：黎小斌，李丽芸.妇科病效验秘方［M］.北京：化学工业出版社，2011：293-294.

（2）更年期晨僵方

组方　桂枝12g，白芍15g，生姜3片，炙甘草、大枣、当归各10g，黄芪、大血藤、桑枝、伸筋草、党参各30g，羌活15g。

功效　益气温经，和血通痹。

主治　用于经断前后，晨起双手指肿胀僵硬，屈伸不利，甚则麻木疼痛，舌边有瘀斑，舌质黯红，或见舌底络脉迂曲，苔薄白，脉沉细。

用法　每剂煎2次，滤去药渣，得药液约500ml，分早晚2次服。共服3个月。

处方出处：黎小斌，李丽芸.妇科病效验秘方［M］.北京：化学工业出版社，2011：290-291.

6. 肾虚肝郁证

（1）更综滋肾方

组方　山茱萸、女贞子、白芍、熟地、郁金、酸枣仁、首乌藤、珍珠母（先煎）、茯苓。

方药加减　虚火较甚，可加地骨皮、龟甲，以增育阴潜阳之功；若眩晕、头痛较甚，可酌加天麻、白蒺藜、牛膝，以平肝息风，并引血下行以缓上部之急。

功效　滋补肝肾，平肝潜阳，宁心安神。

主治　用于绝经前后，情志异常，或情绪不稳，烦躁易怒，头痛且胀，时轻时重，双目干涩，视物模糊，眩晕耳鸣，或腰膝酸软，四肢震颤，或胁肋疼痛，舌红，少苔，脉弦细而数。

用法　每剂煎2次，滤去药渣，得药液约500ml，分早晚2次服。共服3个月。

处方出处：黎小斌，李丽芸.妇科病效验秘方［M］.北京：化学工业出版社，2011：292-293.

（2）更年期情绪障碍方

组方　枳壳、香附、五味子各10g，柴胡、川芎、陈皮各6g，白芍12g，珍珠母（先煎）25g，茯苓30g，合欢皮25g，山药15g，麦冬15g。

功效　疏肝理气，解郁宁神。

主治　绝经前后，烦躁易怒，情绪不稳定，胸闷不适，眠差，或时有胁下疼痛，乳房胀痛，便少腹胀，舌黯红，苔薄白或微黄，脉弦滑。

制法用法　每剂煎2次，滤去药渣，得药液约500ml，分早晚2次服。共服3个月。

处方出处：黎小斌，李丽芸.妇科病效验秘方［M］.北京：化学工业出版社，2011：290.

除此之外，王小云教授根据自己多年的临床经验，研制出专治绝经前后诸证的中成药如下。

（1）养阴疏肝胶囊

主要成分：柴胡、郁金、白芍等。

功效：疏肝养肝，健脾养血。

主治：更年期或经前期胸胁胀痛，情志不舒，烦躁易怒等。

用法：每次 4 粒，每日 3 次，温开水送服。

（2）玉冬育阴胶囊

主要成分：麦冬、玉竹、桑叶等。

功效：养阴清肺，滋补肾阴。

主治：肾阴虚所致口干咽燥，干咳不止，声音嘶哑，腰酸乏力等。

用法：每次 4 粒，每日 3 次，温开水送服。

（3）更年滋肾口服液

主要成分：熟地、女贞子、淫羊藿等。

功效：补肾填精益髓，强腰壮骨。

主治：肾虚型骨质疏松症，更年期综合征。

用法：口服，每次 10ml，每日 3 次。

以上中成药均为广东省中医院院内制剂。

四、外 治 法

（一）针灸治疗

1. 辨证 肾阴虚证取肾俞、心俞、太溪、三阴交、太冲等穴，施补法。肾阳虚证取关元、肾俞、脾俞、章门、足三里等穴，温针或艾灸。

2. 取穴 主穴：肾俞、足三里、三阴交。配穴：太冲、百会、膻中。腰痛甚，加委中；烦躁易怒、失眠不寐，加内关、神门；外阴干涩、瘙痒，加会阴；体倦乏力、食少纳呆、食后腹胀，加脾俞、关元。每日针 1 次，连续 6 天，中间休息 1 天，连针 4 周为 1 个疗程。均采取平补平泻法。留针 20～30 分钟。主治绝经前后诸证肝肾不足者。

3. 耳针 取卵巢、内分泌、神门、交感、皮质下、心、肝、脾等耳穴。每次选 3～4 个穴位，中等刺激，隔日针 1 次。主治绝经前后诸证心肾不交者。

4. 耳穴压豆 取耳穴交感、神门、肝、胆、心等，王不留行籽交替贴以上穴位，留穴 4 天，间断按压。主治绝经前后诸证烦躁，失眠者。

（二）中医情志治疗

王小云教授首创“情志相胜疗法”操作规范，遵循《内经》五行相生相克理论，用正性情绪转移、制约、平衡、纠正过激的负性情绪，解除疑惑，引导宣泄，祛邪外出，达到激发正性效应、安静养神、七情调和的目的。具体操作步骤如下。

第一步：诱导尽吐其情，了解症结所在。引导患者将悲伤抑郁等情绪的来由如实相告。在其诉说时，耐心倾听，提示患者毫无保留地倾诉，从而全面了解其发病原因及过程，了解患者的发病证结所在，以便有的放矢地针对性进行情志治疗。

第二步：悲胜怒，引导宣泄。当了解患者的病结所在之后，不是裁判其是与非，而是结合病结，根据患者的个性特点，顺从其意，因势利导，促使其随心所欲尽情宣泄负性情感。为诱导宣泄效果，让患者观看悲剧影视，借其气氛，诱导患者一哭得舒，使不良情绪充分宣泄。治疗后患者通常感觉如释重负，减轻了思想包袱，重获了安全感。

第三步：喜胜悲忧，发挥七情正性效应。在不良情感充分宣泄的基础上，用温和的语气与患者交谈，唤起患者对美好经历的回忆，使其情志舒畅，可通过放映喜剧电影或幽默小品，引导患者开怀大笑，喜胜悲忧，发挥情志正性效应。

（三）中医五音体感音乐治疗

中医五音体感音乐治疗即中医五音五行音律与现代声学治疗技术相结合的一种治疗方法，对于改善绝经前后诸证中的精神神经症状有较好的疗效，行五音治疗同时，配合腹针或电针，电流强度随着音乐的波形、幅度和频率而变化，形成一种连续的穴位刺激，能较好扩张血管的同时抑制交感神经兴奋，从而起到疏肝解郁、活血通络的作用。

（四）中药沐足

中药：桑寄生、浮小麦、首乌藤。上药混合打粉，将沐足药粉放入盆中，加温开水深至脚踝以上，每晚 9 时 30 分，睡前沐足，每次持续 30 分钟。1 个月为 1 个疗程，主治更年期妇女失眠或抑郁症状。

五、养 生 调 摄

（一）生活调摄

（1）加强卫生宣教，帮助患者认识绝经是正常生理过程，消除恐惧心理，以乐观积极的态度对待疾病；提倡家庭调节，给予同情、安慰和鼓励；医务人员运用必要的心理疏导，积极引导患者客观评价自我。

（2）自觉加强社会调节：通过参加一些社会公益活动或公共娱乐活动等体现自身的社会价值，提升患者自我认可度。

（3）积极参加适当的体育锻炼，增强体质，防止早衰。体育锻炼以自己耐受为度，如气功、太极拳、八段锦、五禽戏、慢跑、体操、散步等活动。

（4）注意劳逸结合，防止过度疲劳和紧张。

（5）维持适度的性生活，有利于心理与生理健康。

（二）饮食调摄

岭南地区独特的地理环境和气候，酝酿出其独特的饮食文化，其中尤以岭南药膳，因其品种多样，营养丰富，口感味足，备受广大患者推崇。

绝经前后诸证，临床以虚证患者居多，饮食宜柔润、清淡，少吃燥热煎炸之品，以免重伤阴精；并且需适当控制总热量，宜进低脂肪、低盐、低糖、高蛋白饮食；并注意补充钙、铁等微量元素；应多吃易消化之食物。常用食疗方如下。

1. 莲子百合粥　莲子、百合、粳米各 30g，同煮粥，每日早晚各服 1 次。适用于绝经前后伴有心悸不寐、怔忡健忘、肢体乏力、皮肤粗糙者。

2. 甘麦饮　浮小麦30g，红枣10枚，甘草10g，水煎。每日早晚各服1次。适用于绝经前后伴潮热出汗，烦躁易怒、面色无华者。

3. 玉竹猪肉汤　玉竹30g，瘦猪肉90g。炖汤饮用，具有养阴润燥、除烦止渴之功效。适用于绝经前后阴虚内热所致心烦不宁，口干咽燥，眼睛干涩，睡眠多梦等。

4. 鹿胶烊奶　鹿角胶6g，牛奶150g，蜂蜜适量。将牛奶煮沸，放入鹿角胶烊化，加入蜂蜜适量调匀，睡前饮用。本方补肝肾，益精血，对绝经前后诸证骨质疏松患者颇有治疗作用。

5. 熟附炖猪心　熟附片10g，龙眼肉10g，猪心1只（约250g），盐适量。将熟附、龙眼肉洗净，放入猪心腔内，再放入炖盅内，加盐少许，加水约500ml，文火隔水炖1小时。本方适用于治疗绝经前后诸证妇女腰酸乏力、畏寒肢冷、失眠健忘、小便清长等症。

六、名家医案节选

病案一　班秀文大师治疗绝经前后诸证之肝肾阴虚证案

曾某，女，49岁，干部，已婚，1983年4月6日初诊。

自1981年开始经行紊乱，往往2～3个月一行，量或多或少，色暗淡，经将行头晕目眩，肢软乏力，行路不稳，夜难入寐，心烦易躁，似热非热，偶或汗出，胃纳尚可，大小便正常。脉细数，苔薄白，舌尖红。

诊断：绝经前后诸证。

辨证：肝肾阴虚，相火不潜。

治则：滋养肝肾，佐以祛风。

处方：北沙参9g，麦冬9g，当归身9g，生地15g，川杞子9g，熟地15g，白蒺藜9g，沙蒺藜9g，夜交藤15g，蝉衣2g，甘草5g。3剂，每日1剂，水煎服。

二诊：1983年4月16日。药已，诸症减轻，脉舌如平。仍守上方出入。

处方：太子参20g，麦冬9g，当归9g，黄精15g，川杞子9g，桑椹9g，怀山药15g，夜交藤15g，沙蒺藜9g，蝉衣2g，甘草5g。3剂，每日1剂，水煎服。

三诊：1983年4月20日。除夜寐多梦之外，余无不适。守上方加浮小麦20g，再服3剂。

按语：肝肾是精血的来源，肝肾阴虚，则精血亏少，故经行错后，量或多或少，色泽暗淡；阳虚水亏则不能济火，相火煽动，故头晕目眩，四肢乏力，心烦易躁，夜难入寐；似热非热，偶或汗出，脉细数，舌尖红，均是肝肾阴虚、相火不潜之变。故用沙参、麦冬、当归、熟地、川杞子、沙蒺藜滋养肝肾之阳；夜交藤苦涩甘平，养心宁神；白蒺藜、蝉衣苦温咸寒以祛风；甘草缓肝而调和诸药。方以柔润肝肾之阴为主，阴血恢复，则刚悍之气自平，相火自潜。二、三诊药有增减，但始终以养为主，以柔制刚。

病案二　班秀文大师治疗绝经前后诸证之心肾阴虚证案

李某，女，50岁，已婚。1992年6月12日初诊。

近两年来月经紊乱，周期先后不定，量多少不一，伴烘热，寒热往来，目眩耳鸣，视力模糊，心烦失眠，心悸易惊，腰痛膝软，悲伤哭泣，情绪易于激动，不能控制，甚至有轻生念头。1992年3月绝经，绝经后症状加重，手足心热，舌淡红，中裂，苔薄白，脉细弦。

中医诊断：绝经前后诸证。

辨证：心肾阴虚。

治则：滋肾养心，安神解郁。

处方：百合 15g，小麦 20g，炒枣仁 10g，远志 5g，柏子仁 10g，首乌 15g，大枣 10g，合欢花 6g，炙甘草 6g。4 剂，每日 1 剂，水煎服。

二诊：1992 年 7 月 3 日。药已，悲伤感减轻，烘热、心悸减少，仍难以入寐，情绪易于波动，食少，闻肉味欲呕，舌尖红，苔薄白，脉细弦。仍从上法，加重清热之力。

处方：小麦 20g，合欢皮 10g，石斛 10g，芦根 30g，白芍 15g，五味子 6g，甘草 6g。2 剂，每日 1 剂，水煎服。

三诊：1992 年 7 月 10 日。药后诸症减轻，停药后症状又作。3 天来嗜睡，心烦，舌淡红，苔薄白，脉弦细。治以滋补肝肾，养心解郁。

处方：百合 20g，熟地 15g，怀山药 10g，山萸肉 6g，丹皮 6g，茯苓 10g，泽泻 10g，鳖甲 20g，龟板 20g，浮小麦 20g，夜交藤 20g，五味子 6g，合欢花 10g，红枣 10g，甘草 6g。4 剂，每日 1 剂，水煎服。

四诊：1992 年 8 月 12 日。药后诸症消失，心情愉快。要求继续服药以巩固疗效。舌淡红，苔薄白，脉细。再用养心安神法。守 6 月 12 日方，6 剂，每日 1 剂，水煎服。

按语：肾阴为全身阴液的根本，五脏之阴液非此不能滋。患者七七之年，肾气渐衰，肾阴不足，冲任二脉虚衰，天癸渐竭，故月经先期或后期，多少不定，终至绝经。肾阴虚导致内脏阴液不足，心阴虚则心烦失眠，心悸易惊，悲伤哭泣；肝阴虚则情绪易于激动；阴虚不能上荣于头目，则目眩耳鸣，视力模糊；虚热上越则烘热；肾阴虚则腰痛膝软。治以滋肾养心，安神解郁。第一步先养心安神以治标。用甘麦大枣汤加味，小麦养心液、安心神；甘草、大枣甘润补中缓急；百合润肺清心，益气安神；首乌补肝肾、益精血；炒枣仁、远志、柏子仁养心安神；合欢花安神解郁。二诊加石斛滋肾阴并清虚热，白芍养血敛阴柔肝，芦根清热除烦。第二步滋补肝肾以治本。用六味地黄汤加鳖甲、龟板滋阴潜阳，使肾阴充盛，心阴充足，肝阴得养，诸症无由生。

病案三　王小云教授情志相胜法治疗更年期焦虑案

患者，女，51 岁，2009 年 11 月 6 日就诊。

患者近 6 年来烦躁易怒伴有焦虑。患者 2004 年开始逐渐出现心烦易怒，易激动，时而精神抑郁，喜叹息，潮热汗出每日 1～2 次，时有心悸，胸闷，2006 年在上述症状基础上开始出现失眠，入睡困难。2009 年开始出现月经紊乱，30～60 天一潮，经期 7 天，量少。近 3 个月来，患者各症状加重，焦虑明显，频频动怒，烘热汗出次数增加，每日发作 5～6 次，胃脘部烧心感，自觉气短，胸部胀闷，腰腿酸软，精神抑郁加重，甚有轻生念头，入睡困难，夜间时有因胸部憋闷而醒，曾查心电图、心肌酶未发现异常，纳差，二便尚可，舌红黯，苔薄黄，脉细弦。

中医诊断：绝经前后诸证。

辨证：肾虚肝郁。

治则：滋养肝肾，疏导解郁。

方药：中药一贯煎加减。

在辨证服用中药的基础上配合中医情志疗法进行心身同治。

就诊第 1 周，予第一步情志治疗，诱导尽吐其情，了解病结所在：与医生一对一谈话，在单独谈话中，患者一直默默哭泣，得知患者最初是由于慢性胃炎反复发作，担心自己身患癌症而产生情志异常，后又由于家庭关系问题症状加重。明确病结的缘源，遂用通俗的医学语言向患者解释并开导，以减轻其思想负担。接着第二步情志治疗，悲胜怒，引导宣泄：观看悲剧电影，诱导患者大哭，一哭得舒，不良情绪得以宣泄。

就诊第 2 周，患者诉烦躁焦虑减轻，发怒、潮热汗出次数减少，但精神抑郁，喜叹息，胸闷、失眠等同前。接着第三步情志治疗，喜胜悲忧，发挥情志正性效应：组织患者观看喜剧片，诱导患者开怀而笑，喜胜悲忧，平衡不良情绪。随电影进行，患者们逐渐开始交流，情志治疗室内渐渐传出笑声。观看后，患者面带微笑，医生此时与其讨论剧情，引导患者回忆一些开心的往事，并借势对患者生活中的烦恼进行开解，嘱咐患者移情易性，注意生活起居、摄食养生等。

就诊第 3 周，患者诉烦躁焦虑已减大半，发怒、潮热汗出次数继续减少，精神抑郁好转，无轻生念头，胸部憋闷感减轻，睡眠有所改善，食欲增加。就诊第 8 周，患者诉烦躁焦虑明显改善，偶有发怒，潮热汗出次数明显减少，精神较平稳，胸部憋闷感基本消失，睡眠尚可，食欲正常。后随访 3 个月，患者症状无明显反复。

按语：王教授认为围绝经期妇女处于特殊的年龄阶段，极易由于生理的改变，引起心理异常，因此心身失调是本患者突出特点之一。本病肾虚为致病之本。肾藏精，肝藏血，精血同源，故肝肾同源。肾在五行属水，肝在五行属木，水生木，肾水虚，水不涵木，肝失肾水滋养，而易疏泄功能失调。患者长期情绪不畅，肝失疏泄，出现肝气郁结证候。故治疗上应补肾疏肝。王教授用心身同治方法治疗，发挥中医情志疗法优势，积极调动患者“自我调节，自我维持，自我改善”系统的能动作用，采用以情胜情法。根据《内经》五行相生相克理论，采用“悲”“胜”“怒”，引导宣泄，接着采用“喜”“胜”“悲忧”的治法，发挥情志的正性效应，起到了事半功倍的作用。

病案四 王小云教授疏肝宣肺法治疗更年期情绪障碍案

刘某，女，48 岁，2012 年 1 月 16 日入院。

主诉：情绪焦虑、乏力欲晕、寐差半月。

患者身居要职，常年工作繁忙，半月前出现情绪焦虑，极度乏力欲晕倒，在广州某医院行全身系统检查，未见明显器质性变，最终诊断为更年期综合征。予健脾益气及营养补液等治疗后却见乏力日益加重（入院时尚能自行行走，出院时需轮椅代步）而转入本院。入院诊见：焦虑、乏力，站立行走均需人搀扶，胸口满闷，颈肩僵硬不适，失眠，无眩晕、心悸、腰酸等不适，无气促呼吸困难，二便正常。交谈中可明显感觉其精神压力较大，一谈起工作则烦躁不已，血压 118/81mmHg。近半年月经欠规则，周期 20～40 天不等，末次月经：2011 年 12 月 20 日，量偏多，血块多，5 天干净。舌暗红、苔黄微腻，脉弦滑。

实验室性激素检查：FSH 72.25mU/ml，LH 15.74mIU/ml，E_2 21.95pg/ml。

中医诊断：绝经前后诸证。

辨证：肺气壅滞，肝气郁滞，夹湿夹瘀。

治则：宣肺疏肝，调和气血，祛湿化瘀。

处方：前胡、郁金各 10g，猪苓 15g，葛根 30g，赤芍 25g。

药煮时间为 15～20 分钟，口服。

翌日查房，患者服 1 剂后即觉乏力等症状较前好转，可自行行走，不需家人搀扶，情绪顿觉舒畅不少，当晚睡眠好（此间无其他辅助治疗），舌暗、苔白腻，脉略弦，较前柔和，尺脉稍弱。效不更方，守方再服 1 剂。

第 3 天查房，患者仅少许乏力，只觉周身经脉不畅感，无心悸，睡眠好，但舌暗偏淡、苔白稍腻，脉转弦细。治以行气疏肝、柔肝健脾调养。处方：白前、香附、川芎各 10g，五爪龙、白芍各 30g，山茱萸、丹皮各 15g，白术 20g。每日 1 剂，水煎服。半个月后患者恢复如常，巩固调治 1 个月后出院。

按语：王教授认为，本例患者表现为极度乏力、需人搀扶等一派虚弱之象，外院以“虚则补之”，用健脾益气及营养补液支持应为对症治疗，为何反而乏力加重?究其原因，为这一“气虚”乃假象，再看患者目前情绪焦虑，乏力而无头晕感，心悸又无心电图明显异常，舌暗红、苔黄微腻，脉弦滑，实为一派实证之象，故其乃“因实致虚”之故。缘何?是因患者位居要职，长期处于巨大压力之下，肺失宣降，肝失疏泄，气行不畅，而致气机郁滞；气为血之帅，气行则血行，气滞则血瘀。同时，患者因长期劳累耗伤后天脾胃，脾虚运化失职，湿困脾土。总之，患者因气滞、血瘀、痰湿三者合而致病。其根本之源为气机不畅，加之血瘀、痰湿阻滞，以致清气不能上扬，清阳不能灌溉四肢经脉，而见以上诸症。可见辨证之要，一步之差，则易犯“虚虚实实”之戒。即为气滞、血瘀、痰湿，则理应治以行气化瘀，祛痰除湿。然王教授认为，治病求本，患者即为气机阻滞这一根本之源，则从行气入手，而行气。根据古人经典所云，从肺入手，加之患者表现自觉心悸不适的主要部位为上胸部，该部位为肺经所过之处，为肺经不足之征。故予前胡、郁金为君，前胡入肺，宣肺降气化痰；郁金入肝，行气化瘀，共奏调和气血之功；患者病在气分，故予葛根行气分以舒筋活络，使气机条达；加用猪苓、赤芍祛湿化瘀以祛邪。至于药量，因前胡、郁金走气分，故用量宜轻；葛根质地较重、赤芍走血分，故两药量大。俟气机改善后，考虑到肝主疏泄、主筋，与全身肢体运动有关，患者筋脉不舒，故治疗需适当柔肝养肝以舒筋，故加山茱萸、白芍柔肝养肝；香附、川芎行肝气；加入丹皮一则加强化瘀之力，二则以防香附、川芎温燥太过。另患者舌质偏淡，加白术、五爪龙健脾以防肝木乘脾。全方共奏行气疏肝、柔肝健脾之效。先后两方组方精简，尤其第一方，药简效显，乃辨证论治之典范，堪比仲景方之精简。

（杜巧琳　黎小斌　王小云）

第七章　带　下　病

带下病是指带下量明显增多，色、质、气味异常，或伴有全身、局部症状者。清代“医圣”傅山著有《傅青主女科》，将带下病依白、黄、赤、青、黑五色论治。

带下病的主要机制是任脉不固，带脉失约。因任脉总司一身之阴液，带下为阴精所化，由任脉所主。带脉约束诸经。故当任带二脉受损，则可致带下病。湿邪是导致带下病的主要原因，分外湿和内湿，可因冒雨涉水、久居湿地而外感寒湿、暑湿、湿热，或因不洁性交感湿邪湿毒；亦可因肝郁乘脾或素体脾虚，水湿输布失常而化生内湿或因肾虚不能温煦，脾阳不振而水湿内泛。湿邪可随体质差异或病程发展而产生不同的转化，故有湿热、暑湿、寒湿、痰湿、湿毒等，以热化为多见。

带下病的辨证论治，应根据带下的性质，结合全身症状及舌脉象来辨其虚实寒热。一般而言，量多、色淡、质稀者为虚寒；反之量多、色黄、质稠、有秽臭者为实热。若带下量多，色淡黄或白，质稀，无气味，多为气虚；带下量多，色白，质清稀如水，多为阳虚；带下量少，色黄或赤白带下，质稠，多为阴虚。带下量多，色黄或黄白，质黏腻，有臭味或腐臭难闻者，多为湿毒。

带下病治以健固任带为主要原则，从“湿”论治，可采用健脾除湿、温肾祛湿、清热燥湿、清解湿毒、温化寒湿、化痰祛湿等等。

岭南医家对带下病的病因病机及辨证施治方面等都有其独到的见解，对日常的临床工作具有重要的指导意义。

一、病因病机

岭南医家秉承《傅青主女科》中“夫带下俱是湿症”的观点，认为湿邪与带下病的关系非常密切。湿邪分为内湿与外湿。

（一）内湿

内湿主要责之于脾、肾、肝三脏。

1. 脾虚　《素问·至真要大论》云：“诸湿肿满，皆属于脾。”若先天脾气虚弱，或因后天饮食所伤、劳倦过度，损伤脾气，脾之运化功能失司，水湿内停，湿性趋下，伤及任带，任脉不固，带脉失约，故发为带下病。

2. 肾虚　古人云“水之体在肾”，乃封藏之本。若先天禀赋不足，或年老体虚，或房劳损伤，或久病伤肾，命门火衰，气化失司，湿邪内盛，封藏失职，损及任带二脉而致带下为病。或素体阴虚，或久病伤阴，阴虚火旺，任带不固，而成赤白带下。

3. 肝郁　肝主疏泄，为将军之官，肝脉绕阴器。或忧思多虑，或烦躁易怒，均可致肝经气机不利，肝木旺而乘脾土，则脾虚水滞，或肝经湿热下注，伤及任带，而成本病。

（二）外湿

岭南地区南濒海洋，北有南岭，珠江水系支流众多，使岭南成为湿盛之地。因此区别于中原医家持有的“风为六淫之首”之观点，岭南医家认为“湿为六淫之首”。正如清代南海名医何梦瑶在《医碥·卷六》中所谓：“岭南地卑土薄，土薄则阳气易泄，人居其地，腠理汗出，气多上壅。地卑则潮湿特盛，晨夕昏雾春夏淫雨，人多中湿……”脾为阴土，性喜燥而恶湿，若外感湿邪，滞于体内，常先困脾，而使脾阳不振，运化无权，水湿停聚，流注下焦，损伤任带二脉发为带下病。

湿性趋下，易袭阴位，故《素问·太阴阳明论》中有言：“伤于湿者，下先受之。”湿性黏滞，湿邪致病多缠绵难愈，或时起时伏，变化多端。湿邪可单独致病，也可与其他病邪合并致病，或与其他邪气相互转化，如湿蕴日久化热；或湿从寒化形成寒湿；湿邪阻滞，碍血运行，留而成瘀，致湿与瘀结。

二、治疗特色

岭南之地带下病以湿邪为最常见病因。《伤寒杂病论·平法脉》言：“湿生长夏，病入脾胃。”根据湿邪的致病特点，岭南妇科医家治疗带下病的主要学术观点可归纳为以下几点。

1. 化湿除浊，扶正祛邪　李丽芸教授治疗带下病皆从湿论治，其认为湿邪所致带下病的治法总体上是化湿除浊、扶正祛邪。临证时根据湿邪转化类型有寒热虚实的不同，应用清化、温化、泻实、补虚的治法，通过化湿、燥湿、渗湿、利湿和升阳温通，以调补脏腑、调理冲任、健固督带。

2. 治湿先治脾　岭南医家认为脾虚则湿盛，脾气下陷而为白带，补脾胃则受纳健运之职复，湿自消，带自愈。班秀文提出脾为土脏，位居中州，上输心肺，下达肝肾，外灌四旁，主升而运化水湿，故治湿先治脾，脾气健运则湿化而带自止，健脾升阳确是治带的大法之一。谢泽霖指出治疗带下病“宜大补脾胃之气，稍佐疏肝之品，使风木不闭塞于地中，则地气自升腾天上，脾气健而湿气消，自无白带之患矣”。

3. 宣导气机治带　岭南医家认为水湿代谢非独中土所主。班秀文重视探本求源，认为带下的异常与肺主宣降，肝主疏泄关系尤为密切。肝气疏通为顺，肝郁可化生火热，肝木乘脾土，也可使脾失健运，引起湿热下注而为带下，所以治带以疏肝清热为主，佐以健脾之法温肾健脾。吴熙认为水湿赖于气化，带下病与肺金相关，调气即是治水，采用提壶揭盖、开肺气之法治疗带下病。“高原导水，宁洁胞宫”是其治带的独得之秘。

4. 治带不忘瘀　岭南医家认为湿邪易阻遏气机，导致冲、任脉功能的失常，血行不畅而形成湿瘀混杂为患的带下病变。国医大师班秀文在辨证论治的基础上，提出“治带先治湿，治湿不忘瘀”，认为带下病与瘀血关系密切，尤其是久病不愈的带下，瘀阻脉络，湿与瘀合，增加了病情的复杂与治疗难度。班老在治脾虚带下时，常用完带汤加鸡血藤补血行血或当归芍药散健脾除湿、调理气血肝郁；治肾阳虚带下时，常用附子汤配缩泉丸加桑螵蛸、补骨脂、鹿角霜，并酌加当归、川芎、月季花、泽兰之类，以收到治带治湿之中有活血化瘀之功。湿阻气机，脉络不畅可致瘀，湿夹热毒郁火时更易致瘀，对于肝郁化火者，班老常用龙胆泻肝汤并加丹参、丹皮、大蓟、小蓟之类，以加强当归、生地理血化瘀之力；对于湿毒引起的带下，常用五味消毒饮配二妙散加土茯苓、槟榔，并配加凌霄花、白茅根、丹参、丹皮、马鞭草、土牛膝之类以活血化瘀、凉血解毒。

5. 善于调理奇经 岭南医家治疗妇人带下病每常中寓变，善于从调理奇经入手。吴熙认为带下病的治疗需注意调和营卫，摄护二维。胃为卫之源，脾为营之本，治疗需从培补脾胃入手，若营卫生化有源，二气充和，维脉得护，带下可愈。同时也需注意滋阴温阳，固任壮督。任主一身之阴，督主一身之阳。带下与任督相关，任脉病带，责之于阴，督脉病带，责之于阳，治拟滋养肾阴、温补肾阳，庶克有济，以此为度，不拘治肾之水火，详审病因，注重整体。

三、辨证论治

（一）临证思路

一般而言，带下病需根据带下的量、色、质、气味进行辨证。色深、质黏稠或有臭秽者，常属实、属热；色淡、质稀、或有腥气者临床常见有白带、黄带、赤带、五色带等，常属虚、属寒。同时也需结合全身症状、舌苔、脉象等，做到四诊合参，审慎求因。

治疗上，治脾宜升、宜燥，治肾宜补、宜涩，湿热的宜清、宜利。部分局部症状明显的患者需配合外治疗法。岭南医家梁剑波明确提出："白带异常需辨证，黄带宜从湿毒医，血带虚实治分明。"

（二）辨证论治应用

1. 脾虚证

（1）甄梦初治疗带下方（完带汤加减）

组方 山药 20g，白术 15g，太子参 10g，白芍 15g，苍术 15g，陈皮 10g，甘草 5g，荆芥穗炭 10g。

功效 健脾益气，升阳除湿。

主治 脾气虚弱之带下病。

用法 每日 1 剂，水煎服。

处方出处：张忠德. 岭南中医药名家甄梦初［M］. 广州：广东科技出版社，2015：181.

（2）蔡仰高治疗带下方（扶脾胜湿汤）

组方 五指毛桃根 15g，金钟根（即牛大力）15g，金樱根 15g，白饭草（即火炭母）30g。

功效 健脾胜湿。

主治 湿盛脾虚受阻之带下病。

用法 每日 1 剂，水煎服。

处方出处：蔡佩云. 老中医蔡仰高诊治妇科病经验［J］. 新中医，1984，(6)：7.

2. 肾虚证

（1）肾阳虚证

1）吴熙治疗带下方（内补丸加减）

组方 肉桂 6g，沙蒺藜 12g，白术 12g，泽泻 12g，附子 6g，黄芪 12g，茯苓 12g，鹿角霜 15g，菟丝子 12g。

功效 温补肾阳，培元利湿。

主治 肾阳虚馁之带下病。

用法　每日1剂，水煎服。

处方出处：吴熙. 吴熙妇科溯洄第二集［M］. 厦门：厦门大学出版社，1996：91.

2）蔡仰高治疗带下经验方（白带丸）

组方　西洋参、远志、广木香、枸杞、煅牡蛎各30g，茯苓、炙黄芪、醋炒艾叶、炒黑杜仲各72g，土炒白术、白芍、香附、柴胡、续断、防风、菟丝子、陈皮各54g，熟地132g，当归120g，炙甘草、炒黑荆芥各45g，怀山药84g，炒阿胶珠、煅禹余粮、煅阳起石、党参、白蔹、金樱肉各60g，麦冬、椿根皮、鸡冠花、川木瓜、升麻、煅龙骨各36g，北鹿茸15g。以上诸药用米酒湿透，蒸一夜后晒干研为细末，炼蜜为小丸如绿豆大。

功效　温阳利湿。

主治　虚寒之带下病。

用法　每次6g，每日早晚空腹各服1次，饭汤或开水送下。一般总量服至180~300g。

处方出处：蔡佩云. 老中医蔡仰高诊治妇科病经验［J］. 新中医，1984，(6)：8.

（2）肾阴虚证

1）罗元恺教授治疗带下方一（知柏地黄丸合二至丸加减）

组方　生地20g，泽泻15g，女贞子15g，旱莲草15g，黄柏12g，知母12g，山茱萸12g，怀山药20g，茯苓20g，丹皮10g。

功效　益肾滋阴，清热止带。

主治　肾阴虚之带下病。

用法　每日1剂，水煎服。

处方出处：罗颂平，张玉珍. 罗元恺妇科验集［M］. 上海：上海科学技术出版社，2005：86.

2）梁剑波治疗带下方一（康滋萃饮）

组方　花旗参10g，沙参10g，玉竹10g，女贞子10g，麦冬10g，阿胶(烊化)15g，山药15g，牡蛎30 g，浙贝母15g，金银花15g，丹皮12g，合欢皮12g，炒枣仁12g，甘草12g。

功效　养阴生津，扶元固本。

主治　五色带下病久精血亏耗，真阴难复。

用法　每日1剂，水煎服。

处方出处：梁宏正. 岭南中医药名家梁剑波［M］. 广州：广东科技出版社，2010：172-173.

3. 湿热证

1）罗元恺教授治疗带下方二（茵陈败酱汤）

组方　绵茵陈25g，败酱草30g，冬瓜仁30g，薏苡仁30g，怀山药30g，金樱子30g，银花藤30g，茯苓20g，麦冬15g，黑栀子15g。

功效　清热利湿止带。

主治　湿热证之带下病。

用法　每日1剂，水煎服。

处方出处：罗颂平，张玉珍. 罗元恺妇科验集［M］. 上海：上海科学技术出版社，2005：85.

2）罗元恺教授治疗带下方三（清带汤）

组方　冬瓜仁(捣)30g，麦冬15 g，败酱草30g。

功效　清利湿热，止带。

主治　湿热证之带下病。

用法　每日1剂，水煎服。

处方出处：高春媛，陶广正. 中医当代妇科八大家［M］. 北京：中医古籍出版社，2001：301.

3）周子容治疗带下方

组方　苍术3钱，黄柏4钱，生薏苡仁8钱，茯苓5钱，车前子4钱，白芍4钱，柴胡8钱，樗白皮5钱。

功效　清热利湿，健脾疏肝。

主治　湿热带下。

用法　每日1剂，水煎服。

处方出处：广州中医学院科研处，广州中医学院附属医院. 老中医经验选［M］. 广州：广州中医学院，1978：160-161.

4. 湿毒证

（1）罗元恺教授治疗带下方四（止带方加减）

组方　绵茵陈30g，败酱草30g，栀子15g，黄柏15g，赤芍15g，泽泻15g，车前子15g，猪苓15g，怀牛膝15g，黄芩20g，土茯苓20g，丹皮12g。

功效　清热，解毒，除湿。

主治　湿毒证之带下病。

用法　每日1剂，水煎服。

处方出处：罗颂平，张玉珍. 罗元恺妇科验集［M］. 上海：上海科学技术出版社，2005：86.

（2）梁剑波治疗带下方二（解毒四扬汤）

组方　当归6g，赤芍6g，黄连6g，黄柏6g，栀子6g，川芎6g，生地15g，败酱草15g，白花蛇舌草15g，蛇莓15g。

功效　养血活血，清热解毒。

主治　湿热内蕴，伤损胞宫，积之溃腐之五色带下。

用法　每日1剂，水煎服。

处方出处：梁剑波. 妇科菁萃［M］. 广州：广东高等教育出版社，1992：55-56.

四、外 治 法

（一）外洗方

1. 名医梁剑波治疗顽固缠绵黄带　予大黄、苦参各30g，蛇床子、贯众各12g，金银花20g，百部15g，黄柏15g。上药煎汤熏洗外阴后坐浴30分钟。亦可作阴道冲洗剂。如为滴虫性阴道炎，上药加乌梅15g同煎。若带下如豆腐渣样，阴道痒甚，查见念珠菌，上药可加硼砂、朴硝各10g同煎。如属老年性阴道炎，带下黄色或夹血色，可加椿根皮、甘草各10g，同煎熏洗坐浴。

2. 王小云教授治疗萎缩性阴道炎　患者症状反复不愈者多因阴虚血少所致。除内服药治疗外，拟冬苍洗剂外洗坐浴。组成：麦冬30g，玉竹30g，肉苁蓉30g，补骨脂20g，川椒15g，毛冬青30g，地肤子30g。用法为以上药煎汤，温洗坐浴，每日1次，每次15～20分钟。若兼有热象，带下色黄加黄柏、苦参。

（二）针灸治疗

1. 体针

（1）取穴：带脉、中极、白环俞、三阴交。

（2）配穴：湿热下注加阴陵泉、行间；脾虚加气海、足三里、脾俞；肾虚加关元、肾俞。

2. 耳针

（1）取穴：内生殖器、内分泌、膀胱、三焦、脾、肾、肝。

（2）每次选2～4穴，毫针用中等强度刺激，每次留针20～30分钟。亦可用揿针埋藏法或王不留行籽贴压法，每3～5日更换1次。

五、养生调摄

1. 生活调摄

（1）勿久居阴冷潮湿之地，避免冒雨涉水。

（2）保持外阴干燥清洁，勤换内裤，经期尤须注意卫生。

（3）注意性生活卫生，治疗期间禁止性生活，必要时性伴侣同时接受治疗。

（4）治疗期间避免游泳，避免使用公共洁具。

2. 饮食调摄 避免过食肥甘厚腻或辛辣刺激、生冷之品，宜清淡饮食。

六、名家医案节选

病案一 班秀文治疗脾虚带下案

刘某，女，39岁，已婚，1973年11月8日初诊。

经行超前，色暗红，夹紫块，经行之时少，小腹及乳房胀痛。平时带下量多，色白夹黄，有秽气味，不时阴痒已数月，纳寐一般，大便正常，小便黄，脉细滑，苔薄白，舌质淡。

阴道分泌物涂片镜检：霉菌（+）。

诊断：脾虚带下。

辨证：脾失健运，湿浊郁滞。

治则：健脾燥湿，解毒杀虫。

处方：党参9g，白术9g，苍术9g，土茯苓18g，白芍9g，车前子9g，延胡索9g，槟榔9g，台乌药9g，陈皮6g，甘草5g。3剂，水煎服，每日1剂。

二诊：1973年11月12日。药已，带下减少，阴痒减轻。药既对症，守上方加益智仁9g。水煎服，每日1剂。

三诊：1973年11月17日。带下消失，阴道不痒。脉沉细，苔薄白，舌质淡。阴道分泌物镜检：霉菌（-）。

为巩固疗效，仍用健脾补肾、杀虫之剂。药用：党参15g，茯苓9g，白术9g，陈皮3g，菟丝子9g，续断9g，首乌12g，槟榔6g。3剂，水煎服，每日1剂。

按语：上证属脾失健运、湿浊停滞，治以异功散加苍术健脾燥湿，方用白芍、车前子、槟榔和阴利湿以杀虫，延胡索、台乌药行气活血，并以土茯苓易白茯苓以利湿解毒。二诊时诸症减轻，予健脾利湿之方加用益智仁以温脾固涩。

病案二 班秀文治疗阳虚带下案

谢某，女，49岁，已婚，1974年9月6日初诊。

停经2年，经常头晕，肢体倦怠，腰酸，少腹、小腹胀闷，胃纳不振，带下量多，色白质稀如水，有腥臭气味，大小便正常。脉沉细，苔薄白，舌质淡，边有齿痕。

诊断：阳虚带下。

辨证：肾阳衰怯，蒸化失常。

治则：温肾健脾，佐以固涩。

处方：党参15g，熟附片（先煎）9g，茯苓12g，白术9g，白芍9g，巴戟天9g，益智仁6g，台乌药9g，怀山药15g，桑螵蛸5只。3剂，水煎服，每日1剂。

二诊：1974年9月9日。带下减少，精神好转。守上方加补骨脂9g，去茯苓之渗利。6剂，水煎服，每日1剂。

三诊：1974年9月21日。诸症消失，带下正常，脉细缓，舌苔如平。仍守上方加北芪18g，再服6剂，以善其后。

1974年10月15日追访：停药已半月，一切正常。

按语： 患者正值七七之年，肾阳衰怯，不能运化水湿，故带下量多且色白质稀如水。头晕、肢体倦怠、腰酸、少腹、小腹闷胀均是元阳虚弱，筋脉失养之候。方取附子汤加巴戟天以温肾健脾。带下本由阳虚而起，故加用缩泉丸温肾固涩。全方于温补之中有化有涩，可达标本兼治的目的。

病案三 梁剑波治疗阴虚血热带下案

袁某，女，36岁，1997年6月11日来诊。

患者带下赤白3年，量时多时少，质稠黏，味微腥臭。近9个月来症状加重，常带下数月不止，绵绵不断伴小腹隐痛，月经先后无定期，量少夹血块。虽经中西医治疗，但效果欠佳。遂于1997年6月11日前来找梁剑波教授求治，来诊时正值经净后1周，白带量多，红白相杂，状若桃红，质稠黏味腥臭，小腹绵绵作痛，腰骶酸痛，阴痒，头晕倦怠，手足心灼热，梦多烦躁，舌质红苔薄白，脉沉细。梁剑波教授认为，此乃患者长期带下耗损，气阴亏虚，任带不固，胞络失约，加以虚火妄动、灼伤血络，故成带下赤白绵绵之候。诚如《医学启源》谓："缘任经脉虚，结热滞于带脉，故脐下痛，阴中绵绵而下。"治疗宜益气滋阴、清热止带。

处方：太子参15g，山萸肉12g，女贞子15g，旱莲草15g，丹皮10g，山药15g，黄柏10g，椿根白皮10g。6剂。

二诊：1997年6月17日。患者诉带下量明显减少，带中仍间夹少量血丝，颜色淡红，腰骶酸痛减轻，舌尖红，苔薄白，脉细。原方加鹿角霜12g、黄芪20g，以益气固摄冲任。

三诊：9剂后血带止。守方继进，调治2个月后，带下诸症悉除，至今未再发。

按语： 梁剑波教授认为，带下等妇科病与肾主封藏、脾主运化、肝主疏泄密切相关。本例患者因久病耗损，损肾及脾，任带不固，胞络失约，复又阴虚肝火妄动，灼伤血络，形成虚实夹杂之顽疾，故治疗时宜标本兼顾，先予益气滋阴、清热止带以扶正祛邪，再予固摄冲任以培本善后。

病案四　班秀文治疗湿热带下案

邓某，女，40 岁，已婚，1973 年 11 月 5 日初诊。

月经周期正常，色红，量较多。平时带下量多，色黄质稠秽，阴道不时瘙痒，腰痠痛，纳差，大便正常，小便色黄。脉弦，苔黄厚腻，舌质红。阴道分泌物涂片镜检：霉菌（+）。

诊断：湿热带下。

辨证：湿热下注，秽浊生虫。

治则：清热利湿，杀虫止痒。

药用：猪苓 9g，云苓 9g，泽泻 9g，滑石 18g，生地 12g，茯苓 15g，龙胆草 9g，槟榔 9g。水煎服，每日 1 剂。

二诊：1973 年 11 月 8 日。药已，带下量少，阴道不痒，小便不黄。守上方加鸡血藤 15g，再服 3 剂。

三诊：1973 年 11 月 17 日。一周来带下消失，阴道不痒，二便正常。脉沉细，舌苔正常。阴道分泌物涂片镜检：霉菌（-）。

症状消失，拟用健脾壮腰之法，以巩固疗效。药用：潞党参 10g，茯苓 6g，白术 10g，何首乌 15g，续断 9g，桑寄生 15g，槟榔 9g。3 剂，水煎服，每日 1 剂。

按语：带下量多，色黄质稠，溺黄，舌质红，苔黄腻，属湿热交蒸之候，予“急则治其标”，治以清热利湿之法。湿热最易化浊生虫，故选用槟榔燥湿杀虫。至带下正常后，“缓则治其本”，治以健脾补肾之法以善后。

病案五　班秀文治疗湿瘀带下案

邓某，女，25 岁， 1992 年 4 月 28 日初诊。

近一年来带下明显增多，以月经中期尤为明显，色黄，质黏稠，臭秽，月经周期正常，经量中等，经行第 2 天常出现右下腹疼痛，放射腰背，痛处固定，按之痛减，经血挟块。刻诊为经净后第 3 天，带下量少，色黄，偶有腰痛，纳食二便正常。已婚 1 年，未避孕迄今未孕。舌尖边红，苔薄黄，脉细弦。

诊断：①湿瘀带下；②痛经。

辨证：气机不畅，湿瘀下注。

治则：清热利湿解毒，行气化瘀。

处方：香附 10g，丹参 15g，鸡血藤 20g，土茯苓 20g，忍冬藤 20g，薏苡仁 20g，车前草 10g，益母草 10g，桑寄生 15g，续断 10g，甘草 6g。3 剂，每日 1 剂，水煎服。

二诊：1992 年 5 月 5 日。带下量仍多，白黄相兼，臭秽，伴小腹隐痛，腰痛乏力，纳便正常，舌淡红，苔薄微黄，脉细。仍守原法，重在化瘀利湿。药用：当归 10g，川芎 6g，白芍 10g，土茯苓 20g，白术 10g，泽泻 10g，苍术 10g，黄柏 10g，连翘 20g，旱莲草 20g，甘草 6g。7 剂，每日 1 剂，水煎服。

三诊：1992 年 5 月 12 日。药已，带下量减，色白质稠，仍有臭味，腹痛减轻，困倦乏力，舌淡红，苔薄白，脉细。药用：苍术 10g，黄柏 10g，薏苡仁 15g，牛膝 10g，连翘 15g，甘草 6g。4 剂，每日 1 剂，水煎服。

1992 年 10 月 6 日随访，服上药后带下正常，痛经明显减轻，继受孕。

按语：湿热蕴于下焦、胞宫，损伤任带二脉，故带下量多，色黄；气机运行不畅，瘀血内留，湿瘀互结，故经行腹痛；胞脉闭塞，故难受孕。初诊以甘淡平的土茯苓利湿除秽，解毒杀虫；忍冬藤、车前草、薏苡仁之甘寒既能辅助土茯苓利湿解毒，又有清利之功；鸡血藤、益母草、丹参，共奏补血化瘀之功；香附疏肝解郁以行气；桑寄生、续断补肾壮腰以固本；诸药合用攻补兼施，利湿化瘀。二诊患者带下仍多，兼有腹痛，考虑湿瘀之邪不易祛除，治疗上着重化瘀利湿。三诊除用四妙散清热利湿外，加鹰不扑、救必应、连翘既能利湿，又能化瘀。故治疗后湿瘀渐化，胞脉渐通，病证渐愈。

（任晋洪　陈　颐　王小云）

第八章　妊　娠　病

妊娠病即在妊娠期间，发生与妊娠有关的疾病。临床常见的妊娠病有妊娠恶阻、胎漏、胎动不安、滑胎、子肿、子淋、子嗽等。

妊娠病的主要病因：妇女受孕后阴血聚于冲任以养胎，致使孕妇机体处于阴血偏虚，阳气偏亢的生理状态；妊娠病的发病原因，不外乎外感、情志内伤及劳逸过度、房事不节、跌仆闪挫等。其发病机制可概括为四个方面：其一，由于阴血下注冲任以养胎，出现阴血聚于下，阳气浮于上，甚者气机逆乱，阳气偏亢的状态，易致妊娠恶阻、妊娠心烦、妊娠眩晕、妊娠痫证等；其二，由于胎体渐长，致使气机升降失润，又易形成气滞湿郁，痰湿内停，可致子肿、子淋、子嗽等；其三，胞脉系于肾，肾主藏精而关乎生殖，因此肾气亏损，则胎元不固，易致胎动不安、滑胎等；其四，脾胃为气血生化之源，而胎赖血养，若脾虚血少，胎失所养，可致胎漏、胎动不安、胎萎不长等。

妊娠病的治疗原则，主要是治病与安胎并举。如因病而致胎不安者，当重在治病，病去则胎自安；若因胎不安而致病者，应重在安胎，胎安则病自愈。具体治疗大法有三：其一，“生之本，本于阴阳”，生命运动离不开阴阳的协调平衡，妇人养胎亦求“阴平阳秘”。气血则是构成和维持生命活动的物质基础。妊娠血聚冲任以养胎，阴血易亏虚；血聚则气实，冲气易上逆；胎儿渐长，易致气机升降失常。故妊娠病十分重视调和阴阳，利其气血。其二，妇人妊娠是相对特殊的时期，用药须兼顾母胎之安危，慎用滑利、破血、峻猛性烈之剂，以免损伤胎元甚至堕胎。然遇大积大聚，阻碍胎元化育、母体健康，则可适当运用性偏之药祛病邪，邪祛则胎自安。其三，气血是女子胞功能的物质基础，脾生血，肝藏血，为女子胞输送气血以维持其正常的生理功能。肝主疏泄，畅达气血，血海藏泻有时；脾司健运，化生气血，血海充盈有源。肝脾二脏与女子经、带、胎、产、乳各期密切相关。妇人妊娠者，“血聚气搏”而成胎，“脾为坤土，浓德载物，胎气赖以奠安。”脾易虚则无权生摄气血；脾虚不运则水湿内聚，胞胎失于固养。孕后经血不泻，冲气较盛，肝气易动而逆；肝血易亏，木气郁结，气机升降条达失常，胞胎不安而动。故胎注重调补肝脾，妊娠病中多寓“肝脾同治”之意。

妊娠期间，凡峻下、滑利、祛瘀、破血、耗气、散气及一切有害药品，都宜慎用或禁用。但在病情需要的情况下，如妊娠恶阻也可适当选用降气药物，所谓“有故无殒，亦无殒也”；惟须严格掌握剂量，并“衰其大半而止”，以免动胎、伤胎。

第一节　妊 娠 恶 阻

“妊娠恶阻”是指妊娠后出现恶心呕吐，头晕厌食，或食入即吐者。也称“子病”、“病儿”、“阻病”等。属于现代医学“妊娠剧吐”范畴。若仅见恶心嗜酸，择食，或晨间偶有呕吐痰涎，为妊娠早期常有的反应，一般 3 个月后即可逐渐消失。岭南医家认为，岭南地区气候湿热，治疗妊娠恶阻时应结合地域因素，注重调理脾肾，讲究用药平和，祛湿而不伤阴。

一、病因病机

1. 肝胃不和 肝胃不和或素体肝旺之体，孕后情志抑郁或易怒伤肝，肝气横逆，犯脾伤胃，脾失健运，胃失和降。肝脏体阴而用阳，孕后阴血下聚，则肝气偏旺，肝旺则上逆，夹胃气上逆而作呕。肝胆相为表里，胆汁溢泄则呕吐苦水。

2. 脾胃虚弱 脾胃素虚和或妊娠饮食不慎，或伤于生冷，或伤于油腻，或思虑伤脾使中阳不振，运化失常，湿浊或痰饮中阻，胃气随冲气上逆。景岳云"凡恶阻多由胃虚气滞"。夫妊娠之后，胎元初凝，血聚养胎，胞宫内实，冲脉起于胞宫而隶于阳明，冲脉气壅则上逆。胃气素虚，失于和降，冲气夹胃气上逆，故致恶心呕吐。素体脾虚夹痰者，痰饮也随之上逆而呕。

3. 气阴两虚 久病劳倦，或损伤脾胃，或屡伤阴液，致木郁土虚或水不涵木，中焦升降失司。呕则伤气，吐则伤阴，呕吐日久，气阴两伤。肝阴不足，则肝气迫素，甚则火动上逆加重呕吐。肾阴虚则肝愈急，因肝为肾之子，日食母气以舒之。肝气愈急，则呕吐愈甚。胃阴不足，则胃失所润，上逆而呕。如此因果互患，可致津燥液涸，直至无阴而作呕，甚至出现阴液亏损、精气耗散之重证。气阴两虚之证，为妊娠恶阻持续发展的结果。

二、治疗特色

岭南罗氏妇科推崇温病学派"注重调护真阴，反对辛燥"的观点，认为岭南地势低平，气候湿热，故岭南人多脾肾不足、气阴两虚、虚不受补，用药宜性平效佳。唯有平衡阴阳，益气养阴，补而不燥，滋而不腻，固本培元，调摄冲任，方可奏效。故形成了重视脾肾、用药平和，清热利湿、固护阴精，兼容并蓄、擅用南药的用药特点。

（一）重视脾肾，用药平和

罗元恺推崇张景岳、陈自明的观点，注重调补脾肾。肾藏精，主生殖，为先天之本。脾为仓廪之官，胃为水谷之海，脾气主升则胃气主降，相反而相成。脾气升则肾气、肝气皆升，胃气降则心气、肺气皆降。

岭南炎热多雨，热则耗气，湿则困脾，岭南之人常脾虚不运、气滞不畅。而女子之经、孕、胎、产均以血为用，故在妇科疾病的诊治中非常重视脾肾。如在脾虚胃弱型妊娠恶阻的治疗中，在降逆止呕的前提下，常用陈皮、党参理气燥湿健脾并配合寿胎丸之桑寄生、菟丝子固肾益脾，以达安固胎元之功。罗元恺指出：岭南地形多山地丘陵，终年高温多雨，岭南人体质以湿热碍脾兼气阴两虚为主，宜用药平和，不可过用辛香走窜之品。补气之药也以平为期，使血海宁静，以静制动，不宜过于升散，如人参虽能固本止血，大补元气，但若非危重者，则多以党参代之。如兼有湿重者，则用五指毛桃代之，该药主产于岭南，性味甘平，具有益气利湿、健脾补肺之功效，然其益气而不生热，补气而不滋腻，扶正而不碍邪，且有祛痰平喘、化湿行气功效，尤适宜岭南炎热多湿的气候特点。

（二）清热利湿，固护阴精

清代何梦瑶在《医碥》中有云："岭南地卑土薄，土薄则阳气易泄，人居其地，腠理汗生，气多上壅。地卑则潮湿特盛，晨夕昏雾，春夏淫雨，人多中湿。"岭南地区南濒大海，北靠五岭，属于亚热带季风气候，常年受东南或偏南之暖湿气流影响，空气中相对湿度偏高。除了受海洋性暖湿气流的影响，岭南地区还受地表蒸发而来之湿气影响，两“湿”相合，致使岭南地区六淫致病是以“湿邪”为先。湿邪黏腻缠绵，耗伤正气且易与他邪互相交结，留邪为患，阻滞气血运行。故临床强调清热祛湿的同时兼顾祛邪不伤正，养阴不恋邪。肝胃不和、嗳气呃逆者，常以橘皮竹茹汤中味甘、性微寒之竹茹清热化痰，除烦止呕；亦或加入“解心气郁痛”之素馨花清热散结、行气止痛；枇杷叶清肺止咳，降逆止呕。而肾阴为一身阴之本，若肾阴不足则无法上济于心阴，心阴衰则心火旺盛，肾阴不足亦不能滋养肝阴，致使肝阳上亢。故对于湿热伤津、气阴二虚者，常用西洋参，或配太子参、怀山药、五味子之类益气养阴，以防阴液枯竭，津气尽脱之危象。

（三）兼容并蓄，擅用南药

岭南地区日照充足，雨量充沛，阳气旺盛。草木吸收天地之精华，因而生长茂盛，药效良好。岭南罗氏根据中医“天人合一，因地制宜”的理论，在治疗上灵活运用岭南道地药材，常能起到覆杯而愈之效。如对于因脾胃不足而致妊娠呕吐者，常佐用岭南道地的理气健脾佳品——陈皮与砂仁。砂仁、陈皮之性芳香，既防补药滋腻碍脾，又祛内湿而健运脾胃。此外，砂仁的挥发油成分可通过对抗胃肠黏膜的攻击因子产生胃肠保护作用，而陈皮中的橙皮苷、川陈皮素等活性物质也可有效促进消化。由此可见，用陈皮、砂仁辅以温补脾胃之品治疗脾胃亏虚型患者，既佐助加强药效，又健脾利药吸收，起画龙点睛之笔。

三、辨 证 论 治

（一）肝胃不和证

1. 罗氏妇科橘皮竹茹汤

组方　橘皮 15g，竹茹 15g，大枣 10g，人参 10g，生姜 5g，甘草 6g。

功效　养肝和胃，调畅气机。

主治　用于妊娠肝气犯胃呕吐。

用法　每日 1 剂，水煎服。

处方出处：王冬盈，邓咏诗，郜洁. 岭南罗氏妇科治疗妊娠恶阻的用药经验总结［J］. 中药材，2019，42（3）：684-686.

2. 李丽芸和胃降逆汤

组方　苏梗 9g，法半夏 9g，竹茹 9g，黄芩 9g，茯苓 10g，白芍 10g，桑寄生 15g。

功效　抑肝和胃，降逆止呕。

主治　用于肝胃不和型。

用法　每日 1 剂，清水 2 碗煎至 6 分，分 2～3 次服。

口干苦甚加黄连，大便干结加麦冬、玄参，头晕目眩加钩藤。

处方出处：刘茂才. 现代疑难病中医治疗精粹［M］. 广州：广东科技出版社，1996：229-231.

（二）脾胃虚弱证

1. 罗颂平经验方

组方　白术 20g，茯苓 10g，炙甘草 6g，熟党参 20g，砂仁 6g，五指毛桃 30g，木香 10g，桑寄生 20g，续断 15g，菟丝子 15g，蒸陈皮 6g。

功效 健脾益胃，固肾安胎。

主治 用于脾胃虚弱型。

用法 每日 1 剂，水煎服。

处方出处：王冬盈，邓咏诗，郜洁. 岭南罗氏妇科治疗妊娠恶阻的用药经验总结［J］. 中药材，2019，42（3）：684-686.

2. 李丽芸经验方

组方 党参 9g，白术 9g，茯苓 12g，甘草 6g，陈皮 6g，法半夏 9g，苏梗 9g，砂仁 6g。

功效 健脾和胃，降逆止呕。

主治 用于脾胃虚弱型。

用法 每日 1 剂，清水 2 碗煎至 6 分，分 2～3 次服。

处方出处：刘茂才.现代疑难病中医治疗精粹［M］.广州：广东科技出版社，1996：229-231.

（三）气阴两虚证

1. 罗氏妇科生脉饮加减

组方 党参 15g，麦冬 10g，五味子 5g，北沙参 15g，玉竹 15g，黑枣 10 枚，甘草 6g。

功效 益气养阴，安固胎元。

主治 用于气阴两虚型。

用法 每日 1 剂，水煎服。

处方出处：王冬盈，邓咏诗，郜洁. 岭南罗氏妇科治疗妊娠恶阻的用药经验总结［J］. 中药材，2019，42（3）：684-686.

2. 李丽芸增液润肠汤

组方 太子参 9g，麦冬 9g，五味子 5g，桑寄生 15g，苏梗 9g，竹茹 9g，肉苁蓉 15g。

功效 益气养阴，和胃止呕。

主治 用于气阴两虚型。

用法 每日 1 剂，清水 2 碗煎至 6 分，分 2～3 次服。

处方出处：刘茂才. 现代疑难病中医治疗精粹［M］. 广州：广东科技出版社，1996：229-231.

四、外 治 法

1. 李丽芸梅花针穴位点刺疗法 部位取前额、耳廓（双侧）、内关（双侧）。以碘酒、乙醇溶液消毒后，轻手快速点刺，每日 1～2 次，每次 10～20 分钟。

2. 陶莉莉健脾和胃降逆止呕中药穴位贴敷 穴位贴敷方：党参 15g，法半夏 15g，竹茹 15g，续断 10g，炒白术 15g，砂仁 10g，紫苏梗 10g，陈皮 10g。方法：以姜汁为药引，用时取以上 1 剂调成膏状，制成 0.5cm×0.5cm 大小，厚约 0.3cm 的药垫，于每日早上将药垫置于所选穴位上［神阙、中脘、内关（双）、足三里（双）］，纸胶布固定，贴敷过程中每 1～2 小时观察皮肤是否有发红、水泡、瘙痒、糜烂及其他不适症状，并予以记录，4 小时后取下，每日 1 次。4 天为 1 个疗程，连续治疗 2 个疗程。

五、养 生 调 摄

欧阳惠卿教授总结了以下食疗方用于妊娠恶阻。

1. 脾胃虚弱者　治宜健脾和胃、降逆止呕，方用砂仁鲫鱼汤：将9g砂仁装入洗净去内脏的鲫鱼腹内，入砂锅，加水武火煮沸后，入姜、葱、盐、胡椒等调味，文火炖烂即可。

2. 肝胃不和者　治宜清肝和胃、降逆止呕，方用竹茹粥：取30g竹茹煎水取汁，与50g糯米一同煮粥，凉后食用。

3. 痰湿阻滞者　治宜健脾去湿、化痰止呕，方用茯苓粥：将15g白茯苓粉与50g粳米煮粥，加盐少许趁热服用。效不佳可在煮粥前另加半夏和生姜各10g的煎汁。

六、名家医案节选

病案一　吕楚白治疗妊娠恶阻案之一

某少妇。停经两月，关脉滑数，重按应指，此有孕也。因食生冷，时吐白沫。

西医诊断：妊娠剧吐。

中医诊断：妊娠恶阻。

辨证：寒滞中焦。

处方：治宜暖胃消滞。方用桑寄生八钱，海风藤三钱，制蕲艾五钱。当归五钱，泡吴茱萸二钱，春砂仁(打碎)钱半，制香附三钱，钩藤三钱。

按语：此医案为伤食生冷，故治疗在安胎基础上加以暖胃消滞之吴茱萸、春砂仁等，与常规妊娠呕吐治法有异之处，在于暖胃加祛风共奏止呕之功。

病案二　吕楚白治疗妊娠恶阻案之二

某孕妇，不欲饮食，呕吐黄水。

西医诊断：妊娠剧吐。

中医诊断：妊娠恶阻。

辨证：肝胃不和。

处方：治宜宣导肝胃，健脾暖胃。方用桑寄生五钱，海桐皮三钱，素馨花二钱，槟榔花五钱，白芍五钱，肉蔻花二钱，乌豆衣三钱，制香附三钱，川厚朴一钱，炒白术三钱。

按语：此医案为肝风壅滞脾胃，胎气因而受困扰，故治疗以宣导肝胃为法，兼顾暖脾胃，并加桑寄生安胎，肝气自降，胃气得复，则饮食自安。

病案三　吕安卿治疗妊娠恶阻案

某妇，近来不思食，见食欲吐，胸膈不舒，晨早尤甚。有时突发头晕，几乎倒地。脉和缓而略滑，询知月经两月未潮。

西医诊断：妊娠剧吐。

中医诊断：妊娠恶阻。

辨证：胃气虚弱。

处方：治以益气和胃自安。方用党参三钱，茯苓三钱，陈皮六分，春砂仁（后下）八分，枳壳三钱，厚朴一钱，贝母三钱，桑寄生三钱，白芍五钱，白蒺藜五钱。

二诊：晕减，胸仍未舒，宜继续健胃调元安胎。方用党参三钱，白术三钱，茯苓四钱，炙草八分，陈皮七分，春砂仁（后下）八分，金桔干三钱，生姜二钱，台乌药钱半，制香附钱半。

三诊：胸膈较舒，恶心呕吐未愈，仍以健胃调元，佐以疏肝。方用党参三钱，白术三钱，茯苓五钱，陈皮八分，法夏钱半，生姜二钱，春砂仁一钱，藿香叶一钱，素馨花钱半，香附钱半。

四诊：恶心呕吐减少，略思饮食，此脾胃健运，肝气得疏。再加前法续服。方用党参三钱，白术三钱，陈皮八分，法夏钱半，生姜二钱，春砂仁钱半，香附钱半，佩兰叶钱半，黄连七分，吴茱萸三分。

五诊：上方连服数剂，恶心不作，纳食较香，诸症消失。

按语：孕期胃气虚弱，气血亦虚，故治疗以益气和胃为法，并注重升降搭配，气机调顺，胃气平复，则恶心不作，饮食自调。胃气恢复需要逐渐调理，治疗过程中可见各种变症，根据患者症状适时调整用药，故各诊用方有所差异，但总体不离调和胃气之法。

（倪运萍 陆 杉）

第二节 胎漏、胎动不安

胎漏是指妊娠期阴道少量出血，时下时止而无腰酸腹痛者，亦称“胞漏”或“漏胎”；胎动不安是指妊娠期仅有腰酸腹痛或下腹坠胀，或伴有少量阴道出血者。岭南医家重视岭南地区的特殊性，因地制宜，运用益气健脾化湿之品，药性平和，与历代医家“以和为贵，平调阴阳”、“顾护脾胃”的观点一致，李丽芸重视情志因素的影响，推崇怡情安神以养胎。

一、病因病机

胎漏、胎动不安不仅与孕妇有关，与丈夫精气的盛衰亦有密切关系。夫妇之精气不足，如男精不实，女精不健，两精虽能结合，但胎元不固，足以影响胚胎的发育，而导致胎漏、胎动不安。

母体方面，素体虚弱，肾气不足；或因房事不节，耗损肾精，或气血虚弱，或邪热动胎，或因外伤等。

岭南地区特有的湿热气候，容易导致脾虚及血热证的发生。

1. 脾肾虚弱 岭南地区全年气温较高，雨水充沛，形成了湿热熏蒸的环境。久居岭南湿热之地，脾为湿热所困而失健运。加之岭南人好食生冷或湿热之品，如虾蟹、凉茶、榴莲、芒果等，更易阻碍脾之运化。可见，岭南之人体质多脾虚。

罗元恺认为胎孕之形成，主要在于先天的肾气，肾气的盛衰，不仅关系到能否受孕，而且影响到整个妊娠期的始终。禀赋素弱，先天不足或孕后房事不节，损伤肾气，均可致胎元不固。而滋养胎儿又赖母体后天脾胃生化的气血，脾胃受损，气血虚弱，化源不足，血虚失养，胎气不固。

2. 血热　血热证候在岭南地区尤为常见。热证的特点是易于动血，迫血妄行，并扰动冲任、胞宫，影响胎元。

血热的成因，以阴虚阳亢居多。肾阴不足或肝肾阴虚，水不制火，虚阳亢盛，相火内动，则封藏失职。亦有因情志郁结，五志化火；饮食辛燥，热蕴于内；或感受热邪，实热为患，一方面热扰冲任，影响胞宫、胞脉，使胎元不固；另一方面，热灼阴伤，亦足以损伤阴精，影响肾之封藏，损伤胎气。

二、治疗特色

（一）罗氏一脉治疗特色

罗元恺认为，胎漏、胎动不安有可安者，有不可安者，视胎儿是否在宫内存活，以及病情发展趋势进行论断，认为安胎当以补肾固冲任为主。罗颂平多年潜心研究罗元恺临床经验，总结如下：

1. 封藏之本，固摄为先　生殖孕育以肾为本。肾藏精，为封藏之本。罗元恺提出“肾-天癸-冲任-胞宫轴”的概念，认为“肾”为藏精之脏，藏先天生殖之精，而命门乃精神之所舍，中枢神经系统的部分功能亦归属于肾和命门。安胎之基本原则，重在补肾以固肾胎元。

2. 相火易亢，潜阳制胜　热证的特点是易于动血，迫血妄行，并扰动冲任、胞宫，影响胎元。对于血热所致胎漏、胎动不安，罗元恺主张养阴清热为主。对热扰胎气，在清热之际，须顾护阴津，热去精藏，以达保胎之功。肾阴不足导致虚热内生者，重在滋阴潜阳以降火；实热炽盛者，可适当清热凉血，但务须兼顾养阴。

3. 劳伤冲任，静以制动　因母体虚弱，或孕后受情志、劳倦、房劳、饮食、跌仆所伤，以致冲任不固，肾失闭藏，胎元不固。故劳伤是致病的主因。劳伤，包括劳神、劳体和房劳。劳神者，忧虑过度伤心脾，郁怒伤肝，惊恐可伤肾，悲则伤肺，可影响气机，使气虚失摄，或气机逆乱。劳体者，劳倦过度则伤脾肾，跌仆外伤则伤气血，引起气虚或气滞血瘀。房劳者，多因妊娠早期不节房事，损伤肾气。针对因劳而动胎的常见诱因，罗元恺教授提出：“安胎之要，着重一个‘静’字，药性宜静不宜燥，身体宜静不宜动，情绪宜静不宜躁。”主张以静制动，在药食、情志、生活起居等方面进行调护，以达到最佳安胎效果。

（二）李丽芸治疗特色

1. 补肝固肾，安胎之本　肝藏血，肾藏精，精血同源，肝血、肾精一荣俱荣，一损俱损，肾精得肝血滋养才能充盛。肾精化肾气，肾精、肾气关系到人的生殖机能。男女肾气充盛，天癸成熟，氤氲之时媾精，有子之道。《素问·奇病论》曰：“胞脉系于肾。”既以成孕，肾旺荫胎，胎元方得养。

李丽芸从肝肾亏虚辨治，补肝固肾为安胎之本，其安胎常用组合（桑寄生、白术、菟丝子、山药、续断、白芍、太子参、熟地、砂仁、旱莲草）与寿胎丸类似。寿胎丸首载于清代张锡纯《医学衷中参西录》：“寿胎丸，重用菟丝子为主药，而以续断、寄生、阿胶诸药辅之，凡受妊之妇，于两月之后徐服一料，必无流产之弊。此乃于最易流产者屡次用之皆效。”寿胎丸是肾虚保胎治疗的基本方，广为流传。

可见，李丽芸与前贤各家辨治规律迥异，有别于益气养血，崇尚补肝固肾，受张锡纯安胎观点的影响。

2. 益气健脾化湿，彰显岭南特色 李丽芸安胎常用补气药，如白术、山药、太子参、党参，根据岭南地区独特的气候情况、岭南人特殊的体质特征，因地制宜，兼用健脾和胃药，如砂仁、紫苏、茯苓、陈皮，益气健脾化湿，药性平和，独具岭南特色。

3. 怡情安神，母胎自安 先兆流产的患者多有自然流产的病史，不良妊娠常给先兆流产的患者带来不可忽视的心理压力，孕后常常出现思虑过多、担忧恐慌等不良情绪。《叶氏女科证治》提到："胎前静养乃第一妙法。不较是非，则气不动矣。不争得失，则神不劳矣。心无嫉妒，则血自充矣。情无淫荡，则精自足矣。"李丽芸针对睡眠较差的先兆流产患者，巧用首乌藤解郁安神以养胎。除疏导不良情绪外，讲究三餐适宜，晚餐少食，以防"胃不和则卧不安"。

三、辨 证 论 治

本病以安胎为主，根据不同体质特征，辅以固肾、调养气血、清热为法。若经过治疗出血得到控制、腹痛消失者，多能继续妊娠；若出血继续增多、腰酸腹痛加重者，则可发展至堕胎或小产，当以去胎益母为法。

（一）肾虚证

1. 罗元恺滋肾育胎丸

组方　菟丝子、人参、党参、白术、桑寄生、续断、巴戟、杜仲、阿胶。

功效　补肾健脾、益气培元、养血安胎。

主治　用于肾虚证之胎漏、胎动不安。

用法　汤剂每日 1 剂，水煎服；中成药口服，每次 5g，每日 3 次，淡盐水或蜂蜜水送服。

处方出处：罗元恺，张玉珍，李宇萍，等. 新中成药滋肾育胎丸［J］. 新中医，1985，4（5）：249.

2. 李丽芸二至丸合寿胎丸加减方

组方　女贞子 15g，旱莲草 15g，黄芩 9g，桑寄生 12g，续断 12g，阿胶 10g，白芍 8g，麦冬 9g，玄参 15g，干地黄 15g。

功效　滋补肾阴，固肾安胎。

主治　用于肾阴虚之胎漏、胎动不安。

用法　汤剂每日 1 剂，水煎服。

处方出处：王小云，黄健玲. 妇科专病中医临床诊治［M］. 北京：人民卫生出版社，2013：233.

（二）脾肾两虚证（张玉珍助孕 3 号丸）

组方　党参、黄芪、白术、菟丝子、桑寄生、续断、女贞子、何首乌。

功效　补肾健脾，养血安胎。

主治　用于脾肾两虚之胎漏、胎动不安。

用法　每日 1 剂，水煎服。

处方出处：赵颖，张玉珍. 助孕 3 号丸治疗脾肾虚证胎漏、胎动不安、滑胎疗效观察［J］. 新中医，1999，31（12）：20-21.

（三）血热证

1. 虚热证（罗颂平寿胎丸合二至丸）

组方　菟丝子 20g，续断 15g，桑寄生 15g，阿胶 10g，女贞子 15g，旱莲草 15g。

功效　滋阴清热，补肾安胎。

主治　用于肾阴不足虚热之胎漏、胎动不安。

用法　每日 1 剂，水煎服。

处方出处：罗颂平. 封藏之本，静以制动-论罗元恺教授安胎的思路与方法［J］. 广州中医药大学学报，2006，23（5）：363-365.

2. 实热证（罗颂平保阴煎加茯苓）

组方　生地 15g，熟地 15g，黄芩 10g，黄柏 10g，白芍 15g，山药 15g，续断 15g，甘草 6g，茯苓 15g。

功效　滋阴清热，凉血安神。

主治　用于实热之胎漏、胎动不安。

用法　每日 1 剂，水煎服。

处方出处：罗颂平. 封藏之本，静以制动-论罗元恺教授安胎的思路与方法［J］. 广州中医药大学学报，2006，23（5）：363-365.

四、外　治　法

1. 针刺法　合谷用泻法，针刺三阴交用补法，使血旺气弱，血气聚而有固元安胎的作用。

2. 温针法　温针百会，再选配足三里、外关、行间、三阴交、血海、关元温针，每次 1 次，10 日为 1 个疗程，以补肾安胎。

五、养 生 调 摄

（一）李丽芸保胎食疗方

1. 北芪南枣炖鲈鱼　鲈鱼去鳞、鳃和肠脏，加北芪 10g，南枣 10g 同放入煲中，加清水适量，隔水炖熟，调味后食用，每天或隔天 1 次。

2. 苎麻根煲鸡　雌鸡去毛、内脏和头爪，将苎麻根 15g 放入鸡腹中，加水煲汤，调味后饮汤吃鸡。

3. 刀豆炖猪腰　猪腰洗净去白筋，与刀豆同煮，熟后调味食用。

4. 桑寄生鸡蛋茶　桑寄生 10g 与鸡蛋放入适量冷水同煲，待鸡蛋熟后敲裂蛋壳继续同煲 30 分钟，饮汤食蛋。

（二）欧阳惠卿膳食方

1. 肾虚者　治宜固肾安胎，佐以益气，方用菟断鸽：将乳鸽宰杀去毛及脏杂，与菟丝子和续断各30g及10枚红枣一同入锅，加水，文火煮3小时即可。

2. 气血虚弱者　治宜补气养血、固肾安胎，方用鸡子羹：将15g阿胶和少量清酒入锅，文火煮溶阿胶，打入鸡蛋1枚，加盐和匀可。

3. 血热者　治宜清热养血、滋肾安胎，方用黄芩炖猪腰：将1只猪腰剖开去筋膜后切块，与黄芩10g，白术12g和红枣10枚同入炖盅，加水文火炖3小时即可凉服。

六、名家医案节选

病案一　罗元恺教授治疗胎动不安案

黄某，32岁。停经两个多月，月经过期二十多天，尿妊娠试验阳性。近因未有得到适当休息，5天前开始出现少量阴道流血，色鲜红，小腹隐痛及轻微下坠感，腰微疫，且感疲倦，食后有轻微作闷。舌色稍淡而尖边较红，脉细滑略弦。患者一年前曾有过两次早期流产史。

西医诊断：先兆流产。

中医诊断：胎动不安。

辨证：肾阴不足兼肝经虚热型。

处方：寿胎丸合二至丸加减。

菟丝子24g，续断15g，桑寄生15g，阿胶12g，女贞子15g，旱莲草15g，熟地18g，白芍9g，党参24g，荆芥炭6g，甘草6g。4剂，每日1剂，留渣再煎，并嘱卧床休息。

服药4剂后，阴道流血及腹痛已逐渐停止，但仍有腰微疫及大便干燥，后按上方去荆芥炭、白芍，改用桑椹15g、肉苁蓉15g，4剂，药后诸症已基本消失，舌脉亦恢复正常妊娠脉象。后再按二诊方去旱莲草改用怀山药，党参减为5钱，每周服3剂，以资巩固，因考虑其有流产史，至妊娠5个月才停药，后足月顺产一男孩。

按语：因患者孕期未得到适当休息损伤肾气，加之既往流产使肝气郁结，出现肝肾阴虚，阴虚化热则迫血妄行，以补肾养肝清热止血为法治疗，则血止腹痛减轻，后继续以养血滋阴为法，使燥热去而胎安。

病案二　吕安卿治疗胎漏案

某妇，妊娠数月，无故下血，腹无所苦，惟觉口干，心觉烦热，头略有痛，脉数，唇红。

西医诊断：先兆流产。

中医诊断：胎漏。

辨证：肾虚血热型。

处方：寿胎丸加减。

生地四钱，黄芩炭二钱，黑栀三钱，荆穗炭钱半，阿胶二钱，白芍三钱，续断三钱，菟丝子五钱，桑寄生五钱，苎麻根一两。

按语：孕妇口干烦热，脉数唇红皆显示为热证，治疗以清热凉血、固肾安胎为法，清补兼行，而生地清热，黄芩炭、黑栀、苎麻根等均可清热止血安胎，续断、菟丝子、桑寄生补肾固冲安胎，阿胶、白芍养血安胎。

（倪运萍　陆　杉）

第三节 滑 胎

“滑胎”是指连续流产 3 次或 3 次以上，古称数堕胎，屡孕屡堕。属于现代医学“复发性流产”范畴。岭南医家在滑胎方面积累了丰富的临床经验，认为滑胎者多脾肾不足，孕前需积极预防调理，孕中应积极安胎治疗，并运用现代医学手段进行了相关研究，印证了中医药在治疗滑胎方面所起的独到作用。

一、病因病机

导致滑胎的原因很多，有体质因素，有后天人为的因素，如过度劳力、不节房事，或刮宫过频、跌仆创伤等。流产过多，势必耗损血气，致冲任不固，肾失闭藏。尚有因胎元不正而致数堕胎者，如近亲结婚，或夫妇双方患有遗传性疾病，或胚胎存在先天性缺陷者。

岭南名医指出岭南地域具有多湿多瘀和工作节奏比较紧张的特点，脾主运化水湿，肾主水，故脾肾亏虚或气血虚弱是导致滑胎的重要原因之一。

1. 脾肾亏虚 脾主运化，胃主受纳，脾胃为后天之本，气血生化之源。《灵枢·五味》曰：“故谷不入，半日则气衰，一日则气少矣。”肾主纳气，生气之根。《医碥·杂症·气》曰：“气根于肾，亦归于肾，故曰肾纳气。”肾主蛰守，封藏先后天之精，而精血又化源相同。岭南一派最具代表性的罗元恺教授认为胎孕之形成，主要在于先天的肾气，肾气的盛衰，不仅关系到能否受孕，而且影响到整个妊娠期的始终。先天禀赋不足，肾气不充，或孕后纵欲过度，以致肾虚胎元不固，胎失维系，思虑、劳倦伤脾，脾虚无以载摄，则屡孕屡堕而为滑胎。

2. 气血虚弱 《景岳全书·妇人规》曰：“妊娠经血不固者，谓之胎漏。而胎漏之由，有因胎气者，有因病气者。”《格致余论》曰：“血气虚损，不足荣养，其胎自堕。”既孕气血下行聚于胞宫以养胎，若母体素来气弱血虚，或大病久病耗伤气血，气虚无力帅血，血少运行失畅，胎元乏于滋养，以致胎元不固。隋代巢元方的《诸病源候论》指出：“若血气虚损者，子脏为风冷所居，则血气不足，故不能养胎，所以致胎数堕。候其妊娠而恒腰痛者，喜堕胎也。”清代叶天士《叶天士女科证治》曰：“妊娠有三月而堕者，有六七月而堕者，有屡孕屡堕者，由于气血不足，名曰滑胎。”李丽芸综合其他医家及多年临床经验提出，气血虚弱也是导致滑胎的重要原因之一。素体虚弱，气血不足，或久病大病崩中漏下，耗气伤血，以致气血两虚，冲任血海不足，无以载胎养胎，则屡孕屡堕而为滑胎。

二、治疗特色

（一）罗元恺治疗特色

罗元恺认为本病关键在于预防，而防治本病，须于下次未孕之前，加以调摄，方能增强体质，预防再次流产。

防治之法，首重补肾以固本。肾藏精，主生殖，胞络者系于肾，肾气以载胎。肾气不固，封藏失职，因而屡孕屡堕。故防治之法，应以固肾为主，所谓“肾旺自能荫胎也”。然肾气之滋长，又赖后天脾胃水谷之精气以滋养，故须辅之以健脾益气。妇女以血为主，经、孕、产、乳都以血为用。因此，除补肾健脾之外，仍须佐以养血，肾脾气血充沛，体质健壮，则胎元旺盛，便可发育成长。

经调治后再次妊娠期，为了巩固疗效，生活上尽可能适当休息，解除思想顾虑，并适当给予药物安胎。

（二）李丽芸治疗特色

李丽芸认为，滑胎必然使妊娠的病理机制恶性发展，故治疗上意在使脏腑冲任功能健全，气血充盛，至再孕后能足月分娩，因而治法分为两步：第一步：非孕期，补肾健脾养血，固冲调治，调养时间以半年至1年为宜，以免再次陨堕重损冲任；第二步：孕后尽早积极保胎，直至超过以往堕胎、小产的月份。

1. 未孕先调，数情交织，从肝论治 《景岳全书·妇人规》有云：“故凡畏堕胎者，必当察此所伤之由，而切为戒慎。凡治堕胎者，必当察此养胎之源，而预培其损，保胎之法无出于此。”明确提出了“预培其损”的滑胎防治原则。《知医必辨》中说：“故凡脏腑十二经之气化，皆必籍肝胆之气化以鼓舞之，始能调畅而不病。”肝气条达，脏腑气机条畅，则百病不生。李丽芸认为数情交织，当未孕先调，从肝论治，兼顾多脏同调，情志得舒，精神得养，则易摄精成孕，胎元健固。

（1）疏肝气：适用于肝实证。《金匮要略》云：“见肝之病，知肝传脾，当先实脾。”由于肝木旺则乘脾土，常导致肝气犯胃或肝脾不和，李丽芸在疏肝气时常兼顾和胃健脾，为抑木扶土之法，常用方药有开郁种玉汤、逍遥散。

（2）养肝阴：适用于肝虚证。《傅青主女科》指出：“夫经水出诸肾，而肝为肾之子，肝郁肾亦郁，殊不知子母关切，子病而母必有顾复之情，肝郁而肾不无缱绻之宜。”由于“乙癸同源”，李丽芸在养肝阴时也常运用二至丸补肾水而柔肝木，为滋水涵木之法，肝血虚常用方药为养精种玉汤、调肝汤，肝阴虚常用方药为一贯煎。

2. 既孕防流，以静养胎，情舒胎安 《医宗金鉴·妇科心法要诀》曰：“若怀胎三、五、七月，无故而胎自堕，至下次受孕亦复如是，数数堕胎，则谓之滑胎。”可见滑胎往往发生在相近孕期，具有“应期而堕”、“屡孕屡堕”的特点。由于多次不良妊娠结局的影响，滑胎患者受孕后难免忧心忡忡、寝食难安，因此，一旦确认妊娠，应及早安胎，防治流产。《叶氏女科证治》提到：“胎前静养乃第一妙法。不较是非，则气不动矣。不争得失，则神不劳矣。心无嫉妒，则血自充矣。情无淫荡，则精自足矣。”可见保持精神愉悦、心绪平和是安胎之要法。

3. 欲治其人，先治其心 对滑胎患者及时进行心理疏导，解开心结方能医治症结。告知患者正确认识疾病的特点，多与成功妊娠的病友交流，树立治愈疾病的信心。

三、辨证论治

（一）脾肾亏虚证

1. 罗元恺补肾固冲丸（商品名“滋肾育胎丸”）

组方 菟丝子30g，续断15g，阿胶10g，熟地15g，鹿角胶15g，白术15g，人参6g，杜仲 15g，枸杞子 15g，巴戟天 15g，当归头 10g，砂仁 6g，大枣 10 枚。

功效 补肾益脾，调冲任。

主治 用于脾肾亏虚型滑胎（复发性流产）。

用法 炼蜜为小丸，每日 2 次，每次 6g，以 3 个月为 1 个疗程，可服 1～3 个疗程，月经期停服。

处方出处：罗元恺. 习惯性流产的防治-罗元恺论妇科［J］. 中医杂志，1988，(4)：4-6.

2. 李丽芸寿胎丸合四君子汤加杜仲、何首乌

组方 菟丝子 25g，续断 15g，桑寄生 20g，阿胶（烊化）12g，党参 25g，白术 12g，茯苓 15g，炙甘草 6g，杜仲 20g，何首乌 25g。

功效 补肾健脾，养血安胎。

主治 用于脾肾亏虚型滑胎（复发性流产）。

用法 水煎服，每日 1 剂。

处方出处：李丽芸，王小云. 中医妇科临证证治[M]. 广州：广东人民出版社，1999：250-252.

（二）气血虚弱证

毓麟珠（《景岳全书》）加减

组方 党参 25g，白术 12g，茯苓 20g，白芍 15g，川芎 9g，炙甘草 6g，当归 9g，熟地 15g，菟丝子 25g，杜仲 20g，鹿角霜 15g，阿胶（烊化）12g。

功效 补气养血，健脾安胎。

主治 用于气血虚弱型滑胎（复发性流产）。

用法 水煎服，每日 1 剂。或上药共研为末，炼蜜为丸。

处方出处：李丽芸，王小云. 中医妇科临证证治[M]. 广州：广东人民出版社，1999：250-252.

四、养 生 调 摄

1. 肾气亏损证 慎起居，避风寒，宜保暖，随气候添加衣物。避免房劳，滑胎患者孕早期及晚期妊娠禁房事，以免损伤肾气，冲任虚衰，系胎无力而致滑胎。肾阳虚者饮食宜偏热进食，忌食生冷食品。寒冬时节，可进食补肾之品，如鳝鱼、鸡肉、黄鱼等，或以枸杞子汤、杜仲茶、阿胶粳米粥食用，宜多食羊肉、狗肉、动物胎盘等温补之品。肾阴虚可选食滋阴之食品，如甲鱼、淡菜、黑木耳等，并以藕汁、梨汁代茶饮，以滋补肾阴。忌食辛辣刺激助火之品。

2. 气血两虚证 保持居室温度适宜，避免受风寒。出血量多时，应绝对卧床，避免劳累。动作宜缓慢，如厕时需有人陪伴，防止头昏跌扑。饮食宜加强营养，多食鱼、蛋、肉、猪血、猪肝、桂圆粥等以滋补气血。多食含铁质多的食物，如菠菜、空心菜、猪肝、红枣、黑木耳、红糖等。忌食生冷寒凉饮食及生萝卜、桃子等破气血之品。

五、名家医案节选

病案一 李丽芸治疗滑胎案之一

杨某，27 岁，已婚 4 年，平时体质较弱，婚后曾 3 次妊娠均流产，分别在孕 2～4 个月之间，现又孕3月余，出现先兆流产征象来诊。诉腰部酸困，下腹坠胀，阴道少量血性分泌物，头晕，乏力，恶心，贫血貌，消瘦，面色萎黄，舌淡，体胖边缘齿印，苔薄白，脉细弱，B超提示孕3个月，活胎。

西医诊断：①先兆流产；②复发性流产。

中医诊断：①胎动不安；②滑胎。

辨证：脾肾两虚，气血不足，冲任不固。

处方：保胎固冲汤加减。

保胎固冲汤加黄芪30g，升麻10g，急进2日3剂，症状减轻，后改为每日1剂，连用1周，症状消失，后上药研末，每日30g冲服至足月妊娠，分娩一女婴。

按语：患者反复流产伤及肾气，妊娠反应伤及脾胃，从而致脾肾两伤，治以脾肾双补，兼顾益气养血安胎，一日多服，使气血得养，症状缓解，之后继续服用加以巩固至分娩。

病案二　李丽芸治疗滑胎案之二

王某，女，33岁。胚胎停育4次。初诊日期：2015年2月13日。

结婚近十年无子，妊娠4次，每受孕60天左右胚胎停育，末次胎停时间为2014年12月。辗转多家医院屡治不效，男女双方各项相关检查均未见明显异常。婚前月经正常，婚后月经先后不定，后期多见，短则20余天一潮，长则2～3个月一潮。经前乳胀，多次清宫术后觉月经量明显减少，经色黯，末次月经2015年2月7日。常感胸胁痞闷不舒，腰酸，纳差，易腹胀，眠浅易醒，二便尚可。面色晦暗，目眶黑，双颊面斑重，舌质淡红，苔薄白，脉弦细尺脉弱。追问其病由，自诉婚后与家婆同住，关系不和，常生闷气，叙述病情，几度落泪。

西医诊断：①继发性不孕症；②复发性流产。

中医诊断：①不孕症；②滑胎。

辨证：肝郁肾虚。

处方：定经汤加减。

菟丝子20g，熟地20g，白芍15g，柴胡15g，当归10g，茯苓10g，怀山药10g，荆芥炭10g，夜交藤10g。7剂，水煎服，每日1剂。避孕3个月，调整心态，改变生活方式。

二诊、三诊患者每月经干净后如期就诊。患者守服原方，诉月经如期至，均32天一潮，经量增多、经色转红，经前乳胀、纳眠情况明显好转。患者还遵医嘱坚持参加慢跑、瑜伽运动，诉调治后心态平和许多。

四诊：2015年5月15日。末次月经5月7日，诉与家婆生闷气后近期食少，大便时干时溏。舌淡红苔稍腻，脉弦细。辨证：肝郁脾虚。处方：逍遥散加减。柴胡20g，白芍20g，当归15g，白术15g，茯苓15g，薄荷10g，生姜10g，怀山药10g，甘草5g。7剂，水煎服，每日1剂。

五诊：2015年6月14日。末次月经6月5日，纳可，大便调，面色红润，未诉其他不适。舌淡苔微腻，脉弦细。守前方。

六诊：2015年7月15日。停经41天，自测尿妊娠试验阳性。辅助检查：查人绒毛膜促性腺激素456.36U/L，孕酮60.41nmol/L，经阴道超声：宫内早早孕（可见孕囊回声1.6cm×0.5cm×0.2cm，可见卵黄囊）。嘱患者畅情志，忌房事。

七诊：2015年7月27日。孕53天，诉因担心胚胎发育情况而心烦难安，失眠多梦，腰酸，舌尖红，苔薄白，脉弦细尺脉弱。辨证：肝肾阴虚。处方以自拟滋肾安胎饮滋补肝肾，调冲安胎。桑寄生 15g，菟丝 15g，阿胶（烊化）15g，女贞子 20g，旱莲草 20g，生地 20g，白芍 10g，麦冬 10g，黄芩 10g。7 剂，水煎服，每日 1 剂。嘱静养身心。孕 62 天复查经阴道超声：宫内活胎，如孕 8^+周（妊娠囊 3.2cm×2.8cm×4.2cm）。

随后复诊守前方，随证加减保胎治疗至孕 3 月余，2016 年 3 月 5 日足月顺产一女，体健。

按语：该患者秉性敏感，思虑多则伤脾；婆媳不和，郁闷多则伤肝；加之屡孕屡堕，四处求医未治，恐惧多则伤肾。李丽芸结合“女子以肝为先天”的生理特点，肝主调畅气机、主司调节情志活动的中医基础理论，从情志不节的病因着手，认为该患者数情交织、病情缠绵，故逐本溯源，从肝论治，贯穿始终；根据中医“标本兼治”的思想，强调治肝为主，兼调脾肾。由于病程不同阶段的证候特点会有变化，故在整个诊治过程中，灵活辨证，据证处方。逍遥散出自《太平惠民和剂局方》，以调理肝脾为法，解肝郁，健脾土，养血虚，具有舒中寓养、气血兼顾的配伍特点。定经汤出自《傅青主女科》，在逍遥散基础上加菟丝子、熟地，山药易白术，炒荆芥易煨姜、薄荷，除疏肝健脾养血外，还重于滋肾补肾。傅氏言：“此方疏肝肾之气，非通经之药也；补肝肾之精，非利水之品也。肝肾之气舒而精通，肝肾之精旺而水利，不治之治，正妙于治也。”

病案三　罗元恺教授治疗滑胎案

陈某，女，36 岁。结婚 7 年多，4 年前曾连续流产 4 胎，均在两个半月至三个月时流产。以后未再妊娠，并出现月经过多及带下增多。3 年多来经过几个大城市医院治疗未效。1976 年 3 月来门诊治疗。患者面色苍白，稍消瘦，舌淡红，苔薄白，脉细缓弱。

西医诊断：①继发性不孕症；②复发性流产。

中医诊断：①不孕症；②滑胎。

辨证：脾肾两虚。

处方：补肾固冲丸加减。

菟丝子 18g，党参 18g，白术 15g，杜仲 15g，首乌 30g，熟地 24g，枸杞子 15g，补骨脂 12g，续断 15g，桑寄生 18g，金樱子 24g，鹿角霜 15g。按上方加减化裁，经过 5 个月的治疗，至同年 8 月份怀孕。妊娠后以寿胎丸合四君子汤加减健理脾肾及安胎。在整个妊娠期间嘱禁止房事，未出现过先兆流产症状，至 1977 年 5 月顺产一男婴。

按语：反复滑胎流产致体弱肾虚，以补肾健脾、养血益气为法长期调理使气血得充、脾肾得健，机体强壮后自然受孕，孕期继续健脾补肾安胎，得以足月分娩。

（倪运萍　陆　杉　王小云）

第四节　子　肿

子肿是妊娠中后期较常见疾病。在妊娠中后期，由于胎体渐大，脾肾之运化敷布功能失调，以致水湿泛滥，流于肌肤，因而下肢浮肿，甚或延及面目全身，小便短少者，称为妊娠水肿，古称“子肿”、“妊娠肿胀”等，岭南医家对子肿的病因、病机、证候鉴别、辨证论治等都有所发挥，并积累了丰富的诊治经验，对临床具有重要的指导价值。

一、病 因 病 机

岭南地区地理、气候、生活习惯特殊，受其影响，岭南地区人群体质有其特殊性，因此子肿的病因病机在岭南地区也表现出一定特异性。

（一）湿困脾土

岭南气候特点为温热潮湿而多雨，如宋代岭南医家陈昭遇编撰《太平圣惠方》所云："岭南土地卑湿，气候不同，夏则炎热郁蒸，冬则温暖无雪，风湿之气易伤人。"而《岭南卫生方》有载："岭南既号炎方，而又濒海，地卑而土薄。炎方土薄，故阳燠之气常泄；濒海地卑，故阴湿之气常盛。"故人居于其中，易出现湿困脾土，损伤脾气。

岭南医家何梦瑶认为，"湿，在天为湿气，在地为土，在人为脾胃……然脾胃居中，兼该六气，六气皆能为之病"。气候环境中湿热之气合化，从口鼻吸入后较难蒸发，留着而归于脾，影响脾之运化。再者，暑天汗泄过多，气阴亏耗，也导致脾的运化受影响，因此岭南地区人群多见脾胃不足。受岭南湿热气候的影响，岭南地区人们勤泳浴，喜食生冷冻物、鱼虾海鲜等多湿滋腻之品，致使脾胃运化功能失调，并且有饮"下午茶"、"夜茶"的习惯，久之则加重了脾胃的负担，进而损伤脾胃，使脾胃运化功能失调。同时，岭南药膳、凉茶主要针对岭南的气候特征，所选药物大多具有清热解毒、祛湿消暑的功效。但岭南人体质多阳虚脾胃弱，长期大量使用此类苦寒药物，更加重了阳虚和脾胃的损伤。

（二）脏腑失调，湿浊内生

人体内水液的代谢与肺、脾、肾的功能至关重要。肺为水之上源，脾主运化水湿，肾主化气行水。如《素问·经脉别论》说："饮入于胃，游溢精，上输于脾，脾气散精，上归于肺，通调水道，下输膀胱，水精四布，五经并行。"肺、脾、肾任何一脏发生病变，皆可引起水液代谢障碍而发生水肿。

妊娠五六个月后，脾、胃、肺三经养胎，致该三经气血不足，而致孕妇素体脾虚、肾虚。孕期脾虚，且居于岭南，易出现湿困脾土，损伤脾气。若孕后过食寒凉生冷及海鲜等多湿滋腻之品，抑遏脾阳，运化失职，以致水湿停聚，同时胎体渐大，妨碍脾胃气机之升降，停聚之水湿流溢于四肢面目或全身而成子肿；肾阳不足，孕后增加肾气负担，令肾阳更虚，失于温煦敷布及化气行水，肾为胃之关，肾阳不布，则关门不利，聚水而从其类，水湿泛溢而为肿胀。

岭南医家多认为情志不遂易致病，何梦瑶认为妇人病常与情志相关，而且多有气滞、气郁、血瘀。《医碥》"气之病证"中云："妇人性执，易于动气，痞满胀痛，上凑心胸。"岭南地区妊娠期女性多数工作生活压力大，情志不遂，易致气滞。或妊娠中、后期，胎体渐大，阻碍气机升降，或脾胃气滞，中州转输不利，或肺气壅塞，不能"通调水道，下输膀胱，水精四布"，气滞水停、湿气内阻发为子肿。

此外，若妊娠至七、八个月，由于胎体长大，会阻碍气机之升降，只见足部浮肿，而血压正常，尿检无蛋白及红细胞、白细胞、管型等发现，亦无其他全身症状者，则属正常范畴，可不须治疗，分娩后自可消退。

二、治疗特色

治疗本病应以“治病与安胎并举”为原则，历来医家治疗子肿大都采用补肾、健脾、燥湿、行气等方法，并随证加入养血安胎之品。

1. 健脾燥湿　脾失运水，治之于脾，脾主湿土，位居中焦，以运行水谷。岭南地区人群受气候、饮食等影响，多见脾胃不足。若孕妇脾气虚弱，失其转输水湿之职，水湿积于中焦，透过肌肉达于皮肤，泛滥于全身或下肢，发为子肿。岭南医家治疗中多选健脾燥湿不伤阴之品，治宜健脾燥湿，行水消肿。

2. 理气行滞　岭南医家多重情志致病，若忧伤过度，使七情之气郁结，以致肺气郁闭，失其通调水道、化气行水之职，则水积于胸腹之中，透过肌肉浸入皮肤之间形成子肿，其症多有精神抑郁，胸胁胀满，气闷不舒，治宜解郁化滞，行水消肿。

3. 温肾助阳　肾主水，主生殖，故妊娠期出现的浮肿必先责之于肾。肾为水脏，为水之下源，位居下焦而主二便，又主关门，有化气行水之职能。孕妇若素体肾虚，孕后阴血下聚，碍于肾阳敷布，使肾失其化气行水之职能，以致关门不通，小便失利，水积下焦，决渎之中，透过筋膜，渗入皮肤之间，形成子肿。宜补肾阳，行气化水兼以固肾安胎。

三、辨证论治

妊娠肿胀病因不外水湿内阻，气机不畅。因水而病者多属脾、肾之虚，治时当以健脾、温肾治本，利水渗湿治标。因气而病者，以气郁为本，肿胀为标，治以行气为先。用药时勿过用或过剂滑利、峻下、逐水、耗散之品以伤胎气。总而言之，利水消肿的同时兼以保胎为本，是治疗本病的关键所在。

（一）脾虚证

妊娠数月，肢体面目肿胀，甚或遍及全身，肤色淡黄或㿠白，皮薄而光亮，按之凹陷，胸闷气短，神疲乏力，气短懒言，口淡纳呆，小便少，大便溏薄，舌质淡嫩、边有齿印，苔薄白，脉缓滑无力。

1. 罗元恺教授经验方

组方　白术25g，生姜皮20g，茯苓20g，大腹皮15g，橘皮6g，茯苓皮30g，砂仁（后下）6g，炒扁豆25g。

功效　健脾燥湿，兼以安胎。

主治　脾虚型子肿。

用法　每日1剂，水煎服。

处方出处：罗颂平，张玉珍. 罗元恺妇科经验集［M］. 上海：上海科学技术出版社，2005：65-67.

2. 黄健玲教授经验方

组方　党参20g，白术15g，茯苓30g，大腹皮15g，生姜皮10g，陈皮8g，怀山药20g，猪苓15g，泽泻15g，菟丝子20g，续断12g。

功效　健脾行水，佐以安胎。

主治　脾虚型子肿。

用法 每日1剂，水煎服。

处方出处：黄健玲. 中西医结合治疗妇科常见病[M]. 广州：广东人民出版社，1996：259-263.

（二）肾阳虚证

妊娠数月，渐见面目浮肿，下肢尤甚，按之没指，面色晦暗，头晕耳鸣，心悸气短，畏寒肢冷，腰腿痠软无力，小便短少不利、夜尿多。舌淡，苔白润，脉沉细滑尺弱。

1. 罗元恺教授经验方

组方 附子（先煎）6g，桂枝12g，熟地25g，泽泻25g，山萸肉25g，怀山药20g，茯苓20g，丹皮9g。

功效 温阳化气行水。

主治 肾虚型子肿。

用法 每日1剂，水煎服。

处方出处：罗颂平，张玉珍. 罗元恺妇科经验集［M］. 上海：上海科学技术出版社，2005：65-67.

2. 黄健玲教授经验方

组方 熟附子（先煎）8g，补骨脂15g，续断15g，杜仲15g，菟丝子20g，白术15g，茯苓30g，白芍12g，炙甘草5g，生姜皮10g。

功效 温肾化气行水，佐以安胎。

主治 肾虚型子肿。

用法 每日1剂，水煎服。

处方出处：黄健玲. 中西医结合治疗妇科常见病[M]. 广州：广东人民出版社，1996：259-263.

（三）气滞证

妊娠四、五个月后，下肢开始浮肿，但皮色不变，按之随起。伴头晕头重，腹胁胀满，纳呆少食，大小便不畅。舌色黯红，苔薄腻，脉弦滑。

1. 罗元恺教授经验方

组方 茯苓20g，猪苓10g，木瓜10g，砂仁（后下）5g，广木香（后下）5g，陈皮5g，桑白皮12g，泽泻12g，白术15g，苏叶9g，槟榔9g。

功效 理气行滞，健脾化湿。

主治 气滞型子肿。

用法 每日1剂，水煎服。

处方出处：罗颂平，张玉珍. 罗元恺妇科经验集［M］. 上海：上海科学技术出版社，2005：65-67.

2. 黄健玲教授经验方

组方 白术15g，茯苓30g，泽泻15g，猪苓15g，陈皮6g，大腹皮15g，生姜皮10g，桑寄生15g，杜仲15g。

功效 理气行滞，化湿利水。

主治 气滞湿阻型子肿。

用法 每日1剂，水煎服。

处方出处：黄健玲. 中西医结合治疗妇科常见病[M]. 广州：广东人民出版社，1996：259-263.

四、外 治 法

1. 沐足治疗　对于脾虚型子肿，陈皮 30g，生姜皮 50g，煎水熏洗足部，可帮助消肿。

2. 针灸疗法

基本取穴：脾俞、阴陵泉、委阳。

加减取穴：脾肾阳虚者加取足三里、大钟；气滞湿郁者加取内关、水分。

针刺方法：脾俞斜刺 0.5～0.8 寸，脾肾阳虚者用补法或加灸法，气滞湿郁者用平补平泻法；阴陵泉直刺 0.5～1.0 寸，两穴用平补平泻法。足三里直刺 0.5～1.5 寸，用补法；大钟直刺 0.3～0.5 寸，用补法；内关直刺 0.5～1.0 寸，用泻法；水分用灸法。

3. 耳针疗法

取穴：肝、脾、肾、皮质下、膀胱、腹。

操作方法：每次取上穴 3～6 穴，毫针刺，中等强度刺激，隔日 1 次，或用埋针法。

4. 贴敷法

处方：大田螺（去壳）、大蒜瓣（去膜）适量。

制用法：将上药捣烂贴于足心，外加纱布包扎，利水通淋。

5. 穴位按摩

取穴：足三里、三阴交、阴陵泉。

操作方法：平补平泻手法，亦可在这些穴位用艾条熏灸。

五、养 生 调 摄

（一）生活调摄

重视孕期保健宣传，做好产前检查，增加营养，劳逸结合，适当休息，注意水肿的变化，定期检查小便，测体重。

（二）饮食调摄

岭南医家根据岭南气候特点提出妊娠期饮食、药物调护方法。如何守愚主张孕期饮食宜清淡，不宜肥浓，宜甘平，不宜辛热。因此孕期需规律饮食，少食生冷冻物、鱼虾海鲜等多湿滋腻之品及药膳、凉茶等，多吃有利尿作用的食物如赤小豆、茯苓、鲤鱼等。

常用食疗方：

1. 赤豆鲫鱼汤　鲫鱼 250g 去鳞和内脏，洗净后与 20g 赤豆一起放入砂锅中煎汤食之。适用于脾虚者，具有健脾行气、益气安胎之效。

2. 黑豆红糖汤　100g 黑豆和 30g 大蒜洗净，大蒜切开，入锅加水，武火煮沸后，加入黑豆、大蒜和 30g 黑糖，再用文火煮熟服用。适用于肾虚者，具有温肾助阳、化气行水、养血安胎之效。

3. 豆花鲫鱼　将鲫鱼洗净，与 200g 赤小豆，50g 花生仁，3 枚辣椒同入砂锅，加水，煲烂空腹服用。适用于气滞者，具有理气行滞、健脾化湿安胎之效。

4. 山药白扁豆茯苓粥　山药、白扁豆、茯苓各 30g，粳米 150g，煮粥，可常服。有健脾、补气、利尿的功效。

5. 赤小豆红枣粥 赤小豆 30g，红枣 10g，粳米 100g，煮粥。健脾利水。

六、名家医案节选

病案一 黄健玲教授治疗子肿案

患者，女，26 岁。

患者孕 5^+月，下肢肿胀，渐及面目四肢，肤色淡黄，皮薄光亮，按之凹陷，神疲乏力，口淡纳呆，小便少，大便烂，舌质淡胖有齿印，苔白，脉细滑。

西医诊断：妊娠高血压疾病。

中医诊断：子肿。

辨证：脾虚。

处方：参苓白术散合寿胎丸加减。

党参 20g，白术 15g，茯苓 30g，大腹皮 15g，生姜皮 10g，陈皮 8g，怀山药 20g，猪苓 15g，泽泻 15g，菟丝子 20g，续断 12g。药用 5 剂，肿胀减轻，再服 5 剂，肿消痊愈。

按语：孕妇素体脾虚，且居于岭南，易出现湿困脾土，损伤脾气。若孕后过食寒凉生冷及海鲜等多湿滋腻之品，抑遏脾阳，运化失职，以致水湿停聚，同时胎体渐大，妨碍脾胃之升降，停聚之水湿流溢于四肢面目或全身而成子肿，此为主要病机。治宜健脾行水，佐以安胎。参苓白术散合寿胎丸加减，方中党参、白术、怀山药健脾益气，陈皮调气和中、健脾燥湿，生姜皮、大腹皮宽中调气、行水消肿，茯苓、猪苓、泽泻利水消肿，菟丝子、续断补肾安胎，全方健脾行水、补肾安胎。

病案二 吕安卿名老中医治疗子肿案

某妇，妊娠 6 个月，先见下肢浮肿，渐至腹部亦胀满，膨胀难受。晨早眼胞发胀，四肢无力，步行不便，饮食不佳，口淡无味，舌苔白腻。

西医诊断：妊娠高血压疾病。

中医诊断：子肿。

辨证：气虚脾弱，湿气停滞。

组方：党参三钱，黄芪三钱，白术四钱，茯苓皮六钱，泽泻三钱，大腹皮三钱，陈皮八钱，川加皮三钱，生姜一钱，川木瓜五钱，木香一钱，紫苏梗钱半。连服两剂。

二诊：肿略减，照前方党参三钱，黄芪三钱，白术四钱，茯苓皮五钱，大腹皮三钱，陈皮一钱，川加皮三钱，当归四钱，厚朴钱半，香附钱半。

按语：中医学认为，脾胃乃仓廪之官，后天之本，津液气血及精气化生之源，运化水谷精微，化生气血，濡润脏腑及四肢百骸，若脾胃虚弱，中阳不振，运化失职，水谷精微不能化生气血，致气血俱虚，同时反生水湿，加之妇女孕后，阴血聚于下以养胎元，真阳凝聚，胎体渐大，有碍脾气输布这一生理特点，更易发生妊娠肿胀；地处岭南，易出现湿困脾土，损伤脾气，或孕后过食生冷，内伤脾阳，脾虚运化失职，水湿停滞，泛溢肌肤，遂为肿胀。水湿停聚，浸渍四肢、肌肉，则四肢面目皆肿，中阳不振，故少气懒言心慌气短，中焦运化失司，故食少纳差。治宜益气、健脾、祛湿。方中黄芪、党参、白术健脾益气，陈皮调气和中，健脾燥湿，川木瓜、川加皮消肿，生姜、大腹皮宽中调气、行水消肿，茯苓、泽泻利水消肿，木香健脾行气、消食，紫苏梗行气和中，理气安胎。全方益气健脾，行水消肿，兼以安胎。二诊肿略消，去泽泻、川加皮、生姜。加当归补血，厚朴燥湿、下气、除满，香附理气解郁。

（王爱爱 陆 杉 梁雪芳）

第五节 子 淋

妊娠期间出现尿频、尿急，淋漓涩痛等症状者，称为“子淋”，亦称“妊娠小便淋痛”，或“妊娠小便难”。岭南医家结合当地的地域及人文特点，对子淋的认识见解独到，其诊治经验具有较为典型的地方特色。

一、病因病机

子淋的病因，宋代《严氏济生方》提出：“本因调摄失宜，子脏气虚，盖缘酒色过度，伤其血气，致水脏闭涩。”明代《普济方》提到：“忍缩小便，或喜食煎炒，或胞胎为热所迫。”清代《女科正宗》有云：“若孕妇酒色不节，内伤胞门，或饮食积，水道闭涩。”岭南医家认为这些古籍中关于饮食、房事、胞胎三方面的病因在岭南地区更为常见，并表现出一定的特异性。饮食方面多为饮食不节，喜食煎炒辛辣之品、鱼虾海鲜等多湿滋腻之物，以及孕期不恰当的温补导致食积等；房事方面为孕妇平素调摄失宜，酒色过度，损伤气血，湿热之邪乘虚而入；胞胎方面常指胞胎为热所迫，使小肠之气逆而不通，肾、膀胱虚热不能制水，为子病及母。

《诸病源候论》提出子淋的病机是“肾虚而膀胱热”，对此《女科精要》中认为病机是“由气血聚养胎元，不及敷荣渗道，遂使膀胱郁热”，强调子淋的病机为孕妇怀孕时气血荣养胎儿的特殊生理情况所致。岭南医家认为本病的发生有虚有实，实者或因素体阳盛，或因过食辛温湿热之品，或因摄生不慎、房事不节，湿热蕴结，下注膀胱，灼伤膀胱津液，发为小便淋痛。虚者多因素体阴虚，孕后阴血更亏，阴虚火旺，下移膀胱，灼伤津液，而成小便淋痛。而在岭南地区，实证多于虚证，实证又以湿热最为多见，虚证则以阴虚为主。

二、治疗特色

（一）因地制宜，注重湿热致病

岭南炎热而潮湿，正如《素问·异法方宜论》曰：“南方者，天地所长养，阳之所胜处也。其地下，水土弱，雾露之所聚也。”因此，在子淋的发病中，湿热为患最为常见。此外，暑天汗泄过多，气阴亏耗，导致脾的运化受影响，湿从中生。故岭南医派妇科一直重视湿热致病，明代孙文胤的《丹台玉案》提到子淋为“娠妊受湿，渗于膀胱，积热不行”，以湿热为子淋的病机。清代何梦瑶在《医碥》中对湿邪为病作了详尽的论述，并在运用祛湿药方面有着丰富的经验，擅长以苍术、茯苓、猪苓等为祛湿通用药。之后岭南的历代医家都强调治疗需结合岭南湿热之气候特点和人民体质之特点，用药上重用利湿清热之品，如“三金”金钱草、鸡内金、海金沙为常用药物。

（二）祛湿慎用苦寒，顾护气阴，勿损胎元

岭南医家认为岭南地区妇女体质多存在脾胃不足，气阴亏耗的特点，加之孕期气血下注胞宫养胎，气阴更亏，治疗上强调祛湿应避免苦寒伤脾，时时顾护气阴，药物的选择上更常用淡渗利湿之品，如茯苓、泽泻等。亦有岭南医家喜用花类入药，如鸡冠花、扁豆花等清淡平和之渗湿的药物是常用之品。此外强调在去病邪的同时固护养胎，常佐健脾补肾安胎之品，如白术、桑寄生等，慎用性较滑利，易动胎气之品滑石、木通等。

三、辨 证 论 治

（一）临证思路

子淋是常见的妊娠并发症，本病虽有实有虚，临证以实证多，虚证少。结合岭南地区的特点，其治疗以清热祛湿通淋为大法，以恢复膀胱气化功能为总则。应遵循急则治标、缓则治本的原则，中病即止，通利不可太过。清热不可过于苦寒，利湿不得过于滑利，尤其是薏苡仁、瞿麦、滑石、木通等药，应慎用。针对阴虚热炽，津液耗伤者，不可一味苦寒胜湿，通淋利水，选用甘寒淡渗之品，固护气阴，以免损伤胎元。且宜治病与安胎并举。

（二）辨证论治应用

总结岭南地区最常见的子淋证型，将具有代表性的临床应用列举如下。

1. 湿热下注证

方药 黄健玲教授治子淋经验方一。

组方 茯苓30g，泽泻15g，猪苓15g，栀子12g，黄柏10g，甘草6g，车前草15g，黄芩10g，女贞子15g，桑寄生15g。

功效 清热利湿，佐以安胎。

用法 每日1剂，水煎服，每剂煮2次，滤去药渣，得药液约500ml，早晚分服。

处方出处：黄健玲. 妇科常见病［M］. 广州：广东人民出版社，1996：258.

2. 阴虚血热证

方药 黄健玲教授治子淋经验方二。

组方 知母10g，黄柏10g，山茱萸12g，泽泻15g，茯苓30g，干地黄20g，怀山药15g，女贞子15g，旱莲草15g，车前草20g。

功效 滋阴润燥，清热通淋。

用法 每日1剂，水煎服，每剂煮2次，滤去药渣，得药液约500ml，早晚分服。

处方出处：黄健玲. 妇科常见病［M］. 广州：广东人民出版社，1996：259.

四、养 生 调 摄

孕妇应饮食清淡，忌食辛辣，避免海鲜及湿热之品；注意外阴清洁，每日清洗阴户，勿用紧身内衣裤；在妊娠早期和晚期应节制房事；还要避免劳累，卧床多取左侧卧位，减少子宫对输尿管的压迫，使尿液引流通畅。应多饮水以稀释尿液，每日保持尿量达2000ml以上，可对尿路起到冲洗引流作用。

五、名家医案节选

病案　黄健玲教授治疗子淋案

患者，女，25岁，工人，2003年7月19日就诊。

主诉：孕5余月，尿频尿急尿痛1天。

患者近日食烧烤火锅辛辣之品，房事后突发尿频、尿急，小便淋漓涩痛，无肉眼血尿，尿色黄赤，下腹隐痛，口干口苦，纳呆喜食重口味之品，舌质红，苔黄腻，脉滑数。查尿常规提示白细胞2+。血常规提示正常。

西医诊断：妊娠合并泌尿道感染。

中医诊断：子淋。

辨证：湿热下注。

治法：清热利湿，佐以安胎。

处方：茯苓30g，泽泻15g，猪苓15g，栀子12g，黄柏10g，甘草6g，车前草15g，黄芩10g，女贞子15g。

水煎服，每日2剂，嘱注意休息，多饮水。

二诊：2003年7月21日。患者服药3剂，诸症减轻，上方加桑寄生15g，用药5剂，每日1剂，复煎再服，诸症消失，复查尿常规提示正常。未有复发。

按语：患者过食辛温湿热之品，加之摄生不慎，感受湿热之邪，蕴于下焦，内侵膀胱，灼伤津液，气化失司发为子淋。辨证为湿热下注，治疗以清热利湿为法，方用加味五淋散加减，方中用黄芩、黄柏、栀子清热利湿，茯苓、泽泻、猪苓利水渗湿。治疗期间应固护胎儿，女贞子、桑寄生、车前草可以入肾，利湿兼补肾安胎。

（王彦彦　梁雪芳）

第六节　子　　嗽

妊娠期间，咳嗽或久咳不已，称“子嗽”，亦称“妊娠咳嗽”。清代沈金鳌在《妇科玉尺·卷二》明确提出：“妊娠咳嗽，名曰子咳，此胎气为病，产后自愈，不必服药。然或因外感风寒，或因火盛乘金，是又不可不治者。”《妇人大全良方》又云：“其嗽不已，则传于腑，妊娠病久不已，则伤胎也。”历来中医多从阴虚肺燥、脾虚痰饮对本病进行辨证论治，岭南医家在此基础上结合岭南地区的特点，对本病的论治进行了补充。

一、病 因 病 机

正如《沈氏女科缉要笺正》云：“妊娠病源有三大纲，一曰阴亏，妊娠阴血有限，聚以养胎，阴分必亏。二曰气滞，腹中增一障碍，则升降之气必滞。三曰痰饮，妊娠脏腑接壤，腹中遽增一物，脏腑之机括为之不灵，津液聚为痰饮。知此三者，庶不为邪说所惑。”岭南医家认为本病的发生是与岭南地区孕妇气阴不足、脾虚痰湿的体质及孕期阴血亏虚，阴虚火旺、气机运行阻滞、痰湿内阻的特点密切相关的。

岭南医家总结孕期咳嗽的病因，有外感、内伤两大类。外感风寒、风热之邪，肺卫受病，肺气不宣，或过食火热之品，火乘肺金，炼液成痰，痰火犯肺，或素体阴虚，孕后血聚养胎，阴血愈亏，阴虚火旺，灼肺伤津，肺失濡润；或素体脾虚，运化失职，聚湿成痰，痰湿犯肺，或肝气偏旺，木火刑金，横逆犯肺。上述种种原因均可致肺失清肃，气逆而咳成妊娠咳嗽。

1. 外感咳嗽　孕期由于精血下注以养胎元，使机体处于相对阴血偏虚，阳气偏盛状态，肌表卫外不固，每遇冬春之季，风热或风寒之邪侵袭肌表犯肺，肺气失宣则致咳嗽。

2. 痰火扰肺　若素体阳旺或阴虚者，孕期阴血下聚养胎，容易灼津为痰，痰湿留滞，令气机壅滞，再加上岭南地区常年外热增助，诸邪所合，火热必见，痰火犯肺，肺失肃降，导致冲任气血升降失调，发为妊娠咳嗽。

3. 脾虚痰湿　在岭南妇女中痰湿质是常见的病理体质之一。清代名医何梦瑶指出盖岭南“阴湿之气常盛”，岭南人“冒雨卧湿，岚瘴熏蒸，外感湿气”因而“人多中湿”。湿邪困脾日久，脾胃虚损，加之孕后呕吐、纳差等早孕反应致脾虚益甚，运化失职，更易内生痰湿。痰湿犯肺，肺失肃降，而致咳嗽。

4. 阴虚肺燥　若素体阴虚，肺阴不足，孕后血聚下养胎，则阴血愈亏，阴虚火旺，灼肺伤津，肺失濡养，肃降失职，而致咳嗽。

5. 木火刑金　肝属木，主生发疏泄；肺属金，主气机肃降。金能克木，可避免肝气亢盛，从而保证了人体气机的升降正常运动。若肝气郁结，气郁化火，可反侮肺金，即出现木火刑金的表现。妊娠后阴血聚于冲任以养胎元，阴血不足，加之妊娠期女性容易因外界刺激郁怒不解，性情急躁，灼伤肝阴，肝阴不足，易致肝气偏旺，肝气易逆，木火刑金而致咳嗽。

二、治疗特色

1. 注重气机调理　子嗽的发病与气机失调有关。岭南医家刘渊认为女性“性狭窄，设或隐曲不如意，即郁怒过度，未有不伤肝气”，又强调“妇性多执滞，稍有隐曲，即忧郁过度”，而忧郁过度，则伤肺气，肝气和肺气受损，则气机调畅容易受到影响。加之岭南地区多湿热，湿热易阻遏气机，肝气横逆，上扰于肺，肺失肃降，则气上逆，可出现子嗽。故岭南医家对于本病的调治也重视气机的升降调节。岭南妇科名医李丽芸教授在治疗本病时亦常用岭南道地药材砂仁、佛手理气化痰，寓“化痰必先理气”之旨。

现代岭南妇科名家王小云教授，也继承了从肝肺论治气机的学术观点。《临证指南医案·虚劳》指出：“人身左升属肝，右降属肺，当两和气血使升降得宜。”因气主于肺而疏于肝，肝法春气，主升，为气化的始点；肺法秋气，主成、主降，为气化的终点，二者一生一成，一升一降，一终一始，相反相成，肺气自上由右而降，肝气自下由左而升，使气机升降有序，维持着正常生理功能。如木火刑金型子嗽，乃肝气郁结，气郁化火，反侮肺金，气机升降失调，肺气上逆而发病，王教授主张以疏养肝木，生金止咳为治法，恢复肺肝升降运动功能，肝气可升，肺气得降，咳嗽自平。临证常用中药柴胡、白芍疏养肝木，桔梗、前胡、龙脷叶、枇杷叶等清金润肺止咳。

2. 治咳勿忘安胎　前人有云“久咳不已则伤胎”。岭南医家对孕妇患咳，以其重身，尤其注意安胎。认为仅治母疾，不顾胎气，会顾此失彼。黄健玲教授认为本病的治疗，除了从其所因，邪盛祛邪，正虚扶正，采用宣发、肃肺、祛痰、降火、滋阴、健脾外，还特别关注孕妇胃气上逆，胃失和降，常用砂仁、陈皮、苏叶等和胃降逆，梳理气机以安胎，为防伤胎，并常加黄芩、白术、桑寄生以安胎，协同治疗咳嗽。

三、辨证论治

（一）临证思路

子嗽病因有外感、内伤之分，病位均在肺。岭南医家在治疗本病时，强调从其所因。外感者其法一般与内科相同，如外感风寒者可用止嗽散，外感风热者可用桑菊饮，但必须兼顾胎孕及岭南妇女的体质，发表不宜太过，以免劫津伤阴而犯虚虚之戒。内伤者因阴血下聚养胎，素体阴虚者，容易出现阴虚肺燥或痰火扰肺之证，故见阴虚或痰火子嗽，治疗以滋阴润肺或清肺化痰为主。然而对豁痰滑利之品应当谨慎用之，以防伤胎而有滑胎之虞。若因脾虚痰湿，则以健脾燥湿止咳为主。若为气机逆乱，肝气郁结，气郁化火，木火刑金，则疏养肝木，生金止咳。若痰火、阴虚、脾虚、肝郁夹杂，治疗时常复方并用。如久咳伤肺，兼有肺气不足者，予北芪、白术、党参等加强培土生金，补益肺气；久咳夜卧不宁者，可予五味子、合欢花、茯神等养心安神；久咳伤胎，出现动胎不安者，予桑寄生、川断、菟丝子等补肾固冲安胎之品。

（二）辨证论治应用

总结岭南地区最常见的子嗽证型，将岭南医家常用的具有代表性方药的列举如下。

1. 风寒袭肺证

方药 止嗽散加减。

组方 紫菀 12g，百部 12g，荆芥 10g，白前 12g，甘草 6g，款冬花 12g，苏梗 12g，炙麻黄 5g，防风 10g，菟丝子 15g，杜仲 15g。

功效 疏风散寒，宣肺止咳。

用法 每日 1 剂，水煎服，不宜久煎，每剂煮 1 次，滤去药渣，得药液约 500ml，早晚分服。

处方出处：黄健玲. 妇科常见病［M］. 广州：广东人民出版社，1996：254-255.

2. 痰火扰肺证

方药 黄健玲教授经验方——清肺化痰汤加减。

组方 桑白皮 15g，龙脷叶 15g，黄芩 15g，鱼腥草 20g，甘草 6g，枇杷叶 12g，川贝末（冲服）3g，前胡 12g，桑寄生 15g。

功效 清肺化痰，止咳安胎。

用法 每日 1 剂，水煎服，每剂煮 2 次，滤去药渣，得药液约 500ml，早晚分服。

处方出处：黄健玲. 妇科常见病［M］. 广州：广东人民出版社，1996：255.

3. 脾虚痰湿证

方药 陈夏六君子汤加减。

组方 陈皮 5g，法半夏 12g，党参 15g，白术 15g，茯苓 15g，炙甘草 6g，紫菀 12g，百部 12g，菟丝子 15g。

功效 健脾燥湿，止咳安胎。

用法 每日 1 剂，水煎服，每剂煮 2 次，滤去药渣，得药液约 500ml，早晚分服。

处方出处：黄健玲. 妇科常见病［M］. 广州：广东人民出版社，1996：256.

4. 阴虚肺燥证

方药 百合固金汤合二至丸加减。

组方 百合 15g，沙参 15g，麦冬 15g，干地 15g，玄参 9g，川贝（冲服）3g，女贞子 15g，旱莲草 15g，桑寄生 15g，炙百部 10g。

功效 养阴润肺，止咳安胎。

用法 每日 1 剂，水煎服，每剂煮 2 次，滤去药渣，得药液约 500ml，早晚分服。

处方出处：黄健玲. 妇科常见病［M］. 广州：广东人民出版社，1996：256.

5. 木火刑金证

方药 王小云教授经验方。

组方 柴胡 15g，白芍 15g，龙脷叶 15g，前胡 10g，黄芩 10g，枇杷叶 15g，怀山药 15g。

功效 抑肝生金止嗽。

用法 每日 1 剂，水煎服，每剂煮 2 次，滤去药渣，得药液约 500ml，早晚分服。

处方出处：朱敏，王小云. 王小云治疗木火刑金之"子嗽"的临证经验［J］. 湖北中医药大学学报，2015，17（5）：99-100.

四、养 生 调 摄

（一）生活调摄

（1）做好生活调摄，劳作有度，起居有节，饮食清淡，情志调畅，避免风寒暑湿入侵人体，以保脏腑安和，气血旺盛。

（2）一旦受孕宜静养、节欲，保证充分睡眠及休息，蓄精养胎。

（二）饮食调摄

妊娠咳嗽患者饮食宜清淡。避免油炸、生冷、膏粱厚味及辛辣动火之品。常用食疗方如下：

1. 制陈皮 先用甘草浓煎液，浸泡陈皮 24 小时，晒干，时时嚼服适量，具有化气除痰健胃之功效。适用于妊娠咳嗽多痰涎或时觉喉中有痰者，并见纳差，不欲饮食，食入即吐，呕吐物多为清水、痰涎。

2. 瓜皮蜜 冬瓜皮 15g，蜂蜜少许，水煎服。具有润肺止咳的功效，治肺燥久咳。

3. 蜜煎橘饼 将橘桔用蜜糖浸煮而成，晒干，性味甘辛温，嚼服或煎水均可，有宽中下气、化痰止咳消食之效。

（三）精神调摄

（1）妊娠后应保持心情愉快，避免情绪过大波动，特别不宜暴怒，保持乐观心态。

（2）家庭及社会应给予患者必要的安慰、鼓励，以免除其思想负担。

五、名家医案节选

病案一 王小云教授治疗木火刑金之子嗽案

朱某，女，31 岁，2014 年 4 月 28 日就诊。

主诉：妊娠 3 月余，咳嗽 7 天。

患者诉 7 天前因生气后出现咳嗽，干咳无痰，咽喉作痒，入夜尤甚，彻夜不能入睡，伴胃胀、反酸，纳差，舌质红，苔薄。闻诊：咳嗽声音如金属声。查体：鼻梁中部见青色，脉弦滑略数。

中医诊断：子嗽。

辨证：木火刑金。

治法：抑肝生金止嗽。

处方：柴胡 10g，白芍 15g，桔梗 15g，龙脷叶 15g，白前 15g，黄芩 10g，枇杷叶 15g，甘草 5g。服药两剂患者咳嗽即痊愈。

按语：妇人妊娠后经血下注养胎，相火相对偏旺。该患者因生气致肝失疏泄，少阳郁热而发病。方以柴胡枢转气机、疏解壅滞，白芍柔肝养肝，为主药；黄芩清泻胆府以解胸腹郁热，为臣药；桔梗、白前宣降肺气以助气机运转，龙脷叶、枇杷叶清肺止咳、和胃降逆，为佐药；甘草益气养阴扶正，为使药。王教授治疗该患者抓住三大特征：患者干咳无痰，咳声如金属音；鼻梁中部见青色；舌红脉弦。根据证候特点辨证考虑木火刑金所致，选药以疏理肝气、润肺止咳为法，使肝气得疏，肺气得降，药证相符，效如桴鼓。

病案二　黄健玲教授治疗脾虚痰湿之子嗽案

患者，女，35 岁，待业。2016 年 6 月 11 日就诊。

主诉：妊娠 2 余月，咳嗽 1 个月。

患者因劳累后出现低热，体温波动在 37.7～38.2℃，查血常规白细胞 10.2×10^9/L，经服消炎退热药后热退，近 1 个月出现咳嗽，痰多，痰白清稀，胸闷气促，神疲纳呆，口淡，咳甚呕吐，吐出胃内容物及痰涎，下腹隐痛；舌质淡胖，苔白腻，脉濡滑。2016 年 6 月 5 日 B 超示宫内单活胎。

西医诊断：妊娠合并上呼吸道感染。

中医诊断：子嗽。

辨证：脾虚痰湿。

治法：健脾燥湿，止咳安胎。

处方：陈夏六君子汤加减。

陈皮 6g，法半夏 12g，党参 15g，白术 15g，茯苓 15 g，炙甘草 6g，炙麻黄 10g，紫苏 10g，紫菀 12g，百部 12g，桑寄生 15g，菟丝子 15g。每日 1 剂，3 剂后咳嗽减少。上方去炙麻黄，党参加大量至 30g，再服 7 剂，咳嗽消失，诸症减轻。

按语：患者劳伤脾气，加之孕后纳差呕吐等早孕反应致脾气更虚，运化失司，聚湿成痰，痰湿犯肺，肺失肃降，故见妊娠咳嗽痰多，色白清稀，神疲纳呆，恶心呕吐，口淡无味，舌淡胖苔白腻，脉濡滑，均为痰饮内停之象。治宜培土生金，化痰止咳。方中用党参、白术、茯苓、炙甘草健脾，陈皮、法半夏燥湿化痰，炙麻黄、紫菀、百部化痰止咳，苏叶既可宣痰又可利气和中，桑寄生、菟丝子安胎。

（王彦彦　梁雪芳　田滢舟）

第九章　产　后　病

产妇在新产后或产褥期内发生的与分娩或与产褥有关的疾病，统称为“产后病”。

产后病的发病机制可以概括为三个方面：一是失血过多，亡血伤津，阳易浮散，或血虚风动；二是瘀血内阻，气机不利；三是外感六淫或饮食、房劳所伤等。

产后病多因亡血伤津、瘀血内阻，故产后病的治疗应根据其“多虚多瘀”的特点，本着“勿拘于产后，亦勿忘于产后”的原则，结合病情进行辨证论治。

产后多虚应以大补气血为主，但其用药须防滞邪、助邪之弊；产后多瘀，当以活血行瘀之法，然产后之活血化瘀，又须佐以养血，使祛邪而不伤正，化瘀而不伤血。

岭南地区气候炎热多雨，地卑土薄，因而岭南人多易内生痰湿，外感湿邪，内外湿邪交困，多致脾胃受损，素体脾虚，气血生化乏源，或痰湿壅盛。何梦瑶《医碥》也提及岭南人易生湿病，其曾云“知各脏之病，皆关乎脾，则知脾气调和即各脏俱和矣”，因此临证时注重补脾祛湿，以增气血生化之源，祛除内外湿邪。遣方用药时，应根据证候的属性灵活化裁，岭南人多体质柔弱，体质以气虚、阴虚、气阴不足居多，一般不宜大攻大补，用药宜轻灵，清热应避免苦寒泻热；温经时应避免大热辛燥。此外，在产后病的治疗上，许多岭南医家非常注重药食同治，如欧阳氏擅用饮食疗法治疗妇科疾病，尤其用于产后的康复治疗。欧阳惠卿教授以辨证论治为理论依据，在临证中总结了大量实用的药膳方用于产后病的治疗。

第一节　产　后　发　热

产后发热是指产褥期内产妇发热持续不退，或寒战高热，并伴有其他症状者，属于产后病范畴。岭南医家对产后发热有独到见解，认为产后 1～2 天内，由于产妇阴血骤虚，营卫暂时失调，常有轻微发热，其热不治即退；或产后 3～4 天乳汁开始分泌时低热，乳通则热退，俗称“蒸乳”，此二者均不属产后发热范畴。“产后发热”首见于《金匮要略·妇人产后病脉证治》：“产后中风，发热，面正赤，喘而头痛，竹叶汤主之。”

一、病 因 病 机

“南方者，天地所长养，阳之所盛处也。其地下，水土弱，雾露之所聚也”。岭南特有的气候、地理条件对产后病不可避免地产生影响。岭南医家认为，产后多虚多瘀是导致产后发热的主要病机。产后血室开放，易致产褥感染而发热；产后元气亏损，腠理疏松，易于出汗，故易感受外邪而发热；产时亡血发汗，津液耗损，致阴虚而发热。产时去血过多，血虚于内，阳浮于外，可致头晕烦热、低热不退。

1. 感染邪毒　早在元代，岭南医家就认识到“岭南”地理环境易致疫病。《岭南卫生方》曰：“岭南地偏而土薄，无寒暑正气。阳常泄故冬多暖；阴常盛故春多寒。阳外而阴内，阳浮而阴闭故人得病多内寒而外热，下寒而上热也。”“南方草木水泉皆禀恶，人在其间，元气不固，感而为病，是为之瘴盛夏初秋茅生夹道，人行其间。热气蒸郁，无林木以蔽日，无水泉以解渴，伏暑至重，因而感疾”。产前素有旧疾，或临产前房事不节，邪毒蕴伏胞中，致产后体虚，正不胜邪，邪毒内发而发热；若产时接生不慎，或产后胞脉空虚，护理不当，邪毒趁虚内侵，滞留于冲任胞宫胞脉，甚至蔓延全身，故而发热。

2. 血虚 岭南医家亦认为，产后多有血虚。素体阴血不足，又因产时产后失血过多，阴血聚虚，以致虚阳浮越于外而发热；或阴血不足，虚火内生而发热。

3. 外感 热则耗气，湿则碍脾，邓铁涛教授常引用此说，认为岭南这种炎热潮湿的气候，每年长达半年或更长，经千百年来逐渐形成了岭南人的特有体质，即脾气虚弱。加之产后元气受损，卫表不固，外邪趁虚而入，营卫不和而致发热；产后素习多着衣物、门窗关闭，加之岭南之地炎热潮热，易卒中暑邪而致发热。

4. 血瘀 岭南人群受地域因素影响，体质痰湿多发，湿则瘀阻；加之产时露体用力，无暇他顾，易为寒邪所侵，寒凝则血瘀；产前产后过于安逸，气缓血滞，而致产后恶露不畅，败血停滞，阻碍气机，而致发热。

二、治疗特色

1. 诸证不同，治当辨证 岭南医家认为，产后发热的治疗首当辨明虚实。若高热寒战，小腹疼痛拒按，恶露气臭，则为感染邪毒证，治宜清热解毒，凉血化瘀；若寒热时作，恶露量少，小腹疼痛拒按，则为血瘀发热，治宜活血化瘀，清热和营；若为恶寒发热，肢体疼痛，咳嗽流涕，则为外感发热，治宜养血祛风，疏解表邪；若为微热自汗，恶露下少，色淡，则为血虚发热，治宜补血益气，调和营卫。

2. 重视调和气血营卫 古人云“胎前无不足，产后无有余”，孕期产时耗损太过，致产后气血俱虚，正气不足于内，御邪不足于表，此时治疗，当以调气血和营卫为主，培养正气为要，攻伐不宜太过。

3. 不拘于古，适时泄实 岭南医家认为，产后不足者固多，但有余之实证也属不少，不可不问病情，片面强调补虚，而忽略外感及里实之证。对于产后外感，罗元恺认为，与其他感染性疾病有一定潜伏期不同，多随感随发，略加解表疏散，即可痊愈。对于感染邪毒证者，若危急且重，必要时需采用中西医结合治疗。

三、辨证论治

产后发热虚实有别，治当明察。

（一）感染邪毒证

1. 黄健玲治疗产后发热经验方（五味消毒饮加减）

组方 金银花 15g，连翘 15g，蒲公英 20g，青天葵 10g，败酱草 20g，赤芍 15g，丹皮 15g，益母草 30g，柴胡 12g，青蒿（后下）9g，黄芩 12g。

功效 清热解毒，凉血化瘀。

主治 用于感染邪毒之产后发热。

用法 每日1剂，水煎服，每剂煮2次，滤去药渣，得药液约500ml，早晚分服。

处方出处：黄健玲. 中西医结合治疗妇科常见病［M］. 广州：广东人民出版社，1996：265.

2. 欧阳惠卿治疗产后发热经验方（解毒活血汤加益母草、金银花）

组方 连翘、葛根、柴胡、枳壳、当归、赤芍、生地、红花、桃仁、甘草、益母草、金银花。

功效 清热解毒、凉血化瘀。

主治 用于感染邪毒之产后发热。

用法 每日1剂，水煎服，每剂煮2次，滤去药渣，得药液约500ml，早晚分服。

处方出处：欧阳惠卿. 中医妇科学［M］. 北京：人民卫生出版社，2001：198.

（二）血虚证

1. 欧阳惠卿治疗产后发热方（八珍汤加减）

组方 当归、熟地、白芍、人参、茯苓、白术、炙甘草、黄芪。

功效 补血益气，调和营卫。

主治 用于血虚产后发热。

用法 每日1剂，水煎服，每剂煮2次，滤去药渣，得药液约500ml，早晚分服。

处方出处：欧阳惠卿. 中医妇科学［M］. 北京：人民卫生出版社，2001：200.

2. 黄健玲治疗产后发热方（加减一阴煎加味）

组方 生地20g，熟地20g，白芍15g，知母10g，麦冬15g，地骨皮15g，太子参20g，黄芪15g，五味子9g，甘草6g。

功效 补血益气，养阴清热。

主治 用于血虚产后发热。

用法 每日1剂，水煎服，每剂煮2次，滤去药渣，得药液约500ml，早晚分服。

处方出处：黄健玲. 中西医结合治疗妇科常见病［M］. 广州：广东人民出版社，1996：269.

（三）外感证

1. 罗元恺治疗产后发热方（小柴胡汤）

组方 柴胡、半夏、人参、甘草、黄芩、生姜、大枣。

功效 和解少阳。

主治 用于外感产后发热。

用法 每日1剂，水煎服，每剂煮2次，滤去药渣，得药液约500ml，早晚分服。

处方出处：罗元恺.点注妇人规［M］.广州：广东科技出版社，1983：250.

2. 黄健玲治疗产后发热方（荆防败毒散加减）

组方 荆芥10g，防风10g，柴胡12g，前胡12g，枳壳10g，桔梗10g，甘草6g，益母草30g，青蒿9g。

功效 祛风解表。

主治 用于外感产后发热。

用法 每日1剂，水煎服，每剂煮2次，滤去药渣，得药液约500ml，早晚分服。

处方出处：黄健玲. 中西医结合治疗妇科常见病［M］. 广州：广东人民出版社，1996：268.

（四）血瘀证

1. 黄健玲治疗产后发热经验方（桃红四物汤加减）

组方　桃仁 12g，红花 6g，当归 9g，川芎 6g，生地 20g，赤芍 15g，丹皮 15g，益母草 30g，败酱草 20g，枳壳 12g。

功效　活血化瘀，清热解毒。

主治　用于血瘀之产后发热。

用法　每日 1 剂，水煎服，每剂煮 2 次，滤去药渣，得药液约 500ml，早晚分服。

处方出处：黄健玲. 中西医结合治疗妇科常见病［M］. 广州：广东人民出版社，1996：268.

2. 欧阳惠卿治疗产后发热方（生化汤加减）

组方　桃仁、川芎、干姜、甘草、丹参、丹皮、益母草。

功效　活血化瘀，清热和营。

主治　用于血瘀之产后发热。

用法　每日 1 剂，水煎服，每剂煮 2 次，滤去药渣，得药液约 500ml，早晚分服。

处方出处：欧阳惠卿. 中医妇科学［M］. 北京：人民卫生出版社，2001：199.

四、外 治 法

1. 花椒煎剂　花椒 30g，加水 2000ml，煮开后文火煎煮 15～20 分钟，取汁温热（夏季 38～41℃，冬季 41～43℃），倒进恒温沐足盆内沐足 30 分钟，每日 2 次。药物在热能的作用下，通过皮肤孔穴、俞穴等直接吸收，进入血络，输布全身而发挥药效作用，可促进血液循环，扩张血管，起到散热退热作用。适用于产后发热各型。

2. 温水擦浴　水温要求在 32～34℃，以浸湿的纱布垫（小毛巾）包裹手掌，挤干，边擦边按摩，最后以浴巾擦干皮肤。擦洗过程中，尽量少暴露部位，防止着凉。擦拭顺序：先自颈部侧面沿上臂外侧擦至手背，再从侧胸经腋窝沿上臂内侧至手心，同法擦另一侧。每侧上肢各擦 3～5 分钟。

3. 足浴　老茅草叶、石菖蒲、陈艾各适量。将诸药择净，放入药罐中，加水适量浸泡 5～10 分钟后，水煎取汁，放入盆中，待温度适宜时足浴，每日 2～3 次，每次 10～30 分钟。

4. 针灸疗法

（1）取穴合谷（双侧），三阴交（双侧），快速进针法，得气后用捻转补泻法中的泻法，留针 30 分钟，捻泻 3 次。每次捻泻后施用透天凉手法 2～5mm，手十二井穴用三棱针点刺出血如豆许。每日针刺 1 次。用于治疗感染邪毒型产后发热。

（2）取穴支沟（双侧）、血海（双侧）、足三里（双侧）、三阴交（双侧）、曲池（双侧）。用泻法，每日 1 次。用于治疗血瘀型产后发热。

五、养 生 调 摄

（一）生活调摄

衣着适应时令，不能非时着衣；保持房间通风；保持个人卫生，适当频率洗澡、洗发。

（二）饮食调摄

1. 地丁败酱糖水 紫花地丁、蒲公英、败酱草各 30g，红糖适量。先将上药加水 500ml，煎取 400ml，去渣取汁，加红糖温服。每次 200ml，每日 2 次，热退即止。有清热解毒、凉血化瘀之功。

2. 银花薄荷糖水 金银花 30g，薄荷 10g，鲜芦根 60g，白糖适量，先煎金银花、芦根 15 分钟，再加入薄荷煮 5 分钟，去渣取汁，加入白糖温服。每日 3～4 次。有清热解毒、生津止渴之效。

3. 桃仁莲藕糖汤 桃仁 10g，白莲藕 250g，红糖适量。先将桃仁去皮尖，莲藕洗净切片，放煲内加水 500ml 煮汤，加糖调味，食藕饮汤。每日 1 次。

六、名家医案节选

病案一 黄健玲教授治疗产后发热案

谢某，女，24 岁，待业。产后 27 天，清宫术后发热 10 天。

患者 27 天前足月顺产一婴，产后因胎盘粘连大出血（约 1500 升）而行清宫术，产后 10 天 B 超检查提示宫腔内少许组织物残留而行第二次清宫术。清宫术后一周出现发热（37.5～39.0℃），即到某医院住院，曾予头孢拉定、甲硝唑、氟哌酸、安乃近等治疗，高热持续不退而转入院。

入院症见高热（40.4℃），头痛，面色㿠白，精神疲倦，无寒战，无关节痛，无腰腹痛，无咳嗽咽痛、恶露已净 5 天，带下量不多，无异味，无乳胀，已戒奶 5 天，无尿频尿急尿痛，无皮下出血斑，大便正常。舌质红，苔黄厚，脉滑数。妇科检查：外阴正常、阴道正常，子宫颈轻度糜烂，宫体前位，大小活动正常，无触痛，左附件增厚，压痛，右附件正常。血常规检查：白细胞 18.0×10^{9}/L，红细胞 3.31×10^{12}/L，血红蛋白 96g/L，其他各项实验室检查未发现异常。

西医诊断：产褥感染。

中医诊断：产后发热。

辨证：感染邪毒。

处方：自拟方：金银花 20g，连翘 15g，青天葵 9g，黄芩 12g，丹皮 10g，青蒿（后下）9g，柴胡 10g，羚羊角骨（先煎）10g，地骨皮 15g，白薇 15g，板蓝根 20g。每日 1 剂，复煎再服。用上方 5 天后改方：太子参 9g，黄芪 15g，茯苓 15g，白术 12g，怀山药 15g，板蓝根 20g，地骨皮 15g，白薇 15g，丹皮 12g。再用药 10 天，热退至 37.8℃，再用药 2 天，热退至正常。开始 10 天合并应用抗生素治疗，用 10 天后停。共治 17 天，无再发热，精神好转，痊愈出院。

按语：感染邪毒之产后发热，病势凶险，需审时度势，及时用药，同时，以有利于患者为原则，西药当用则用，不能拘泥于中西之说。

病案二 班秀文治疗产后发热案

燕某，女，26 岁。1982 年 2 月 5 日初诊。剖宫产术后 10 天，发热 1 天。

剖宫产后第 10 天，腰痛，肢节烦痛，牙龈肿痛，发热（体温 39℃），汗出，下肢微肿，乳少，纳差。脉浮虚数，苔薄白，舌质淡嫩。

西医诊断：产褥感染。

中医诊断：产后发热。

辨证：气血亏损，外邪侵袭。

处方：当归身 12g，川芎 5g，柴胡 5g，羌活 5g，独活 5g，荆芥 5g，防风 5g，金银花 6g，连翘 6g，党参 15g，甘草 5g。3 剂，每日 1 剂，水煎服。

二诊：1982 年 2 月 28 日。药已，发热消失，肢节不痛，但乳汁仍少，下肢微肿。脉虚，苔薄白，舌淡嫩。

处方：炙北芪 30g，当归身 20g，川芎 5g，柴胡 3g，王不留行 9g，通草 5g，路路通 10g，炙甘草 5g。3 剂，每日 1 剂，水煎服。拟补益气血，佐以引通。

按语：产后气血亏损，抗病力弱，风热之邪得乘虚而入，故发热、肢节烦痛，牙龈肿痛。证属本虚标实，故药用党参、当归身、川芎、炙甘草益气补血以扶正，金银花、连翘、荆芥、独活疏解以祛邪。

（卢兴宏　陆　杉　梁雪芳）

第二节　产后恶露不绝

产妇新产后胞宫内余血浊液通过阴道排出，称为恶露。恶露一般 3 周内干净，若超过 3 周仍淋漓不尽者，称为恶露不绝。以罗元恺为代表的近代岭南医家认为，产后恶露不绝有气虚、血瘀、感染邪热之分。

一、病因病机

罗元恺认为，产后恶露不绝有虚实之分。虚者以气虚为主，岭南之地民众多有气虚，加之产妇产时耗气伤血，气虚不能摄血，故连绵不绝；实者以血瘀为主，瘀血不去，新血不得归经，则血流不止；或兼感热邪营血受扰，邪热与血相搏，热迫血妄行，故血连绵不绝，且伴臭秽之气。

1. 气虚证　岭南气候炎热，湿热之气从口鼻吸入后较难蒸发，留着而归于脾，影响脾之运化；另外，生活在此环境中的民众，常贪凉饮冷，爱食鱼鲜、内脏及鸡犬龟蛇杂合之物，亦令脾胃气机受阻；再者，暑天汗泄过多，气阴亏耗，也导致脾的运化受影响，酿成湿困脾胃的体质。岭南暑热季节长，故其民腠理疏松，汗泄较多，一方面阴津亏耗，另一方面气随汗泄，形成气阴两虚的体质。新产之妇正气不足，或产时耗气太过，正气受损，或产后过劳，劳倦伤脾，脾虚则气陷。上述种种，皆可致气虚不能摄血，故恶露经久不绝。

2. 血瘀证　岭南民众体质多为气虚夹湿，气虚痰湿皆可致气机不畅，瘀阻胞宫，则可致产后瘀血不净，瘀血不去，新血难安，故恶露淋漓不尽。亦有产妇或有胎盘残留，亦可致恶露淋漓不尽。

3. 感染邪热证　罗元恺认为产后血室开放，易为外邪所侵，邪热入侵胞宫，与血相结，热伤血络，则血不断外溢，故恶露淋漓不止。

二、辨证论治

岭南医家认为，产后恶露不绝以气虚、血瘀、血热为要。气虚统摄无权，致恶露淋漓不尽，且量多色淡质清稀，产妇多有少腹下坠、面色㿠白、神疲倦怠、少气懒言，舌质淡，苔薄白，脉缓弱沉细，治宜补气以摄血。产后胞宫胞脉瘀阻，恶露不净，量时多时少，夹杂血块，或大或小，涩暗紫，产妇多有下腹疼痛，甚或连及胸胁胀痛。舌质暗紫，甚有瘀斑瘀点，脉沉弦涩，治宜活血化瘀。产后感染邪热，热扰冲任，迫血妄行，恶露日久不止，量多色红质黏稠，多伴臭秽之气，产妇面色潮红，烦躁不安，口干咽燥，舌红，苔黄，脉数，治宜凉血清热止血。

（一）气虚证

1. 罗元恺治疗产后恶露不绝方（举元煎加益母草、艾叶、姜炭、何首乌）

组方　党参 30g，黄芪 30g，何首乌 30g，益母草 30g，土炒白术 20g，炙甘草 9g，艾叶 12g，升麻 6g，姜 6g。

功效　补气摄血，养血温宫。

主治　用于气虚证之恶露不绝。

用法　每日 1 剂，加生姜水煎服，食前服。

处方出处：罗元恺. 近代名老中医经验集·罗元恺论妇科［M］. 上海：上海中医药大学出版社，2009：104.

2. 黄健玲治疗产后恶露不绝方（补中益气汤加减）

组方　黄芪 30g，党参 20g，白术 15g，炙甘草 6g，陈皮 6g，首乌 30g，鹿角胶 12g，艾叶炭 10g，金樱子 30g，五味子 9g。

功效　补气健脾，摄血固冲。

主治　用于气虚证之恶露不绝。

用法　每日 1 剂，加生姜水煎服，食前服。

处方出处：黄健玲.中西医结合治疗妇科常见病［M］.广州：广东人民出版社，1996：271.

（二）血瘀证

1. 罗元恺治疗产后恶露不绝方（生化汤（《傅青主女科》加益母草、三七）

组方　全当归 10g，川芎 9g，煨姜 9g，炙甘草 9g，桃仁 15g，益母草 40g，三七末 6g。

功效　活血益血，去瘀止血。

主治　用于血瘀证之恶露不绝。

用法　每日 1 剂，加生姜水煎服，食前服。

处方出处：罗元恺. 近代名老中医经验集·罗元恺论妇科［M］. 上海：上海中医药大学出版社，2009：105.

2. 黎小斌治疗产后恶露不绝方（祛瘀缩宫止血汤）

组方　益母草 15g，三七 6g，蒲黄炭 10g，枳壳 10g，茜草炭 10g，贯众炭 10g，莲房炭 10g，陈棕炭 10g，血余炭 10g，椿根皮 10g，泽兰 10g，马鞭草 15g。

功效　祛瘀行气，益气止血。

主治 用于血瘀证之恶露不绝。

用法 每日1剂，加生姜水煎服，食前服。

处方出处：黎小斌，李丽芸. 妇科病效验秘方［M］. 北京：化学工业出版社，2011：238.

（三）感染邪热证

1. 黄健玲治疗产后恶露不绝方（保阴煎合二至丸加减）

组方 女贞子15g，旱莲草15g，生地20g，白芍15g，怀山药15g，地榆15g，黄柏10g，黄芩10g，茜草根15g，阿胶（另溶）12g，乌贼骨12g，丹皮12g。

功效 养阴清热止血。

主治 用于感染邪热证之恶露不绝。

用法 每日1剂，加生姜水煎服，食前服。

处方出处：黄健玲. 中西医结合治疗妇科常见病［M］. 广州：广东人民出版社，1996：274.

2. 罗元恺治疗产后恶露不绝方［约营煎（《景岳全书》）加益母草、茜根］

组方 生地15g，白芍15g，川续断15g，茜根15g，地榆15g，黄芩12g，槐花12g，焦荆芥6g，甘草6g，乌梅2枚，益母草40g。

功效 清热凉血止血。

主治 用于感染邪热证之恶露不绝。

用法 每日1剂，加生姜水煎服，食前服。

处方出处：罗元恺. 近代名老中医经验集•罗元恺论妇科［M］. 上海：上海中医药大学出版社，2009：105.

三、外 治 法

（一）针灸

1. 毫针

（1）取穴：关元、中极、足三里、三阴交。关元向下斜刺，针1～2寸，提插补法，使针感传至外阴部。中极直刺，针1～1.5寸，施提插法，足三里、三阴交均直刺，针1～2寸，施平补平泻法，诸穴均可针灸并施。可用于气虚血瘀证。

（2）取穴：石门、气海、维胞、地机。诸穴均直刺，石门、气海进针1～2寸，施捻转提插泻法，维胞进针1.2～1.5寸，施提插泻法。地机进针1～1.5寸，施提插或捻转泻法。可用于气虚血瘀证。

（3）取穴：中极、气海、血海、中都、三阴交。诸穴均直刺，中极、气海进针1～2寸，施捻转或提插泻法。血海、中都、三阴交进针1～2寸，提插泻法，诸穴均不灸。可用于气虚血瘀证。

（4）取穴：中极、次髎、中都、行间、阴谷。针用补泻兼施法，可用三棱针点刺出血。可用于血瘀证。

（5）取穴：合谷、足三里、隐白。合谷、足三里用捻转补法，每穴连续补3～5分钟，即可拔针。隐白，用艾条温和灸，每次每穴艾灸7～15分钟。可用于气虚证。

2. 耳针法 取穴子宫、神门、下脚端、脑、脾、肾、屏间。每次选2～3穴，局部消毒，毫针刺之，留针15～20分钟，也可用焮针埋入。适应证：本病各型。

3. 艾灸法

（1）取穴：神阙。用艾条温和灸，每日1次，每次艾灸30分钟。适应证：适用于虚寒凝滞，有助于子宫收缩。

（2）取穴：三阴交、关元、隐白。用艾条温和灸，每日灸1次，每穴1～2壮，7日为1个疗程。适用于气虚证。

（3）取穴：神阙、中极、血海、归来。用艾条温和灸，每穴灸1～3壮，每日1～2次，以恶露停止为度。

（二）拔罐法

取穴第1腰椎至骶尾部脊柱中线、两侧膀胱经内侧循行线。操作方法：采用走罐法至皮肤潮红，或用大罐密排罐，留罐10～15分钟；排罐后在十七椎、肾俞、大肠俞、小肠俞等穴位各闪罐5～6次，每1～2日施术1次。

（三）推拿治疗

取穴八髎穴、隐白穴。操作方法：推八髎穴2分钟，揉隐白穴1分钟。气血虚弱者加按足三里；血瘀者加按血海、膈俞；阴虚血热者，加按太冲、照海。

四、养生调摄

（一）生活调摄

（1）产褥期保持外阴清洁，经常更换月经垫，勤换内裤，禁止盆浴，禁止性生活，以避免或减少感染机会。

（2）加强产后护理，注意腹部保暖，避免感受风寒。下腹部可做热敷，以温通气血。

（二）饮食调摄

产褥期不食或少食辛辣或寒凉食物，多吃新鲜蔬菜。加强营养，如瘀热在内者，应食用如藕汁、梨汁、橘子汁、西瓜汁等以清热化瘀；脾虚气弱者，增加羊肉、狗肉等温补之品；肝肾阴虚者，可增加滋阴食物，如甲鱼、龟肉等。常用食疗方如下：

1. 姜醋鸡蛋猪脚汤 生姜、黑米醋、鸡蛋、猪脚，慢火熬透后浸渍。具有祛寒散瘀之功效，能增进营养。适宜于产后调补，但阴虚有热者不宜服用。

2. 黄鳝黄芪煲 黄鳝500g，黄芪30g，猪油、生姜各适量，鳝鱼切丝，黄芪纱布包，加水共煮熟，去纱布包，加猪油、生姜煮沸，分2次食用。

3. 鹿角霜炖鸡 鹿角霜30g，母鸡1只，食盐、生姜、花椒各适量。鹿角霜用纱布包，母鸡去皮及肠杂后与鹿角霜共加水，炖至鸡肉熟透，去鹿角霜，以食盐、生姜、花椒调味，分次食用。

4. 肉桂炖鸡 肉桂6g，山楂20g，炮姜10g，母鸡1只。母鸡去毛及肠杂，与其余3种加水炖至鸡肉熟透，加食盐调味，分2～3次食用。

（三）精神调摄

（1）产妇往往情绪不稳定，敏感、易受暗示，表现出悲喜无常且易郁易怒的特征。这些强烈的心理反应可以作用于机体，影响子宫复旧。产后应引导产妇提高自身心理修养，保持心情舒畅，防止情志刺激。

（2）家庭、亲属及社会应从心理层面，深层次体贴、理解、照顾产妇，使产妇处于一种安全、温馨、愉悦的生活环境与氛围之中。

五、名家医案节选

病案一　班秀文教授治疗产后恶露不绝案

李某，34岁，1989年7月20日初诊。产后恶露两月未净。

1989年5月12日因胎盘早剥而行剖宫产，产后至今已69天，阴道流血未净，色淡红，量少，质稀，伴小腹胀痛，纳、便尚可。舌紫暗，舌尖有瘀点，苔薄白，脉沉细。

西医诊断：产后子宫复旧不良。

中医诊断：产后恶露不绝。

辨证：血虚夹瘀。

处方：当归15g，川芎10g，桃仁3g，川断10g，益母草10g，白及10g，桑寄生15，炙甘草5g。3剂，每日1剂，水煎服。嘱其注意休息，勿过劳，避免感受风寒及过食辛热香燥之品。

二诊：1989年7月25日。恶露已由淡红转为黄色，量少，质黏如涕，小腹隐痛，舌暗，尖有瘀点，苔薄白，脉细缓。

处方：当归10g，桃仁3g，川断10g，益母草10g，白及10g，桑寄生15g，泽兰10g，土茯苓15g，炙甘草5g。3剂，每日1剂，水煎服。

三诊：1989年8月3日。药后恶露已净。

按语：剖宫产后，元气未复，离经之血内留，阻滞冲任，以致恶血不去，新血难安，故恶露淋漓不止。肾主生殖，胞脉系于肾，肝脉络阴器，胞宫胞脉受损，必然导致肝肾亏损，气虚阳衰，血失温煦，故恶露色淡红，无臭味。瘀血内阻，气机不利，故小腹胀痛。舌紫暗，舌尖有瘀点，为瘀血内阻之征；脉沉为血虚之象。此为虚瘀夹杂之证，方选生化汤加味，生化汤化瘀生新，瘀血祛除，血自归经。川断、桑寄生补益肝肾，调理冲任。白及益肺气止血。方证相合，疗效满意。

病案二　黄健玲教授治疗产后恶露不绝案

陈某，女，30岁，顺产后21天恶露未净。

患者足月顺产后21天，恶露未止，量多色紫黯，夹血块，下腹疼痛拒按，一周前曾因胎盘、胎膜残留行清宫术，无恶寒发热，面色㿠白，神疲乏力，舌质淡黯，苔薄白，脉弦涩无力。妇科检查：外阴正常，阴道血污，子宫颈光滑，无组织物堵塞，子宫体前位，增大如孕5月余大小，质硬，无压痛，双侧附件未及异常。检查B超提示子宫增大，多发性子宫肌瘤，宫腔内未见异物征。

西医诊断：①产后子宫复旧不良；②子宫肌瘤。

中医诊断：①产后恶露不绝；②癥瘕。

辨证：气虚血瘀。

处方：当归 10g，川芎 10g，桃仁 12g，炮姜 10g，炙甘草 6g，炒蒲黄 15g，五灵脂 9g，党参 20g，黄芪 20g，白术 15g，益母草 30g，每日 1 剂，煎服。用药 3 天，腹痛止，诸症减轻，继续用药 10 天，恶露净，子宫缩小如孕 3 个月，出院。

按语：产妇素有癥瘕，瘀阻胞宫，血不归经，以致恶露多下且淋漓不止。气随血脱，故面色㿠白，神疲乏力。瘀血内阻，气机不利，故小腹疼痛拒按。舌紫暗，舌尖有瘀点，为瘀血内阻之征；脉弦涩为血瘀之象，方中当归、川芎、桃仁、五灵脂活血祛瘀，兼以养血；益母草、炒蒲黄活血祛瘀止血，炮姜温经止血，党参、黄芪、白术补气益气。全方共奏祛瘀止血、补气益血之功。

（卢兴宏　陆　杉　梁雪芳）

第三节　产后身痛

产后身痛是指妇女在产褥期间出现肢体关节酸楚、疼痛、麻木、重着感。本病中药治疗预后较好，积极治疗者多能痊愈。

一、病因病机

产妇由于分娩耗气伤血，百节空虚，外邪乘虚而入，留滞筋脉、关节之间，故易患身痛，《诸病源候论》首论及其病机："产则伤动血气，劳损脏腑，其后未平复，起早劳动，气虚而风邪乘虚伤之，致发病者，故曰中风。若风邪冷气，初客皮肤经络，疼痹不仁。"李丽芸认为产后身痛的常见病因可分为：血虚、肾虚、血瘀、外感四种。由于岭南地区地理、气候、生活习惯特殊，其体质有特殊性，因此产后身痛的病因病机在岭南地区也表现出一定特异性。

1. 血虚　岭南地区气候炎热多雨，其人多受湿邪侵袭，湿困脾土，故素体脾胃亏虚，气血生化乏源，更易血虚。产妇又因产时失血过多，以致百脉空虚，肢体关节失于濡养，故见肢体酸楚、麻木、疼痛。

2. 肾虚　素体肾虚，加之产伤动肾气，或因岭南人喜食海鲜滋腻之品、喜饮"凉茶"，易损失脾胃，脾为后天之本，脾虚后天滋养不足，先天肾气不足，腰部及肾经失于温养，故见疼痛；腰为肾之府，足跟为肾经所过，故多见腰痛、足跟痛。

3. 血瘀　岭南人受湿热气候影响湿邪内生，阻滞气机，气滞则血行不畅，留滞为瘀，加之产后余血未净，留滞经脉；或因手术伤动气血，致使气血走动升降失常，遂留滞于肢节间，导致麻痹疼痛。岭南患者血瘀型产后身痛可兼夹湿热之邪，治疗时要注意随证治疗。

4. 外感　岭南医家何梦瑶曰："湿，在天为湿气，在地为土，在人为脾胃……然脾胃居中，兼该六气，六气皆能为之病。"岭南湿热之气从口鼻吸入后较难蒸发，加之暑天汗泄过多，气孔打开，故外邪多易夹湿入侵。产后为特殊的生理时期，因产时气血津液大量消耗，腠理不固，机体更易受外邪侵袭，若起居不慎，风寒湿邪入侵，留滞于经络、关节，则发为产后身痛，岭南患者产后身痛多缠绵难愈。

二、治疗特色

1. 养血祛风，活血化瘀通络　《景岳全书・妇人规》中有云：“产后气血俱去，多虚证。”班秀文亦认为产后身痛，虽有血虚、血瘀、外感等不同，但由于其病发于新产之妇，气血亏损是不容忽视的，所以本病总的病机，是以血虚为主，或者虚瘀夹杂而已。结合产后亡血伤津、瘀血内阻、多虚多瘀等特点，产后身痛的治疗应以养血通络为总治则。罗元恺认为产后身痛致病的主要原因为产后血脉空虚，风冷乘之，血为寒凝；或产后瘀血壅阻于经隧，气血滞碍，失于温运所致，治法分别以养血祛风和活血化瘀为主。

2. 早期预防，及时调治　罗元恺认为，本病的内因以血气虚弱或瘀血壅滞为主，外因为感受风冷邪气。故产时或产后宜注意肢体保暖，避免受冷及接触冷水，也不宜服食寒凉冰冷之品。产后可根据体质和季节等情况，适时适量服用姜汤、姜醋等，以温行血脉，驱散风寒，以预防和减少发病。李丽芸教授提出，本病起于产后，百节空虚，气血未复，风、寒、湿邪乘虚而入，留滞肌肉、筋脉与关节之间，以致气血阻滞，拘急而痛，若能及时调治，常能痊愈，否则迁延日久，瘀滞难化，病情缠绵，给日常生活带来极大不便，所以本病需及时治疗。

3. 饮食调护，药膳辅治　欧阳惠卿教授认为医食同源，食物也和药物一样可以疗疾，其在临证中善于辨证论治应用药膳。李丽芸教授临床中也多用药膳，并就产后身痛提出了“补气血，通络为主，忌食寒凉、生冷之品”的膳食原则。

三、辨证论治

（一）血虚证

1. 黄健玲治疗产后身痛方（通络止痛汤）

组方　黄芪、大血藤各 30g，当归、大枣各 15g，桂枝、川芎各 10g，熟地 20g，白芍、乌药各 12g，生姜 3 片。

功效　养血益气活血，温经通络。

主治　用于血虚身痛者。

用法　每日 1 剂，水煎服。

处方出处：黄健玲. 中西医结合治疗妇科常见病[M]. 广州：广东人民出版社，1996：284-289.

2. 班秀文治疗产后身痛方

组方　桂枝 6g，白芍 6g，黄芪 20g，当归身 12g，鸡血藤 20g，制附子（先煎）10g，川杜仲 15g，骨碎补 15g，川牛膝 6g，生姜 10g，红枣 10g。

功效　养血活血，温阳益气，温经通络。

主治　用于血虚身痛者。

用法　每日 1 剂，水煎服。

处方出处：班秀文. 妇科奇难病论治［M］. 南宁：广西科学技术出版社，1989：75-78.

（二）肾虚证

1. 黄健玲治疗产后身痛方（养荣壮肾汤）

组方　杜仲 15g，川续断 15g，桑寄生 15g，熟地 20g，当归 15g，川芎 10g，独活 10g，巴戟天 15g，肉桂（焗服）1.5g，熟附子 10g。

功效 补肾温阳，养血活血。

主治 用于肾虚产后身痛者。

用法 每日 1 剂，水煎服。

处方出处：黄健玲. 中西医结合治疗妇科常见病[M]. 广州：广东人民出版社，1996：284-289.

2. 李丽芸治疗产后身痛方（补肾壮腰汤）

组方 续断 15g，桑寄生 15g，杜仲 30g，狗脊 15g，熟地 20g，当归 12g，独活 15g，海风藤 30g，川木瓜 15g。

功效 补肾养血，通络止痛。

主治 用于肾虚产后身痛者。

用法 每日 1 剂，水煎服。

处方出处：李丽芸.中医妇科临证证治［M］.广州：广东人民出版社，1999：266-274.

（三）血瘀证

1. 黄健玲治疗产后身痛方

组方 当归 15g，川芎 10g，桃仁 12g，红花 6g，牛膝 15g，没药 6g，五灵脂 10g，鸡血藤 30g，地龙 10g，秦艽 12g，羌活 10g。

功效 养血活血，通络止痛。

主治 用于血瘀型产后身痛者。

用法 每日 1 剂，水煎服。

处方出处：黄健玲. 中西医结合治疗妇科常见病[M]. 广州：广东人民出版社，1996：284-289.

2. 罗元恺治疗产后身痛方

组方 川芎 10g，当归 12g，桃仁 15g，没药 10g，五灵脂 10g，红花 6g，怀牛膝 15g，秦艽 12g，羌活 9g，香附 9g，地龙 l0g，甘草 6g。

功效 养血活血，通络祛瘀止痛。

主治 用于血瘀型产后身痛者。

用法 每日 1 剂，水煎服。

处方出处：罗颂平. 罗元恺妇科经验集［M］. 上海：上海科学技术出版社，2005：103-104.

（四）外感证

1. 黄健玲治疗产后身痛方

组方 独活 12g，桑寄生 15g，秦艽 12g，防风 10g，当归 15g，川芎 10g，白芍 20g，威灵仙 12g，桂枝 10g，炙甘草 6g。

功效 祛风散寒，养血祛瘀，通络除湿。

主治 用于外感型产后身痛者。

用法 每日 1 剂，水煎服。

处方出处：黄健玲. 中西医结合治疗妇科常见病[M]. 广州：广东人民出版社，1996：284-289.

2. 李丽芸治疗产后身痛方（桂枝汤加味）

组方 桂枝 9g，白芍 9g，炙甘草 6g，生姜 9g，大枣 4 枚，当归 12g，防风 6g，川芎 9g，威灵仙 9g，钩藤 9g。

功效 养血祛风，散寒除湿，通络止痛。

主治 用于外感型产后身痛者。

用法 每日1剂，水煎服。

处方出处：李丽芸. 中医妇科临证证治［M］. 广州：广东人民出版社，1999：266-274.

四、外 治 法

1. 针灸疗法

取穴：次髎、风市、足三里、悬钟、环跳或阿是穴。中等刺激，留针15～30分钟，可用温针灸，每日1次。适用于虚证。

2. 理疗 可应用频谱仪、场效应治疗仪、红外线、“神灯”等理疗，每日1次。

3. 按摩 局部按摩或辨证循经按摩，可取摩法、揉法、推法、按法、弹拨法、斜拨法、热敷法，每日1次。

五、养 生 调 摄

1. 饮食调摄 根据李丽芸、王小云教授的临床经验，产后身痛的膳食原则为：补气血，通络为主，忌食寒凉、生冷之品。膳食亦应辨证服食，如血虚者可服用当归生姜羊肉汤之类。

2. 生活调摄

（1）本病多因产后血虚肾亏，经脉及胞脉失养，或因起居不慎，感受风寒湿邪，痹阻经络所致。因此产后当注意摄生，避风寒，居处宜温暖干燥。

（2）锻炼身体，增强体质，预防感受外邪。

六、名家医案节选

病案一 吕安卿治疗产后身痛案

某妇，产后足肿腹痛，四肢抽痛，耳聋，不思食。

中医诊断：产后身痛。

辨证：风湿瘀血。

处方：行气活血，祛风湿，舒筋活络。

威灵仙三钱，蚕沙一两，走马胎三钱，九香虫八钱，鲜蒟叶一两，槟榔花五钱，土桑寄五钱，宽筋藤三钱，海桐皮五钱，远志肉三钱。

按语：抽痛已止，惟觉闷滞，时作呕。方用素馨花三钱，黄皮寄生五钱，制香附五钱，元胡五钱，生麦芽一两，海螵蛸一两，槟榔花五钱，柏子仁一两，厚朴钱半，生姜三片。

病案二 班秀文治疗产后身痛案

黄某，女，32岁，小学教师。产后20余天，周身关节疼痛，尤以腰骶部及下肢膝、踝关节为甚，腰脊重坠、胀痛，得温则略舒，遇寒则加剧，下肢关节屈伸不利，行走艰难，头晕头痛，心悸耳鸣，胃纳欠佳，面色萎黄，苔少，舌淡、边有瘀点，脉虚细无力。

中医诊断：产后身痛。

辨证：虚实夹杂。

处方：益气养血，佐以壮腰活络。

桂枝 6g，白芍 6g，黄芪 20g，当归身 12g，鸡血藤 20g，制附子(先煎) 10g，川杜仲 15g，骨碎补 15g，川牛膝 6g，生姜 10g，红枣 10g。每日水煎服 1 剂，连服 3 剂，每剂均复煎一次。药已，症情徘徊，仍嘱再服上方 3 剂，并用鲜山苍子叶 60g，鲜大风艾叶 100g，松节 60g 煎水熏洗，每日 1～2 次。

按语：经过内服、外洗并用，疼痛明显减轻，下肢关节已基本能屈伸。嘱仍守上法治疗，四诊时肢节疼痛基本消除，胃纳转佳，可以入寐，脉细，苔薄白，舌质淡红。拟用养血壮腰之法，以善其后（当归身 15g，川芎 6g，杭白芍 6g，熟地 16g，桑寄生 15g，狗脊 10g，川杜仲 15g，千斤拔 15g，独活 15g，每日水煎服 1 剂，连服 6 剂），其后随访，症情稳定。

病案三　李丽芸治疗产后身痛案一

李某，女，25 岁，已婚，G1P1。患者产后 20 天，遍身肢体酸楚、麻木。其顺产一女婴，产后第二天大出血，由家人送至某市人民医院，诊为“胎盘残留”即行清宫术，术后阴道流血不多，至今未净，色淡红。症见遍身肢体疲楚，麻木，面色萎黄，神疲乏力，少气懒言，纳呆，大便难，舌淡苔白，脉细弱。

中医诊断：产后身痛。

辨证：血虚。

处方：养血通络汤加北芪、首乌。

当归 12g，川芎 9g，熟地 30g，白芍 15g，鸡血藤 30g，乌豆衣 20g，黑枣 6 枚，威灵仙 12g，北芪 15g，首乌 20g。服药 7 剂，患者述肢体已无酸楚麻木感，但觉易疲劳，偶头晕，予八珍冲剂固本善后，随访 1 个月，无异常。

按语：北芪《日华子本草》中被称可“助气，壮筋骨，长肉，补血……”，气血虚弱者尤佳，另加入首乌养精血润燥通便。

病案四　李丽芸治疗产后身痛案二

苏某，女，30 岁，已婚，孕 1 产 1。产后周身关节疼痛 2 月余。产后半月于洗澡时不慎受寒，即开始觉周身关节疼痛，游走不定，恶风头痛，易鼻塞，喷嚏，肢冷畏寒，舌淡苔白，脉紧。

中医诊断：产后身痛。

辨证：外感风寒。

处方：桂枝汤加味。

桂枝 9g，白芍 9g，炙甘草 6g，生姜 9g，大枣 4 枚，当归 12g，防风 6g，川芎 9g，威灵仙 9g，钩藤 9g。服药 7 剂，身痛缓解，仍觉头痛；加白芷、羌活散风寒、止头痛，连服 7 剂后，诸症消除。

按语：李教授认为，该例患者为产后不慎感受风寒所致，产后百节空虚，风寒客表，以致营卫不和，气血阻滞，不通则痛，故予桂枝汤解肌发表，温经散寒，调和营卫，并加入川芎、当归养血活血；防风祛风胜湿；威灵仙利关节，通络；钩藤祛风。

（吴爱华　陆　杉　梁雪芳）

第四节　产后自汗、盗汗

产妇产后汗出过多，持续不止者，称为“产后汗证”，包括“自汗”与“盗汗”两种。除外气候或服药等外在因素影响，若在清醒、安静状态下，自然汗出，持续不止者，称为“产后自汗”；若在睡中汗出湿衣，醒后即止者，称为“产后盗汗”。

一、病因病机

《内经》云：“阴在内，阳之守也；阳在外，阴之使也。”阴在内主血，阳在外而主气，若有所偏胜，阴虚则阳凑之而液泄而出，阳虚则阴乘之，卫外不固而汗出。汗，其源在阴的营血，而发病在于阳的卫气。新产之妇，由于气血耗散过多，自汗、盗汗并见者，实由于产后百脉空虚，卫阳不固，故汗自出；血属阴，产后失血过多，血虚则阴虚，阴虚生内热，虚火内灼，迫津外溢，肌腠不密，故盗汗。岭南医家认为本病乃产后气血亏虚，岭南乃湿热之地，湿热熏蒸加重阴阳平衡失调，自汗是由于阳气虚弱，卫外不固，津液得以乘虚外泄；盗汗属于阴血不足，阴虚则生内热，热扰于内故迫津外泄。故产后自汗、盗汗主要病因为气虚、阴虚，主要病机为卫阳不固，阴津外泄；营阴亏虚，虚火迫津。

1. 气虚　素体虚弱，复因产时伤气耗血，气虚益甚，卫阳不固，腠理不实，阳不敛阴，阴津外泄而致自汗不止。

2. 阴虚　素体阴虚，加之因产失血伤津，阴血益虚，阴虚内热，寐时阳乘阴分，热迫津液外泄，致令盗汗。醒后阳气卫外，腠理充皮毛实而汗自止。

二、治疗特色

1. 调和营卫，平衡阴阳　产后自汗、盗汗的治疗应以调和营卫，平衡阴阳为主，气虚治宜益气固表，和营止汗；阴虚治宜滋阴养血，生津敛汗。针对病因或补气或滋阴，并宜酌加敛汗之品，标本兼治。此外，基于气与津互根互生的生理关系，治疗自汗时，当佐以补津化气之品；治疗盗汗时，当佐以补气生津之物。乃阴中求阳、阳中求阴之意，相得益彰，其效更佳。

2. 气血并治，心肾同治　班秀文教授认为，心主血，汗为心之液，血汗同源，治汗要治血，治血要治心；肾藏精而主液，治汗不忘肾。治疗产后汗证应着眼于气血并治、心肾同治，使阴血来复，阳气宁谧，水火相济，血足神宁，其汗自止。

三、辨证论治

本病临证虽为虚证，然有气虚、阴虚之别，属气虚者，治以益气固表为主；属阴虚者，治以滋阴养血为主。

（一）气虚自汗证

1. 黄健玲治疗产后自汗方（黄芪汤加减）

组方　黄芪 30g，白术 15g，党参 15g，茯苓 15g，炙甘草 6g，熟地 20g，首乌 20g，五味子 9g，煅牡蛎 30g，防风 10g。

功效 益气固表，和营敛汗。

主治 用于产后气虚自汗者。

用法 每日 1 剂，水煎服。

处方出处：黄健玲. 中西医结合治疗妇科常见病［M］. 广州：广东人民出版社，1996：281-284.

2. 班秀文治疗产后自汗方（人参养荣汤加减）

组方 白芍、当归、陈皮、黄芪、桂心、人参、白术、甘草、熟地、五味子、茯苓、远志、熟附子等。

功效 温养气血止汗。

主治 用于产后气虚，阳不固者。

用法 每日 1 剂，水煎服。

处方出处：班秀文. 妇科奇难病论治［M］. 南宁：广西科学技术出版社，1989：79-81.

（二）阴虚盗汗证

1. 黄健玲治疗产后盗汗方（生脉散合两地汤加减）

组方 太子参 20g，麦冬 5g，生地 20g，玄参 15g，白芍 15g，地骨皮 15g，五味子 9g，煅牡蛎 30g，浮小麦 20g，糯稻根 20g。

功效 滋阴养血，生津敛汗。

主治 用于产后阴虚盗汗者。

用法 每日 1 剂，水煎服。

处方出处：黄健玲. 中西医结合治疗妇科常见病[M]. 广州：广东人民出版社，1996：281-284.

2. 班秀文治疗产后盗汗方（天王补心丹加减）

组方 太子参、茯苓、玄参、远志、当归、五味子、麦冬、柏子仁、酸枣仁、生地、浮小麦。

功效 滋阴养血。

主治 用于阴虚内热，迫津外出者。

用法 每日 1 剂，水煎服。

处方出处：班秀文.妇科奇难病论治［M］.南宁：广西科学技术出版社，1989：70-81.

四、外 治 法

（1）牡蛎粉适量扑身。

（2）五倍子 1.5g，研粉加醋调，敷脐部，每日 1 次。

五、养 生 调 摄

1. 饮食调摄

（1）牡蛎、浮小麦各等分，炒黄研粉，每次 6g，用肉汤调服。

（2）山萸肉（去核）、生山药各 30g，水煎服，每日 1 剂。

（3）糯稻根 30g，浮小麦 30g，煎水代茶。

2. 生活调摄

（1）汗出多者，应勤换内衣，用干毛巾擦身，不可冒汗吹风，须防感冒。

（2）避免辛辣致热的食品，多食富于营养之食物。

（3）孕期注意锻炼，增强体质。

（4）提高接产技术，缩短产程，以免产程过长，耗气伤血。

六、名家医案节选

病案一　黄健玲治产后自汗案

郑某，女，28 岁，工人。患者产后 10 天，汗出过多，持续不止，时恶风寒，手足不温，神疲乏力，面色㿠白，舌质淡，苔薄白，脉细弱。

中医诊断：产后自汗。

辨证：气虚。

处方：黄芪 30g，党参 25g，白术 15g，茯苓 15g，炙甘草 6g，防风 10g，桂枝 6g，首乌 20g，五味子 9g，煅牡蛎 30g，浮小麦 20g。

按语：方中用黄芪、白术、党参、茯苓、炙甘草补气健脾固表，首乌养血滋阴，五味子、煅牡蛎固涩止汗，防风祛风，助黄芪、白术益气御风。患者时恶风寒，表虚有汗，故加桂枝解肌发表，调和营卫。汗出不止，故加浮小麦以收涩止汗。用药 3 剂，出汗明显减少，继续用药 1 周，汗出基本止。

病案二　黄健玲治产后盗汗案

王某，女，27 岁，待业。患者产后 1 个月，每于睡中汗出湿衣，醒来即止，咽干口燥，五心烦热，腰膝酸痛，大便干结，舌质嫩红，少苔，脉细略数。

中医诊断：产后盗汗。

辨证：阴虚。

处方：太子参 20g，白芍 15g，麦冬 15g，玄参 15g，五味子 9g，糯稻根 20g，浮小麦 20g，煅牡蛎 30g，桑寄生 15g，杜仲 15g。每日 1 剂，复煎再服，并嘱另炖西洋参 10g，每周两次。

按语：方中用太子参益气养阴，麦冬、玄参、白芍养阴清热，五味子、煅牡蛎、浮小麦、糯稻根滋阴收涩止汗。腰膝酸痛，可见肾气不足，故加桑寄生、杜仲补肾壮腰。用药 7 天，诸症明显减轻，再用药 7 天，病愈。

（吴爱华　陆　杉）

第五节　产 后 缺 乳

产后缺乳，是指产妇哺乳期间乳汁甚少，或逐渐减少，或全无，无法满足哺乳的需求。岭南医家就产后缺乳的病因病机、辨证论治等方面都有进一步发挥，他们在诊疗过程中积累的丰富经验具有重要的指导价值。

一、病 因 病 机

缺乳病名始于隋代巢元方《诸病源候论》“产后乳无汁候”，认为其病因系“既产则血水俱下，津液暴竭，经血不足”，提出了产后津液暴竭，经血不足是导致无乳汁的病因病机。唐代昝殷《经效产宝》认为：产后乳无汁是“气血虚弱，经络不调所致”，将气血虚弱列为产后缺乳的首要病机。明代张景岳《景岳全书·妇人规》曰：“产妇乳汁不来，其原有二：一因气血不足，故乳汁不来，宜用猪蹄汤，是即虚者补之也；二因肥胖妇人痰气壅盛，乳滞不来者，宜用漏芦汤之类，是壅者行也。”提出“痰气壅盛”为缺乳的重要病机。其后无论是《妇人大全良方》提出的“肝经风热”，还是《妇科玉尺》的“气郁闭塞”，以及《胎产秘书》中的“肝郁气滞”，都是对产后缺乳不断加深的认识。受岭南环境及生活习惯影响，其病因病机亦具地域特异性，岭南医家在历代医家的基础上总结并发扬，认为产后缺乳的主要原因可分为乳汁化源不足和乳络不畅两方面。

1. 内外湿邪，脾胃易损 岭南人多湿，加之其喜食生冷肥甘、鱼虾海鲜等多湿滋腻之品，更易内生痰湿；又因常冒露淋雨、涉水作业等，易外感湿邪，内外湿邪交困，多致脾胃受损，素体脾虚，气血生化乏源，或痰湿壅盛。何梦瑶《医碥》中亦认为岭南人易生湿病，脾土不足，其临证时注重补脾，曾云“知各脏之病，皆关乎脾，则知脾气调和即各脏俱和矣”。

2. 津液耗伤，气血亏虚 产后为特殊的生理时期，由于分娩时出汗过多或失血过多，气血津液耗伤，所谓“产后百节空虚”，或先天禀赋不足，或因素体脾虚，脾失健运，或产后调理不慎，均可导致乳汁生化乏源。

3. 情志内伤，肝郁气滞 随着社会生活节奏日益加快，岭南地区许多妇女工作压力大，且需身兼家务、育儿之职，加之因家庭因素、社会观念等产后未能受到应有的关怀和重视，易忧思过度，内生郁结，失于疏泄，容易肝郁气滞。班秀文认为，对于妇女而言，以抑郁、忧思、忿怒等不良情绪居多，何梦瑶《妇科良方》中也重视情志致病理论，擅长从肝论治。若产后忧思过度，肝失条达，气病及血，瘀血留滞，或产后恣食膏粱厚味、辛辣刺激，损伤脾胃，痰湿阻滞，或产后外邪侵袭留滞等，均可致乳络壅滞不通。

二、治 疗 特 色

根据产后缺乳“多虚多实”，“易虚易实”等病理特点及体质特点，岭南妇科医家治疗产后缺乳的主要诊疗经验可归纳为如下几点。

1. 首辨虚实 欧阳惠卿教授提到产后缺乳应根据乳汁清稀或稠、乳房有无胀痛，结合舌脉及其他症状以辨虚实。虚证者，乳房柔软，不胀不痛，挤出乳汁点滴而下，乳汁清稀；实证者，乳房胀满而痛，挤压乳汁疼痛难出，乳汁浓稠；虚实夹杂者，乳房胀大而柔软，乳汁不多。根据实则泻之，虚则补之的原则治疗，如气血虚弱者，治以补气养血，增液通乳；肝郁气滞者，治以疏肝解郁，通络下乳；痰湿壅阻者，治以化痰祛湿，通络行乳。班秀文也认为缺乳的治疗，当本着虚则补，实则泻的原则。

2. 调理情志，心身同治 吕安卿认为乳房、胸胁为肝经所布，若产后情志不畅，精神抑郁，肝气不疏则可致乳腺闭塞，乳汁分泌甚少或全无。现代医学也证明情志不调可影响泌乳功能，如失眠、过劳、焦虑、恼怒、疼痛等均能使乳腺分泌减少，故产时产后均应注意调理情志，保持情志舒畅，切忌抑郁，以起到预防、心身同治之效。王小云教授推崇中医“以情胜情”疗法，亦可推广至治疗本病，以“悲胜怒、喜胜忧”作为治则，以情志相胜法为主体，结合语言开导，可取得良好的临床疗效。

3. 饮食调护，药膳辅治 何守愚在《广嗣金丹》中强调“有孕后只宜清淡，不宜肥浓；宜甘平，不宜辛热，青蔬白饭，亦能养人”，孕期的饮食调护有助于预防痰气壅盛、肝经风热、气郁闭塞等所致的产后缺乳。欧阳氏在临床上擅用饮食疗法作为妇科疾病的治疗或辅助治疗，尤其用于产后、病后的康复治疗。欧阳惠卿教授善于以药膳治疗妇科病，认为医食同源，食物治疗疾病也和药物治病一样，仍以辨证论治为理论依据，其在临证中总结了大量实用的药膳方。李丽芸教授就产后缺乳提出了“营养全面，易于消化，汤水充足，辨证配餐”的膳食原则。

三、辨 证 论 治

（一）临证思路

1. 补气养血，调理脾胃，佐以通乳 罗元恺教授在治疗妇科疾病方面，尤其重视气血、脾肾。脾胃不仅能生化气血，脾还能统血，与妇科关系密切，经、孕、产、乳都是以血为用。若脾土虚衰，不能生血统血，则经、孕、产、乳诸病均可发生。产时耗损阴血，而哺乳期的乳汁由血所生化，若脾胃虚弱，气血生化不足，则可导致产后缺乳，治疗时应重视气血，补益脾肾。李继昌教授也认为，对于气血两虚，脾胃失运，精微化源不足者，宜调理脾胃，以资化源。欧阳惠卿教授认为，产后一般以大补气血为先，但调补不宜过于滋腻，以免恶露滞留成瘀，乳汁不足者应在补气血的基础上酌加疏肝通络下乳之品。

2. 疏肝解郁，通络下乳 《傅青主女科》曰：“少壮之妇，于生产之后，或闻嫌啐，遂致两乳胀满疼痛，乳汁不通，人以为阳明火热也，谁知是肝气之郁结乎！夫阳明属胃，乃多气多血之腑也。乳汁之化，原属阳明，然阳明属土，壮妇产后，虽云亡血，而阳明之气实未尽衰，必得肝木之气以相通，始能化成乳汁，未可全责之阳明也。盖乳汁之化，全在气而不在血。今产后数日，宜其有乳，而两乳胀满作痛，是欲化乳而不可得，非气郁而何，治法宜大疏其肝木之气。而阳明之气血自通，而乳亦通也。”吕安卿临床治疗肝郁气滞者常用逍遥散，其旨尽在傅氏之言矣。

3. 化痰祛湿，通络行乳 若素体肥胖，痰湿内盛，或产后膏粱厚味，脾不健运，聚湿成痰，痰湿内阻，乳络不通，或“肥人气虚痰湿”，气虚无力行乳，痰阻乳络不通，本虚标实，遂致缺乳。正如《景岳全书·妇人规》中所说：“肥胖妇人痰气壅盛，乳滞不来。”班秀文在《妇科奇难病论治》中指出因痰湿壅滞经脉，以致乳络受阻而乳汁不行者，当用化痰祛湿、通络行乳之法。

（二）辨证论治应用

1. 气血虚弱证

（1）罗元恺治疗产后缺乳方

组方 党参、黄芪各 30g，当归 12g，麦冬 15g，木通、桔梗各 10g，猪蹄（去毛、爪甲）1 只。

功效 补气养血，通络下乳。

主治 用于气血虚弱者。

用法 每日 1 剂，水煎服。

处方出处：罗元恺. 产后缺乳［J］. 新中医，1993，25（8）：15.

（2）黄健玲治疗产后缺乳方

组方 黄芪 30g，党参 20g，白术 15g，炙甘草 6g，当归 15g，川芎 10g，熟地 20g，木通 9g，桔梗 10g。

功效 补气养血，通络行乳。

主治 用于气血虚弱者。

用法 每日 1 剂，水煎服。

处方出处：黄健玲. 中西医结合治疗妇科常见病[M]. 广州：广东人民出版社，1996：275-280.

（3）班秀文治疗产后缺乳方

组方 人参、生黄芪、当归、麦冬、木通、桔梗、七孔猪蹄。

功效 补气养血，通络下乳。

主治 用于气血虚弱者。

用法 每日 1 剂，水煎服。班秀文提出原方中之“七孔猪蹄”注有“去爪壳”三字，用者往往侧重于补而忽略于通，常常去蹄而只用猪脚，殊有未宜，盖肉补养而蹄爪通行也。

处方出处：班秀文. 妇科奇难病论治［M］. 南宁：广西科学技术出版社，1989：72-74.

（4）李继昌经验方

组方 黄芪 30g，白术 15g，砂仁（捣，后下）4.5g，波蔻（捣，后下）3g，法半夏 9g，炮姜 9g，鹿角霜 24g，当归 24g，王不留行 9g，通草 6g，甘草 3g，制甲珠 9g。

功效 补气养血，通络行乳。

主治 用于气血虚弱者。

用法 每日 1 剂，水煎服。

处方出处：《李继昌医案》整理小组整理. 李继昌医案［M］. 昆明：云南人民出版社，1978：97.

2. 肝郁气滞证

（1）吕安卿治疗产后缺乳方

组方 柴胡 4.5g，白术 9g，当归 15g，炒赤芍 9g，郁金 3g，石菖蒲 4.5g，炒丝瓜络 9g，炒穿山甲 9g，通草 4.5g，王不留行 6g。

功效 疏肝解郁，通络下乳。

主治 用于肝郁气滞者。

用法 每日 1 剂，水煎服。

处方出处：广东省医药卫生研究所中医研究室编. 广州近代老中医医案医话选编［M］. 广州：广东科技出版社，1976：102.

（2）班秀文治疗产后缺乳方

组方 柴胡、当归、白芍、茯苓、白术、薄荷、炙甘草、穿山甲、路路通、合欢花、通草等。

功效 疏肝健脾，通络下乳。

主治 用于肝郁气滞者。

用法 每日 1 剂，水煎服。

处方出处：班秀文. 妇科奇难病论治［M］. 南宁：广西科学技术出版社，1989：72-74.

（3）罗元恺治疗产后缺乳方

组方　熟地、白芍各20g，柴胡、白术各10g，当归12g，麦冬15g，藿香、通草各9g，远志6g。

功效　疏肝健脾，通络行乳。

主治　用于肝郁气滞者。

用法　每日1剂，水煎服。

处方出处：罗元恺. 产后缺乳［J］. 新中医 1993，25（8）：15.

（4）黄健玲治疗产后缺乳方

组方　柴胡12g，白芍15g，青皮9g，桔梗10g，通草10g，穿山甲（先煎）15g，王不留行12g，当归12g，川芎9g，香附10g，甘草6g。

功效　疏肝行气，通络下乳。

主治　用于肝郁气滞者。

用法　每日1剂，水煎服。

处方出处：黄健玲. 中西医结合治疗妇科常见病［M］. 广州：广东人民出版社，1996：275-280.

3. 痰湿壅滞证

班秀文治疗产后缺乳方

组方　苍术、香附、半夏、橘红、白茯苓、炙甘草、通草、皂刺、浙贝、王不留行等。

功效　化痰祛湿，通络行乳。

主治　用于痰湿壅滞者。

用法　每日1剂，水煎服。

处方出处：班秀文. 妇科奇难病论治［M］. 南宁：广西科学技术出版社，1989：72-74.

四、外 治 法

1. 针灸疗法

主穴：膻中、乳根；配穴：少泽、天宗、合谷。虚证应用补法，加用艾灸，实证用泻法。

2. 外用通乳法　乳房胀硬而痛，有乳而因乳络不通而缺乳者，应辅以外用通乳法。

（1）鲜橘皮或陈皮适量，煎水，用毛巾蘸水趁热敷乳房，每日2～3次。

（2）用热水或葱汤熏洗乳房，每日2～3次。

（3）人工通乳：鼓励产妇定时喂奶，让婴儿吸吮，如乳头凹陷，用吸奶器或用人工方法挤压乳房，使乳络通畅，乳汁自出。

五、养 生 调 摄

（一）饮食调摄

1. 罗元恺经验

（1）猪蹄海参羹：适用于血气虚弱，营养不良之缺乳。猪蹄1只，海参（浸泡几天，去青灰色，切碎）15g，黄芪30g，当归12g。以清水2500ml，慢火煎至600m，早晚作羹佐膳，连服数天。

（2）下乳餐：适用于乳汁不通者。火麻仁（磨碎）120g，瘦猪肉250g，黑米醋500ml，生姜20g。共煮成汤服用。

2. 欧阳惠卿经验

（1）党参猪蹄汤：适用于气血虚弱者。功效：健脾补血通乳。组成：猪蹄200g，花生50g，党参10g，通草5g，葱、姜适量。

（2）理气鲫鱼汤：适用于肝气郁滞者。功效：疏肝理气、通络行乳。组成：鲫鱼适量，穿山甲30g，柴胡10g，王不留行15g。

（二）生活调摄

精神紧张、劳逸失常或哺乳方法不当等，均可影响乳汁分泌。乳腺发育不良，乳头内陷导致缺乳者，非药物所能及。产后调理对于泌乳也很重要，饮食要富于营养，容易消化，不偏食。注意乳房护理，哺乳前可用温水擦拭乳头、乳房。产后半小时内开始哺乳，以刺激泌乳。

六、名家医案节选

病案一　李继昌治疗产后缺乳案

李某，女，24岁。足月初产，流血较多，会阴切开，缝合7针，因创口疼痛，服止痛片，致胃痛纳呆，每餐约食一两，伤口愈合后，乳汁太少，乳房不胀，用手压挤，只流数滴，清如米泔。患者颜面苍白，唇舌俱淡，脉细无力。此产后气血双虚，脾胃失运，精微化源不足，不能产生乳汁。宜调理脾胃，以资化源，佐以通乳，则乳汁自行，若单纯通乳，则缘木求鱼，徒劳无功。

西医诊断：产后缺乳。

中医诊断：乳汁不足。

辨证：气血虚弱。

处方：黄芪30g，白术15g，砂仁（捣，后下）4.5g，波蔻（捣，后下）3g，法半夏9g，炮姜9g，鹿角霜24g，当归24g，王不留行9g，通草6g，甘草3g，制甲珠9g。连服3剂，食量增加，乳房胀大，乳汁倍增，改用每日以黑芝麻30g，红糖适量，煎汤连芝麻食之，以补血增乳。

按语：早在隋代《诸病源候论》即列有“产后乳无汁候”，认为其病因系“既产则血水俱下，津液暴竭，经血不足”使然。清代《傅青主女科》论治缺乳着眼于“气血”，虚则补之，实则疏之，“阳明之气血自通，而乳亦通矣”。本案系产后失血过多，耗伤气血，乳汁乏源所致，故乳汁稀少而乳房不胀，并伴见颜面苍白，唇舌俱淡，脉细无力等一派气血虚弱之征象。其治疗自当“补之”。医者所处方药与病证相符，且用量较重，因而疗效显著。

病案二　吕安卿治疗产后缺乳案

某妇，产后多日乳汁未行，两乳胀实。

西医诊断：产后缺乳。

中医诊断：产后乳汁不行。

辨证：肝郁气滞。

处方：逍遥散加减。

柴胡钱半，白术三钱，当归五钱，炒赤芍三钱，郁金一钱，菖蒲钱半，炒丝瓜络三钱，炒山甲三钱，通草钱半，王不留行二钱。

按语：乳房、胸胁为肝经所布，若产后情志不畅、肝气不疏，可致乳腺闭塞，乳汁分泌甚少或全无。傅青主有言“今产后数日，宜其有乳，而两乳胀满作痛，是欲化乳而不可得，非气郁而何……治法宜大疏其肝木之气。而阳明之气血自通，而乳亦通也”，本案所以投服逍遥散者，正取此意。

病案三　李丽芸治疗产后缺乳案

颜某，女，28岁，剖宫产后20天，乳汁稀少。患者因“孕37周，脐带绕颈”剖宫产一女婴，重2.2千克，因过于担忧婴儿健康状况，乳汁渐少，面色苍白，少气懒言，夜寐不宁，胃纳差，恶露尚有少许未净。色淡红，舌淡苔白，脉细弱。

西医诊断：产后缺乳。

中医诊断：乳汁不足。

辨证：气血虚弱。

处方：益气养血，下乳。

黄芪15g，党参15g，大枣4枚，黄精20g，熟地20g，王不留行12g，首乌20g，陈皮6g，怀山药20g。上方连服4剂，恶露干净，少许乳胀感，精神好转，纳转佳，上方去怀山药、首乌之收涩，加当归、川芎。并嘱食富于营养而易消化之食物。保证充足睡眠，连服10剂后，乳汁渐明显增多。

按语：本例证属产后忧思伤脾，以致气血虚弱而缺乳，因初诊恶露未净，故暂未用当归、川芎之动血之品。药理研究证明，黄芪能改善血液循环及营养状况；党参能增加机体抵抗力，并能使红细胞及血红蛋白增加，当归能增加血容量，三者均为补气养血之佳品，故李教授在治疗气血虚弱型缺乳证时必用此三味。此外，产后应保持心情舒畅，注意生活规律，睡眠充足，以维持脏腑功能，尤其是脾胃功能正常运作，生化有源，则乳汁自出。

（吴爱华　陆　杉　梁雪芳）

第十章 妇科杂病

凡不属经、带、胎、产疾病范畴，而又与女子解剖、生理及病理特点有密切关系的疾病，称为“妇科杂病”。

妇科杂病病因大致可分三类：其一，起居不慎，感受外邪；其二，忧思过多，七情所伤；其三，禀赋不足，气血虚弱。各种病因作用于女子机体，导致脏腑、经络、气血功能失调，引发各种疾病。

岭南各大医家在对于妇科杂病的诊治中，根据岭南特有的地理、气候、环境因素与民众的饮食、摄生习惯等对妇科杂病的发病及转归的影响，在整体调理、辨证施治的基础上，充分发挥岭南地区特有的药物及民间验方的作用，提出了许多极具岭南特色且确有成效的诊治理念及治疗方法。

第一节 盆腔炎性疾病

盆腔炎性疾病（pelvic inflammatory disease，PID）是妇科常见病，是女性上生殖道及其周围组织的炎症，主要包括子宫内膜炎、输卵管炎、输卵管卵巢脓肿、盆腔腹膜炎。炎症可局限于一个部位，也可同时累及几个部位，以输卵管炎、输卵管卵巢炎最常见。盆腔炎多见于性活跃的生育期妇女，初潮前、无性生活和绝经后妇女很少发生盆腔炎，即使发生也常常是邻近器官炎症的扩散。盆腔炎若未能得到及时、彻底治疗，可导致不孕、输卵管妊娠、慢性盆腔痛，炎症反复发作等盆腔炎后遗症，从而严重影响妇女的生殖健康，且增加家庭与社会经济负担。

本病多属“带下病”、“妇人腹痛”范畴，若发生在产后、流产后，以发热为主症者，属“产后发热”范畴。若形成盆腔炎症包块者，则属“癥瘕”范畴。盆腔炎，是妇科常见病，岭南各家对于本病的诊治均有丰富的临证经验，遣方用药上也极具地方特色。

一、病 因 病 机

岭南医家认为本病的致病因素固然包括淫邪因素、情志因素及体质因素等。但受岭南地域气候特点的影响，其致病因素亦有一定的特异性。

1. 炎热暑湿为患 岭南地区常年潮湿，天气炎热，四季交替不显，易生湿毒之邪，且长夏多雨，冬令苦短，阳气之潜藏不足，易生内湿，故导致本病易发。

2. 饮食所伤，摄生不慎 岭南人平素喜食生冷、海鲜、凉茶等寒湿之品，致使脾胃受损，湿浊内蕴，加重了阳虚和脾胃的损伤。岭南多雨，女性在经期、产后，血室大开，若不慎冒雨涉水，易感受寒湿热之邪，导致内外湿邪生成，则易生本病。

3. 女性特殊生理特点 妇女有其特殊的生理特征，岭南气候炎热潮湿，妇女在特殊的生理时期更易受湿毒、热毒邪气滋扰而致本病发生。何梦瑶认为妇女性情执拗，容易动气，且常郁而不发，因此容易导致气滞血阻，郁而发热。其在《医碥·论发热》中云："患怒不发，止自摧抑，则肝气不宣，郁而成热，妇人最多此证。"王小云教授认为妇女经期、流产后、产褥期或经期同房或宫腔手术操作后，胞脉空虚之时，外邪乘虚而入，由下而上，与败血搏结于胞中，伤及冲任督带诸奇经，从而带脉失约，任脉失固，或湿热毒壅，阻于冲任二脉，湿毒之邪阻于下焦，气血经络闭阻，"闭则邪留"，邪无出路，不通则痛，引发本病。女子有经孕产褥的特殊生理时期，"以血为用"、"以肝为先天"，因此血常不足而气有余，情志稍有不遂，则肝气郁，"气为血之帅"，气滞则血停，日久成血瘀，阻于胞脉。再者肝郁还可乘克脾土，脾失运化，湿邪内生，与瘀血相结而成湿瘀之证，湿瘀为患，变生本病。

4. 体质因素

岭南气候特点及饮食习惯，脾胃气机受阻，脾的运化受影响，湿从中生；热邪耗气伤阴，暑天汗泄太过，气阴亏耗，导致气阴两虚，虚不受补之候。多种因素形成岭南妇女脾胃多虚，内湿易生，阴津易耗的特定体质。

二、治疗特色

根据疾病及体质特点，岭南妇科医家治疗盆腔炎性疾病的主要学术观点可归纳为以下几点。

（一）审证求因，辨证论治

罗元恺教授认为盆腔炎性疾病的发生常有两方面的因素：一为正气之虚，如经期血室正开，为一月之虚，堕胎、小产或正常分娩后，气血耗损，子门未闭。二为外邪入侵，客于子宫、胞脉、胞络，如经期、产后生活不慎，月经或恶露未净而行房事，或盆浴，或游泳、涉水等，或流产（包括人工流产）、分娩、妇科手术消毒不严，致感受邪毒。应按中医的辨证，其中有属热者，亦有属寒、属湿、属瘀者。有实证，也有虚实夹杂证，不可一概而论。李丽芸教授治疗生殖器炎症多从湿论治，根据辨证以热象为主的，选用热重于湿之盆腔炎方，重用银花藤、蒲公英、板蓝根、白花蛇舌草、败酱草以清热利湿；以湿重为主的，选用湿重于热之盆腔炎方，以茵陈、茯苓、佩兰为君，着重化湿利湿。罗颂平教授亦认为导致盆腔炎后遗症的主要原因：一为正气虚，二为外邪入侵。临证根据正气虚损及湿、热、寒、瘀之偏颇，随证加减化裁。

（二）分清缓急，标本兼治

盆腔炎性疾病若可得到及时有效的治疗，多可在短期内治愈。若失治误治，病情加重，可发展为全腹膜炎、败血症、休克，甚至死亡；迁延日久，则发展为盆腔炎后遗症，导致长期的慢性盆腔痛、腰痛、带下量多等不适症状，影响患者生活质量及生育。罗元恺教授认为盆腔炎性疾病发病有缓急之分，急性或亚急性发作者，多以清热解毒而祛邪为先；慢性者则以行气活血或温经通络为治。慢性盆腔炎经治疗好转或临床痊愈后，若遇过度劳累或身体稍虚弱时，便易于复发，因而在治疗中亦应注意扶正，不可一味攻伐，以致损伤正气，并可鼓励患者适当锻炼，或辅以导引等，以增强体质，防止宿疾复发。罗颂平教授治疗盆腔炎，遵循轻可去实之原则，并根据中医"久病多虚"和"邪之所凑，其气必虚"理论，采用扶正祛邪，标本兼治之法，用药时辨病、辨证并结合个体体质，三法相合，整体调节，从而达到快速治疗之目的。

（三）综合治疗，发挥优势

对于盆腔炎性疾病的治疗，岭南多位名医均提倡应综合治疗，常用方法有中药内服、中药灌肠、中药外敷、针灸治疗、物理治疗等，通过内外合治、针药并用，临床中可大大缩短疗程，收效显著。罗元恺教授提出慢性盆腔炎患者除内服汤药外，尚可配合外治以提高疗效。对于炎症致输卵管阻塞者，李丽芸教授主张利湿通络、活血化瘀，并根据病情轻重，选用中药包、四黄水蜜或毛冬青灌肠等。朱嘉扬教授提倡内外合治慢性盆腔炎。治疗上主张以凉血清热、理气活血散结为原则，内服药物常用蒲公英、连翘、败酱草、白花蛇舌草以清热消炎；柴胡、枳壳疏肝理气；赤芍、丹参、桃仁活血化瘀。若有盆腔积液，可加车前子、薏苡仁、泽泻以利湿；若有炎性包块则加夏枯草、三棱、莪术以软坚散结；附件增粗及子宫颈炎、内膜炎可加生地、丹皮凉血消炎；输卵管不通加路路通、王不留行、穿山甲。配合有活血化瘀、温经行气之功的消癥散外敷下腹部，且消癥散加白酒调制以增强药物的走窜性，直达病所。通过内外药物合用，改善盆腔血液循环，促进炎性病灶的吸收与消退，消除局部充血水肿，达到治愈盆腔炎的目的。黄健玲教授在药物口服治疗同时，配合中医多种外治法，提高了治疗效果，且减少药物败胃之弊。使用四黄散加蜂蜜调制成药膏敷于下腹疼痛之处。四黄散水蜜由大黄、黄柏、黄芩等研末组成，有改善局部血液循环、改善内环境和代谢状态、减少组织细胞变性坏死的作用，从而有利于组织细胞的再生与修复。并配合复方毛冬青灌肠液灌肠治疗，具有活血化瘀、清热解毒和抗炎作用，通过直肠给药，可使药物通过直肠黏膜吸收，促进盆腔血液循环，对盆腔各脏器及周围组织的充血、水肿、粘连起到抗菌消炎、松解粘连的作用。中医药多途径综合治疗，作用迅速、持续、稳定、可靠，有效提高了盆腔炎的治愈率。

（四）心身同治，事半功倍

盆腔炎性疾病因病程长，反复发作，久治不愈，易导致患者心理负担加重，不利于疾病康复。故治疗同时应注意患者心理疏导。清代何梦瑶重视情志理论，善于恰当地运用抚慰方法，重视良好的精神状态在疾病治疗过程中的积极作用。刘渊教授认为妇科疾病多与情志相关，而七情为病常损及脏腑，提示我们临床中要注意情志致病因素，治疗中要重视调畅情志。王小云教授临床重视情志致病和情志治病，临床中对于盆腔炎性疾病患者重视情志调理，指导患者生活起居、生活调摄，语言疏导以解除患者思想顾虑，增强治病信心，发挥“中医情志疗法”优势，积极调动患者自我调节、自我维持、自我改善系统的能动作用，对疾病的康复起到事半功倍的作用。

三、辨证论治

（一）临证思路

岭南以其特有的气候与地域特点，形成岭南地区治疗妇科疾病独特的临证特色。岭南妇科流派源远流长，在传承中不断创新，在治疗妇科疾病有其不同于传统的思维与方法。基于因地制宜、治病求本原则，岭南妇科各家流派认为盆腔炎的病机特点是急性起病时邪实为盛，久则正虚邪实，邪实以湿热瘀互结、湿瘀互结、气滞血瘀多见；正虚以脾虚、肾虚、气虚、阴虚常见。治疗原则为急则治其标、缓则治其本，标本兼顾。辨治盆腔炎性疾病多以清热祛湿、活血化瘀治疗为主，兼顾补肾、益气、养阴等治法，随证治之，疗效显著。

（二）辨证论治应用

1. 气滞血瘀证

（1）罗元恺教授治疗盆腔炎经验方（丹芍活血行气汤）

组方　丹参 15g，赤芍 15g，乌药 12g，丹皮 9g，川楝子 9g，延胡索 12g，桃仁 12g，败酱草 30g，当归 10g，香附 9g。

功效　活血化瘀，行气止痛。

主治　用于气滞血瘀之盆腔炎。

用法　每日 1 剂，水煎服，每剂煮 2 次，滤去药渣，得药液约 500ml，早晚分服，10 天为 1 个疗程。

处方出处：罗元恺.盆腔炎证治[J].中医杂志，1986，(7)：11.

（2）罗元恺教授治疗盆腔炎经验方（盆腔炎方）

组方　乌药 15g，赤芍 15g，桃仁 15g，枳壳 12g，延胡索 12g，丹皮 12g，香附 10g，五灵脂 10g，川芎 10g，当归 10g，甘草 6g。

功效　行气活血，祛瘀止痛。

主治　用于气滞血瘀之盆腔炎。

用法　每日 1 剂，水煎服，每剂煮 2 次，滤去药渣，得药液约 500ml，早晚分服，3 个月经周期为 1 个疗程。

处方出处：罗元恺.女科述要——盆腔炎的中医治疗[J].新中医，1993，(3)：17-18.

（3）欧阳惠卿教授治疗盆腔炎经验方

组方　丹参、赤芍、毛冬青、枳壳、香附、厚朴。

功效　行气活血。

主治　用于气滞瘀血之盆腔炎。

用法　每日 1 剂，水煎服，每剂煮 2 次，滤去药渣，得药液约 500ml，早晚分服。

处方出处：肖承悰，吴熙.中医妇科名家经验心悟[M].北京：人民卫生出版社，2009：645.

（4）罗颂平教授治疗盆腔炎经验方（血瘀气滞之盆腔炎方）

组方　丹参 15g，赤芍 15g，延胡索 15g，牛膝 15g，丹皮 10g，香附 10g，三七 10g，乌药 10g，鸡血藤 30g。

功效　行气活血化瘀。

主治　用于瘀血气滞之盆腔炎。

用法　每日 1 剂，水煎服，每剂煮 2 次，滤去药渣，得药液约 500ml，早晚分服。

处方出处：郑泳霞.罗颂平教授治疗盆腔炎性疾病后遗症经验[J].新中医，2015，47（1）：17.

（5）黄健玲教授治疗盆腔炎经验方

组方　当归 12g，赤芍 15g，丹皮 12g，丹参 20g，香附 12g，木香（后下）9g，枳壳 12g，车前子 15g，败酱草 15g，毛冬青 20g。

功效　活血化瘀，理气止痛。

主治　用于气滞血瘀之盆腔炎。

用法　每日 1 剂，水煎服，每剂煮 2 次，滤去药渣，得药液约 500ml，早晚分服。

处方出处：黄健玲.中西医结合治疗妇科常见病[M].广州：广东人民出版社，1999：227.

（6）黄海龙治疗盆腔炎经验方（黄氏通管方）

组方 丹参 15g，益母草 10g，当归 10g，赤芍 10g，生地 15g，刺蒺藜 10g，皂角刺 10g，柴胡 10g，香附 10g，蕲蛇 10g，地龙 10g，五灵脂 10g，蒲黄 10g，路路通 10g，王不留行 10g，穿山甲 6g，小茴香 10g。

功效 活血化瘀，理气通络，佐以清热利湿。

主治 用于气滞血瘀、胞脉阻塞之输卵管阻塞。

用法 每日 1 剂，水煎服，治疗 3 个月，经期停用。

处方出处：黄洁.黄海龙教授治疗妇科杂病经验[J].中医药通报，2002，1（4）：10-11.

2. 湿热瘀阻证

（1）罗元恺教授治疗盆腔炎经验方（蒿蒲解毒汤）

组方 青蒿（后下）12g，蒲公英 30g，白薇 20g，丹参 20g，丹皮 12g，赤芍 15g，黄柏 12g，桃仁 15g，连翘 20g，青皮 10g，川楝子 10g。

功效 清热解毒，活血化瘀。

主治 用于盆腔炎。

用法 每日 1～2 剂，水煎服，药渣再煎，多次分服。

处方出处：罗元恺.罗元恺论医集[M].北京：人民卫生出版社，1987：60-261.

（2）李丽芸教授治疗盆腔炎经验方（湿邪内蕴、气血凝滞之盆腔炎方）

组方 忍冬藤 30g，败酱草 20g，桃仁 9g，丹皮 12g，丹参 15g，车前草 15g，泽泻 12g，枳壳 12g。

功效 清热利湿，活血祛瘀。

主治 用于湿邪内蕴、气血凝滞之盆腔炎。

用法 每日 1 剂，水煎服，每剂煮 2 次，滤去药渣，得药液约 500ml，早晚分服。

处方出处：李丽芸，王小云.中医妇科临证证治[M].广州：广东人民出版社，1999：211.

（3）李丽芸教授治疗盆腔炎经验方（热重于湿之盆腔炎方）

组方 银花藤 20g，蒲公英 20g，茯苓 15g，败酱草 15g，厚朴 10g，枳壳 10g，板蓝根 20g，黄芩 15g，白花蛇舌草 20g，丹皮 10g。

功效 清热利湿，活血行气止痛。

主治 用于湿热下注、热重于湿之盆腔炎。

用法 每日 1 剂，水煎服，每剂煮 2 次，滤去药渣，得药液约 500ml，早晚分服。

处方出处：陈晓航.岭南名医李丽芸教授中医妇科临床经验的总结与研究[D].广州：广州中医药大学，2009：18-19.

（4）李丽芸教授治疗盆腔炎经验方（湿重于热之盆腔炎方）

组方 茵陈 15g，茯苓 15g，佩兰 15g，厚朴 10g，布渣叶 15g，金银花 15g，白花蛇舌草 15g。

功效 清热利湿，活血行气止痛。

主治 用于湿热下注、湿重于热之盆腔炎。

用法 每日 1 剂，水煎服，每剂煮 2 次，滤去药渣，得药液约 500ml，早晚分服。

处方出处：陈晓航.岭南名医李丽芸教授中医妇科临床经验的总结与研究[D]. 广州：广州中医药大学，2009：18-19.

（5）李丽芸教授治疗盆腔炎经验方（输卵管阻塞方）

组方 路路通 15g，当归 10g，牛膝 15g，威灵仙 10g，银花藤 20g，络石藤 15g，丹参 15g，

茯苓15g，泽泻15g，郁金15g，毛冬青15g。

功效　化湿利水，通络健脾。

主治　用于湿热下注、湿重于热之输卵管阻塞、通而不畅者，或输卵管介入术或造口术后。

用法　每日1剂，水煎服，每剂煮2次，滤去药渣，得药液约500ml，早晚分服。

处方出处：陈晓航.岭南名医李丽芸教授中医妇科临床经验的总结与研究[D]. 广州：广州中医药大学，2009：18-19.

（6）张玉珍教授治疗盆腔炎经验方（盆炎康合剂）

组方　毛冬青30g，丹参20g，蒲公英15g，败酱草15g，苍术9g，黄芪15g，黄精15g，香附6g，乌药10g，薄荷5g。

功效　活血化瘀，清热祛湿，理气止痛。

主治　用于湿热瘀互结之盆腔炎。

用法　由广州中医药大学第一附属医院制剂室制成150ml/瓶的合剂，每次25ml，每日3次。

处方出处：叶敦敏，张玉珍，周英.盆炎康合剂加阿司匹林治疗慢性盆腔炎的临床观察[J].中国中西医结合杂志，2002，22（2）：141.

（7）王小云教授治疗盆腔炎经验方（湿热瘀阻之盆腔炎方）

组方　白花蛇舌草15g，鱼腥草15g，泽泻15g，毛冬青30g，酒大黄10g，枳实15g，忍冬藤30g，茯苓15g。

功效　清热解毒利湿，活血化瘀。

主治　用于湿热瘀阻之盆腔炎。

用法　每日1剂，水煎服，每剂煮2次，滤去药渣，得药液约500ml，早晚分服。

处方出处：张玉串，刘建，王小云.王小云教授治疗盆腔炎性疾病后遗症[J].吉林中医药，2014，34（8）：786-788.

（8）黄健玲教授治疗盆腔炎经验方（湿热瘀结之盆腔炎方）

组方　赤芍15g，丹皮15g，丹参15g，车前子15g，泽泻15g，栀子10g，败酱草20g，银花藤20g，大黄（后下）10g，枳壳12g。

功效　清热利湿，活血化瘀。

主治　用于湿热与瘀互结之盆腔炎。

用法　每日1剂，水煎服，每剂煮2次，滤去药渣，得药液约500ml，早晚分服。

处方出处：黄健玲.中西医结合治疗妇科常见病[M].广州：广东人民出版社，1999：228.

（9）许丽绵教授治疗盆腔炎经验方（气滞血瘀、湿热内阻之盆腔炎方）

组方　青皮10g，川楝子10g，荔枝核25g，延胡索15g，丹参15g，赤芍15g，白花蛇舌草30g，薏苡仁30g，甘草6g。

功效　行气活血，清热祛湿。

主治　用于气滞血瘀、湿热内阻之盆腔炎。

用法　每日1剂，水煎服，每剂煮2次，滤去药渣，得药液约500ml，早晚分服，1个月为1个疗程。

处方出处：曹蕾.许丽绵辨治盆腔炎经验撷萃[J].上海中医药杂志，2008，42（9）：11.

（10）全权治疗盆腔炎经验方（盆炎一号方）

组方　白花蛇舌草25g，两面针15g，茯苓15g，车前草15g，丹参15g，白芍15g，柴胡10g，枳壳10g，当归10g，大腹皮10g，黄芪30g，党参30g。

功效 清热利湿，健脾疏肝，活血祛瘀。

主治 用于湿热凝滞、气滞血瘀之盆腔炎。

用法 每日1剂，水煎服，连服1个月为1个疗程。

处方出处：张帆，全权，邓雷厉，等.盆炎一号合盆炎散治疗慢性盆腔炎临床观察[J].新中医，1998，30（10）：31.

（11）雷仁生治疗盆腔炎经验方（肝经湿热之盆腔炎方）

组方 素馨花9g，苍术12g，茯苓9g，赤芍15g，栀子9g，丹皮9g，贯众30g，黄柏15g，泽泻18g，车前子12g，怀山药30g，海螵蛸24g。

功效 清热利湿。

主治 用于肝经湿热、入侵带脉之盆腔炎。

用法 每日1剂，水煎服，每剂煮2次，滤去药渣，得药液约500ml，早晚分服。

处方出处：雷仁生.中医妇科医疗经验[M].广州：广东科技出版社，1990：51.

3. 脾虚夹有湿热证

（1）蔡纯臣教授治疗盆腔炎经验方（四苓汤加减方）

组方 茯苓15g，猪苓10g，泽泻12g，白术10g，黄柏19g，鱼腥草15g，椿根皮15g，茵陈10g，薏苡仁15g，柴胡5g。

功效 健脾清热利湿。

主治 用于湿热型之带下兼见腹痛病。

用法 每日1剂，水煎服，每剂煮2次，滤去药渣，得药液约500ml，早晚分服。

处方出处：蔡纯臣.谈谈中医治疗带下及过敏性鼻炎的经验[J].新中医，1981，（6）：12.

（2）蔡纯臣教授治疗盆腔炎经验方（双花止带汤）

组方 鸡冠花15g，扁豆花15g，苎麻根15g，鱼腥草15g，车前子10g，黄柏8g，茯苓15g，怀山药15g。

功效 健脾清湿热。

主治 用于湿热之带下兼见腹痛病。

用法 每日1剂，水煎服，每剂煮2次，滤去药渣，得药液约500ml，早晚分服。

处方出处：蔡纯臣.谈谈中医治疗带下及过敏性鼻炎的经验[J].新中医，1981，（6）：12.

（3）李丽芸教授治疗盆腔炎经验方（脾虚夹湿之盆腔炎方）

组方 白术15g，苍术12g，党参15g，白芍9g，车前子15g，柴胡9g，荆芥6g，怀山药15g，扁豆30g。

功效 健脾化湿止带。

主治 用于脾虚夹湿之盆腔炎。

用法 每日1剂，水煎服，每剂煮2次，滤去药渣，得药液约500ml，早晚分服。

处方出处：李丽芸，王小芸.中医妇科临证证治[M].广州：广东人民出版社，1999：212.

4. 肾虚证

（1）潘名熊治疗盆腔炎经验方

组方 当归身、枸杞子、桂枝、茯苓、鹿角霜、沙苑子、远志。

功效 补肾活血通络。

主治 用于带下不止，少腹内踝连痛不能伸缩、络脉不宣。

用法 每日1剂，水煎服，每剂煮2次，滤去药渣，得药液约500ml，早晚分服。

处方出处：潘名熊.叶案括要[M].广州：广东科技出版社，2011：502.

（2）李丽芸教授治疗盆腔炎经验方（肾阳虚之盆腔炎方）

组方 熟附子12g，肉桂（焗服）1.5g，桑螵蛸6g，金樱子15g，菟丝子20g，黄芪25g，白术12g，当归9g。

功效 温肾祛湿、固涩止带。

主治 用于肾阳虚之盆腔炎。

用法 每日1剂，水煎服，每剂煮2次，滤去药渣，得药液约500ml，早晚分服。

处方出处：李丽芸，王小云.中医妇科临证证治[M].广州：广东人民出版社，1999：214.

（3）黄健玲教授治疗盆腔炎经验方（肾阳虚之盆腔炎方）

组方 熟附子9g，肉桂（焗服）1.5g，补骨脂15g，淫羊藿12g，菟丝子15g，黄芪20g，白术15g，茯苓20g，当归15g，桑螵蛸9g。

功效 温肾培元，固涩止带。

主治 用于肾阳虚之盆腔炎。

用法 每日1剂，水煎服，每剂煮2次，滤去药渣，得药液约500ml，早晚分服。

处方出处：黄健玲.中西医结合治疗妇科常见病[M].广州：广东人民出版社，1999：230-231.

（4）雷仁生治疗盆腔炎经验方（湿重、脾肾亏虚之盆腔炎方）

组方 肉蔻9g，巴戟天15g，车前子12g，海螵蛸30g，金樱子24g，怀山药30g，泽泻15g，黄柏12g，苍术9g，柴胡9g，芡实30g，茯苓18g。

功效 祛湿兼补脾肾。

主治 用于湿重、脾肾亏虚之盆腔炎。

用法 每日1剂，水煎服，每剂煮2次，滤去药渣，得药液约500ml，早晚分服。

处方出处：雷仁生.中医妇科医疗经验[M].广州：广东科技出版社，1990：52.

5. 肝郁脾虚证 黄健玲教授治疗盆腔炎经验方（脾虚肝郁之盆腔炎方）

组方 柴胡9g，白芍12g，当归10g，茯苓20g，白术12g，党参15g，郁金15g，香附12g，木香（后下）9g，炙甘草6g。

功效 健脾化湿、疏肝理气。

主治 用于脾虚肝郁之盆腔炎。

用法 每日1剂，水煎服，每剂煮2次，滤去药渣，得药液约500ml，早晚分服。

处方出处：黄健玲.中西医结合治疗妇科常见病[M].广州：广东人民出版社，1999：229-230.

6. 气虚寒湿证 罗元恺教授治疗盆腔炎经验方（气虚寒湿之盆腔炎方）

组方 吴茱萸6g，炙甘草6g，党参20g，当归10g，阿胶（烊服）10g，生姜10g，川芎10g，桂枝15g，白芍15g，法半夏12g，麦冬12g，丹皮9g。

功效 益气温经，散寒止痛。

主治 用于气虚寒湿之盆腔炎。

用法 每日1剂，水煎服，每剂煮2次，滤去药渣，得药液约500ml，早晚分服，3个月经周期为1个疗程。

处方出处：罗元恺.女科述要——盆腔炎的中医治疗[J].新中医，1993，（3）：18.

7. 阴虚湿热证 雷仁生治疗盆腔炎经验方（阴虚与湿热并见之盆腔炎方）

组方 生地15g，怀山药30g，丹皮9g，茯苓15g，泽泻9g，知母12g，黄柏9g，白芍15g，栀子9g，贯众24g，海螵蛸30g，牡蛎30g。

功效　养阴清热，祛湿涩带。

主治　用于阴虚与湿热并见之盆腔炎。

用法　每日1剂，水煎服，每剂煮2次，滤去药渣，得药液约500ml，早晚分服。

处方出处：雷仁生.中医妇科医疗经验[M].广州：广东科技出版社，1990：53.

8. 血瘀包块证　罗元恺教授治疗盆腔炎经验方（瘀血包块之盆腔炎方）

组方　桂枝15g，桃仁15g，赤芍15g，丹皮12g，莪术10g，茯苓25g，牡蛎25g，海藻20g。

功效　化瘀散结软坚。

主治　用于瘀血包块之盆腔炎。

用法　每日1剂，水煎服，每剂煮2次，滤去药渣，得药液约500ml，早晚分服，3个月经周期为1个疗程。

处方出处：罗元恺.女科述要——盆腔炎的中医治疗[J].新中医，1993，(3)：18.

四、外 治 法

（一）中药灌肠疗法

1. 复方毛冬青灌肠液保留灌肠

药物组成：选用毛冬青、大黄、黄芪、莪术等煎成药液。

用法：复方毛冬青灌肠液，制成药液100ml保留灌肠，每日1次，可连续应用，月经期暂停。

适应证：盆腔炎各证型。

2. 大承气汤保留灌肠

药物组成：大黄、枳实、厚朴、芒硝(冲)。

用法：制成药液100ml保留灌肠，每日1次，可连续应用，月经期暂停。

适应证：盆腔炎热毒壅盛腑气不通者。

（二）外敷疗法

1. 四黄水蜜贴敷

药物组成：选用大黄、黄芩、黄柏、黄连。

用法：用四黄散适量，加温开水拌匀搅成饼状，表面涂以蜜糖，用布包好外敷下腹部，每日1～2次，10次为1个疗程，可连续应用，月经期暂停。

适应证：盆腔炎实证。

2. 双柏水蜜贴敷

药物组成：选用侧柏叶、大黄、黄柏、泽兰、薄荷。

用法：用双柏散适量加温开水拌匀搅成饼状，表面涂以蜜糖，用布包好外敷下腹部，每日1～2次，10次为1个疗程，可连续应用，月经期暂停。

适应证：盆腔炎实证。

（三）针灸治疗

1. 毫针

（1）取穴：主穴取上髎、次髎、秩边、维道、子宫穴、中极、三阴交、血海。高热恶寒加刺十二井放血，泻曲池、行间。适应证：本病热毒炽盛型。操作方法：上髎、次髎分别刺入第

1、2骶孔中，进针1.5～3寸，施提插泻法，患者觉整个骶部均出现酸麻胀为佳。秩边用芒针刺法，对准水道穴，进针3～5寸，施捻转泻法，令针感传至会阴部或小腹部，施术1～2分钟，不留针，骶部穴位起针时若有出血勿止，任其自然流出。维道、子宫穴均成45°角向中极方向针刺，进针1～1.5寸，施捻转泻法。中极直刺，进针1～1.5寸，施提插泻法。三阴交、血海均直刺，进针1～1.5寸，施提插泻法。

（2）取穴：下髎与交信。操作方法：采用单手快速进针法，共四穴，直刺0.5～0.8寸，使其有得气感，强弱以患者耐受为度，留针30分钟，每5分钟运针3分钟，施以平补平泻之法。其中下髎穴的毫针必须刺入其髎孔而得气。每日治疗1次，7次为1个疗程。

（3）选取中极、天枢、归来、三阴交、阴陵泉、关元俞等穴，若小腹部有包块者加阿是穴。操作方法：平补平泻法。适应证：盆腔炎后遗症。

2. 电针 选取天枢、血海或中极、三阴交。操作方法：接电针仪，选择疏密波，中等强度，通电20分钟，每日或隔日1次。适应证：盆腔炎后遗症。

3. 耳针 选取腹部、内生殖区、内分泌、三焦、肾上腺、肝等穴。操作方法：埋针或埋豆，每周2～3次。适应证：盆腔炎后遗症。

4. 刺络拔罐法 选取主穴：十七椎下、腰眼；配穴：八髎穴周围的络脉。操作方法：患者取俯卧位，全身放松，局部常规消毒，三棱针快速刺入穴位，出针后立即拔罐，5～10分钟起罐，起罐后用碘酒棉球消毒针孔，每3～5日治疗1次。

5. 超短波并温针灸 取穴：关元、中极、足三里（双）、三阴交（双）。操作方法：采用上海产LDT～CD31型超短波电疗机，板状电极22cm×15cm两个对置，间隙2～3cm，无热量，每日1次，每次10分钟。每次电疗后针刺治疗。常规消毒后，针刺关元（补法）、中极（泻法）、足三里（双侧、补法）、三阴交（双侧、补法），中等强度刺激，得气后，把2～3cm长的艾条段套在针柄上点燃，在针刺穴位处的皮肤上置一纸垫可防止皮肤烫伤。待艾条自灭针凉后出针。1次/天，10次为1个疗程，疗程间隔3天。

6. 盆腔操 是一种简便易行的有氧运动，有益于盆腔环境的运动。盆腔操是在运动后增加了氧气的吸入、运输和利用的耐久性运动，可以改善全身的血液循环，并有利于加强盆腔韧带和血管的张力，减轻盆腔的瘀血状况，促进炎症的吸收，从而改善盆腔慢性疼痛、下腹坠痛等不适。此外，盆腔操作为一种有效增进盆腔健康的手段，同时也促进人的心理健康调节。

五、养生调摄

（一）生活调摄

（1）因本病发生多与岭南气候、饮食、生活起居有关，尤其在患者经期、产后、流产后及妇科手术后，应适寒温、节饮食、禁房事，避免外邪乘虚而入；调畅情志，可使气血运行通畅；戒操劳，以免过度劳累导致抵抗力下降，无力抗邪。

（2）起居有时，适当锻炼，增强体质，提高机体免疫力。

（3）治疗期间禁房事、坐浴、游泳，防止交叉感染。

（二）饮食调摄

盆腔炎患者饮食应忌生冷、油腻、辛辣、海鲜之品，以清淡为主。常用食疗方如下。

1. 黄芪薏米猪肚粥 黄芪、薏苡仁各30g，猪小肚（膀胱）1个（洗净），煎汤饮用。具有健脾利尿祛湿之功效。适用于盆腔炎属脾虚湿重者。

2. 扁豆粥 扁豆30g，粳米60g，煮粥，加糖或盐适量服食。具有健脾和中，化湿消暑之功效。

3. 薏苡冬瓜仁饮 薏苡仁、冬瓜仁各60g，白糖适量，煎服。具有清利大肠湿热之功效。适用于大便干结，经常宿便者。

六、名家医案节选

病案一 李丽芸教授治疗盆腔炎后遗症案

许某，女，30岁，已婚3年，1997年4月10日初诊。2年前人工流产术后至今未孕。自诉平素白带量多质稀，小腹绵绵作痛，行经时腹痛加重，月经正常。末次月经干净1周。舌质淡红，苔厚白腻，脉濡。配偶检查未发现异常。妇科检查：外阴、阴道正常，宫颈光滑，子宫体后位，大小正常，轻压痛，双附件增粗压痛。白带常规未发现致病菌，白细胞（+++）。

西医诊断：①盆腔炎后遗症；②继发性不孕。

中医诊断：①带下病；②不孕症。

辨证：湿浊蕴结。

处方：忍冬藤20g，茵陈15g，布渣叶15g，泽泻15g，革薢12g，川厚朴9g，佩兰9g，白蔻仁19g，茯苓15g，薏苡仁30g。每日1剂，水煎服，共服14剂；配合中药包煎外敷：栀子30g，黄柏30g，忍冬藤30g装入布袋浸湿蒸热，外敷两侧少腹部，每次20分钟，每日1次，药包连用14天；入地金牛酊电离子导入下腹部，每日1次，连用2周。

二诊：1997年5月6日。腹痛减轻，月经干净3天，妇科检查：外阴、阴道正常，宫颈光滑，子宫体后位，大小正常，活动好，无压痛，双附件无增粗无压痛。白带常规清洁度2度。通液术提示输卵管通畅。舌质淡红，苔薄白，脉弦细。上方去白蔻仁、佩兰，加当归9g，白术12g。每日1剂，水煎服，连服14剂。中药包改用当归30g，桂枝30g，丹参30g，栀子30g，每日1次，药包连用14天。

三诊：1997年6月2日。5月26日月经来潮，无腹痛，白带明显减少。嘱在排卵期同房。

四诊：1997年7月4日。停经37天，基础体温持续高温相，尿妊娠试验呈阳性。

按语：综观全症，此例不孕当责之于湿浊为患。患者曾行人工流产手术，若术中操作不慎，或术后护理不当，又或余血未尽而交合，皆可导致湿浊之邪直犯胞宫。湿浊下迫冲任，胞脉闭塞，故无以摄精成孕；湿邪下注，带脉失约，故带下量多质稀；湿邪留恋，经脉不通，故小腹绵绵作痛，经期阴血骤下，气机紊乱，可见腹痛加剧。治以化湿除浊为法，药用忍冬藤、茵陈、布渣叶以清热利湿；泽泻、革薢以利水渗湿；川厚朴行气化湿；佩兰、白蔻仁燥湿化浊；茯苓、薏苡仁健脾渗湿，又以栀子、黄柏、忍冬藤外敷于少腹部以增强清热燥湿之功。二诊见腹痛减轻，妇科检查附件增粗压痛已愈，通液术结果提示输卵管通畅，舌诊见白厚腻苔已去，表明药已中的，湿浊渐去，故减上方之白蔻仁、佩兰，加当归、白术以益气养血活血，使气血通畅，则受孕可期。

病案二 谢剑南教授治疗盆腔炎后遗症案

李某，女，32岁。2002年10月22日初诊。

下腹疼痛不适4年。月经正常，4年前因带环受孕行人工流产加取环术，术后因人工流产不全再1次行清宫术，此后渐感下腹疼痛，同房后或劳累后加剧，腰骶酸痛，伴有白带量多、色黄，曾用抗生素治疗，病情时好时坏，迁延难愈。

今来谢老处就诊，诉下腹疼痛，腰骶酸痛，白带量多，色黄，有臭味，口干，神疲，寐欠佳，纳差，大便结。舌质暗红，苔薄黄，脉弦细。

末次月经为10月15日。G3A 2P1。

妇科检查：外阴已婚式；阴道：通畅，内见较多黄色分泌物；宫颈：光滑，有举摆痛；子宫：后位，质中等，大小正常，轻度压痛，活动好；双附件压痛，增厚成团状。

盆腔B超：子宫大小正常，子宫直肠窝有积液。

诊断：慢性盆腔炎。

其证属湿热瘀阻，兼心脾气虚，治拟活血化瘀，清热化湿，佐益气健脾。

处方：中药处方10剂，水煎服，每日1剂。

当归10g，赤芍10g，丹参10g，泽兰10g，乳香10g，没药10g，三七粉（冲服）6g，生蒲黄10g，香附10g，红藤20g，丹皮10g，虎杖15g，党参15，黄芪15g，远志5g，酸枣仁15g，杜仲15g，茯苓15g，甘草6g。

同时配合中药保留灌肠及中药外敷，方法同上。

二诊：2002年11月10日。症状明显减轻，寐可，纳差，大便结。舌质暗红，苔薄黄，脉弦细。

处方：原方去远志、酸枣仁。10剂。

同时继续给予中药保留灌肠及中药外敷10天。

三诊：2002年12月2日。末次月经为2002年11月15日。下腹隐痛及腰酸明显好转，白带明显减少，色黄，口稍干，纳差，二便可。舌质暗红，苔薄黄，脉弦细。

处方：中药处方10剂，水煎服，每日1剂。

当归10g，赤芍10g，丹参10g，泽兰10g，三七粉6g，生蒲黄10g，香附10g，红藤20g，丹皮10g，虎杖15g，党参15g，杜仲15g，茯苓15g，甘草6g。

同时配合中药保留灌肠及中药外敷连续10天。

四诊：2003年1月22日。末次月经为2002年12月12日，月经正常，偶感下腹隐痛及腰酸。白带正常，纳差，二便可。舌质暗红，苔薄白，脉弦细。

处方：中药处方10剂，水煎服，每日1剂。

当归10g，赤芍10g，丹参10g，泽兰10g，三七粉6g，生蒲黄10g，香附10g，虎杖15g，党参15g，杜仲15g，茯苓15g，甘草6g。

同时配合中药保留灌肠及中药外敷连续10天。

随访未见复发。

按语：慢性盆腔炎为妇科常见病、多发病，往往由于急性期或无明显急性期，患者不规则用药，或治疗时间不足，导致细菌产生一定的耐药性，同时因局部慢性炎症使药物不易吸收，因此一般抗生素疗效不佳。所以谢教授主张采用中医全身和局部综合治疗，认为慢性盆腔炎患者，不管何种原因最后均可导致血瘀，临床可见湿热瘀阻、寒湿瘀滞、气滞血瘀、气虚血瘀等，而其中湿热瘀阻最为常见，并且临床往往不是单一病机，病程日久，又可见虚实夹杂。活血化瘀药能降低毛细血管通透性，减少渗出，抑制结缔组织增生，加强炎性物的软化吸收；红藤、败酱草等清热解毒药对大肠杆菌、淋球菌、葡萄球菌、变形杆菌、链球菌均有较强的抑菌作用。同时配合中药湿热敷可促进局部血液循环，改善组织营养状态，提高新陈代谢，有利于炎性物的吸收和消退。中药保留灌肠能使药液高浓度地作用于局部，直达病所，增加药物效应，经直肠黏膜直接渗透至盆腔，有利于炎性物吸收，增厚组织松解。总之，通过内外合治，直达病所，无不良反应，缩短疗程，使疾病痊愈。

病案三　陈慧侬教授治疗盆腔炎案

杨某，女，26岁，2014年3月20日就诊。

主诉：反复下腹部疼痛2年。

病史：患者自诉近2年来出现下腹疼痛，以右下腹为甚，腰骶胀痛，经行腹痛加重，神疲乏力，经前胸胁乳房胀痛，小便黄，大便溏泄，舌质暗红边有瘀点，苔白，脉沉弦。平素月经规律，周期26～35天，经期3天，经血量多有块，末次月经2014年3月8日，G1A0。于2008年行人工流产1次。妇科检查：外阴正常，阴道畅，宫颈光滑，子宫后位，正常大小，活动差，压痛，右附件区增粗，压痛明显，左附件区未及包块。B超提示：右输卵管积水。

中医诊断：妇人腹痛。

辨证：气虚血瘀型。

治法：补中益气，行气化瘀。

处方：理冲汤加减。

方药：

（1）内服：黄芪20g，党参20g，白术10g，川楝子10g，白花蛇舌草10g，三棱10g，白芍20g，两面针10g，甘草10g。12剂，每日1剂，水煎服。

（2）灌肠：丹参20g，十大功劳叶20g，三棱10g，莪术10g，两面针10g，白花蛇舌草10g，薏苡仁10g，没药10g。12剂，每日1剂，浓煎100ml灌肠。

二诊：2014年4月18日。治疗后于2014年4月11日经行，周期33天，经行右下腹隐痛，经色暗，经量偏少，血块多，经期7天干净，神疲乏力，经前乳房胀痛缓解，舌质暗红边瘀点，苔白，脉沉弦。经治疗患者症状明显缓解，继续守上方治疗，中药内服，自月经干净后开始服用20天。灌肠：12天为1个疗程，连续治疗3个月。

三诊：2014年8月13日。于2014年8月8日经行，经行4天干净，经量中，经色鲜红，经行已无腹痛、腰酸，周期28天，经前已无乳房胀痛，时有经间期右下腹隐痛，精神好，夜寐尚可，二便调。舌暗红边有瘀点，苔白，脉细弦。妇科检查：外阴阴道正常，宫颈光滑，子宫后位，正常大小，活动，无压痛，右附件稍增厚，无压痛，左附件无异常。继续守方治疗3个月，患者腹痛缓解。

按语：患者因反复下腹疼痛2年就诊，属于中医的妇人腹痛。因人工流产损伤气血，瘀血阻滞胞络，故下腹坠胀疼痛、痛引腰骶；经期胞宫满溢，瘀滞更甚，则疼痛加重；瘀血阻滞，气血运行不畅故月经量少；病久耗伤气血，中气不足则精神不振，疲乏无力，便溏；舌暗红，边有齿印，脉弦均为气虚血瘀之征。本病诊断为妇人腹痛，辨证为气虚血瘀，治法补中益气，行气化瘀，方选理冲汤加减治疗加外用灌肠。方以黄芪、党参、白术健脾益气，扶正培元；三棱、莪术破瘀散结；白芍、川楝子、白花蛇舌草疏肝理气、活血化瘀，取输卵管属于少腹，归属于肝经之意；两面针清热解毒；甘草调和诸药。此方以三棱、莪术消冲脉之瘀血，又以参、芪护气血，使瘀血去而不至于损伤气血，且参、芪补气，得三棱、莪术以流通，则补而不滞，元气愈旺，元气既旺，愈能鼓舞三棱、莪术消癥瘕之力，临证相得益彰。配合灌肠方清热解毒、活血消癥。故瘀血祛，气血运行通畅，则经调痛消。

（朱　敏　陈　颐）

第二节　阴　　疮

妇人阴户生疮，局部红肿、热痛，或化脓腐烂，脓水淋漓，甚则溃疡如虫蚀，或者凝结成块，冷肿稀水，不能敛口，或者肿块位于阴道边侧，如有蚕虫，称为“阴疮”或“阴蚀”、“阴茧”。岭南医家对于阴疮的治疗积累了丰富的诊治经验，对临床具有重要的指导价值。

一、病因病机

本病主要病机是湿热下注，蕴结成毒，或因正气虚弱，寒湿凝结而成。前者属于阳证阴疮，与热毒有关，一般见于急性期；后者为阴证阴疮，与体虚有关，为慢性、迁延性。受岭南地域特点影响，湿热之邪致病较为常见，但在特定情况下，亦可见寒湿为患。

1. 湿热　炎热潮湿是岭南地区气候特点，下焦感受湿热之邪，或郁怒伤肝，肝郁化热，肝气犯脾，脾虚湿盛，湿热下注，蕴结成毒，化腐为脓，而成阴疮。

2. 寒湿　岭南地区人们虽处于炎热潮湿的岭南地区，但岭南人恣食生冷肥甘之品，加之空调冷气长时间开放，寒湿凝滞体内，瘀血内停，气机不利，或久食肥甘厚腻之品，痰浊内停，痰瘀交阻，肌肤失养，日久溃腐，而成阴疮。

二、治疗特色

根据疾病及体质特点，岭南妇科医家治疗阴疮的主要学术观点可归纳为如下几方面。

1. 首辨寒热　罗元恺教授认为阴疮主要是湿热下注，蕴结成毒或正气虚弱，寒湿凝结而成。病证不同，治疗不同，因此辨证要点是首辨寒热。热证阴疮遵热者寒之原则，应用清热解毒之品，以达到热毒散、痈肿消之目的。寒证阴疮寒湿凝滞，痰瘀交阻，应用温经化湿、活血散结之品达到寒湿化、阴疮消之目的。

2. 注重从肝论治　班秀文大师认为肝脉络阴器，阴户乃肝经循行之处，肝木以条达为顺，诸郁不离于肝，郁结不伸，久郁化火，导致肝不疏泄，脾失运化，湿热壅滞下焦，最易损及阴户，发为本病。故本病的治疗内服药重在疏肝解郁，清热利湿，从本论治。黄健玲教授认为本病的主要病因病机为湿热毒邪侵犯肝经、阴部所致，治疗以清利肝胆湿热为主。

3. 勿忘活血化瘀　班秀文认为，若因湿热下注，阻滞气机，湿瘀互结而致阴疮者，宜在清热解毒利湿的同时兼化瘀，湿瘀并治，活血化瘀，除旧生新，使症状得以迅速缓解。

三、辨证论治

（一）临证思路

罗元恺教授认为阴疮一证首辨寒热，分阴证、阳证。红肿热痛，发热急骤，脓稠臭秽或伴全身发热者为湿热证属阳。肿块坚硬，皮色不变，日久不消，或溃后脓稀淋漓，形体虚弱者，为寒湿属阴。治疗原则，按热者清之、寒者温之、湿者化之、坚者削之、虚者补之、下陷者托之的原则处理。常采用内外合治的方法。

（二）辨证论治应用

岭南医家对阴疮的临床辨证论治应用举例如下。

1. 热毒壅盛证 罗元恺治疗阴疮方一（仙方活命饮）

组方 金银花25g，赤芍、天花粉、皂角刺、浙贝母各15g， 防风、乳香、没药、当归尾各10g，甘草、白芷各9g，炒山甲12g，陈皮2g。

功效 清热解毒，活血化瘀。

主治 热毒壅盛型阴疮。

处方出处：罗元恺.女科述要——阴疮须分寒热［J］. 新中医，1993，10（11）：14-15.

2. 寒湿凝滞证 罗元恺治疗阴疮方二（阳和汤）

组方 熟地20g，鹿角胶12g，炮姜、白芥子各10g，肉桂3g，麻黄5g，甘草9g。

功效 温里散寒，养血和荣。

主治 寒湿凝滞型阴疮。

处方出处：罗元恺.女科述要——阴疮须分寒热[J].新中医，1993，10（11）：14-15.

3. 肝经湿热证

（1）班秀文治疗阴疮方

组方 北柴胡10g，山栀子6g，南丹皮10g，木通6g，龙胆草6g，车前草10g，忍冬藤20g，紫花地丁10g，泽泻10g，夏枯草6g，鱼腥草6g，甘草6g。

功效 疏肝解郁，清热利湿。

主治 肝经湿热型阴疮。

处方出处：班秀文.班秀文妇科奇难病论治[M].北京：中国医药科技出版社.2014：143-145.

（2）黄政罔治疗阴疮方（龙胆泻肝汤）

组方 龙胆草6g，栀子仁10g，金银花12g，黄芩6g，泽泻10g，木通10g，前仁10g，当归12g，生地15g，柴胡10g，甘草5g。

功效 清利肝经湿热。

主治 肝经湿热下注型阴疮。

处方出处：高新彦，袁惠霞.古今名医妇科医案赏析[M].北京：人民军医出版社. 2006：354-355.

（3）黄健玲治疗阴疮方（五味消毒饮合龙胆泻肝汤加减）

组方 金银花15g，连翘15g，青天葵10g，蒲公英20g，龙胆草10g，赤芍15g，丹皮12g，泽泻15g，黄柏10g，栀子10g，甘草6g。

功效　清热解毒利湿。

主治　肝经湿热毒盛型阴疮。

处方出处：黄健玲.中西医结合治疗妇科常见病[M].广州：广东人民出版社.1996：102.

四、外 治 法

1. 中药熏洗　以清热解毒利湿为法。

热毒型阴疮：黄柏、黄芩、蒲公英、苦参各 30g，煎水浸洗，洗后用黄柏、黄芩等量研细末，开水调涂，适用于阴疮初起。或五味消毒饮加味，金银花 15g，野菊花 15g，青天葵 10g，蒲公英 20g，紫花地丁 12g，龙胆草 20g，大黄 20g。煎水，先熏洗，后坐浴。

2. 中药外敷　阴疮初起未成脓、破溃时，可用四黄膏或四黄水蜜（大黄、黄草、黄连、黄柏）、金黄散等外敷患处。金黄散：《医宗金鉴》大黄、黄柏、姜黄、白芷各 5g、南星、陈皮、苍术、厚朴、甘草各 2g，天花粉 10g，共研末。

3. 手术治疗　脓已成者，宜切开排脓，后用金黄油膏外敷。金黄油膏：凡士林 8 份，金黄散 2 份，调匀成膏。

4. 其他疗法　若肿物持久不消，可予红外线照射以促进局部消肿及术口愈合。

五、养 生 调 摄

湿热型阴疮患者禁食羊肉、龙眼、荔枝、榴莲等湿热之品，以免加重湿热之毒。寒湿型阴疮患者禁食鱼、虾、蟹寒湿之品，以免寒湿积聚下焦，湿聚难去；阴疮患者因阴部不适行走不便，尽量减少摩擦破损的机会，同时亦不宜久坐。应注意保持外阴清洁，着棉或丝质透气之内裤。

六、名家医案节选

病案一　班秀文治疗老妇阴疮案

韦某，女，56 岁，农民，已婚，1987 年 9 月 10 日初诊。

已停经 5 年，数月来诸事不遂意，时怒动肝火。半月来，突然发现左侧外阴红肿疼痛，有灼热之感，带下量多，质稠臭秽，有时呈脓样，行走时外阴辣痛加剧，胸胁痞闷，心烦易怒，口干喜饮，纳食不香，大便干结，小便色黄。脉虚弦而数，舌苔黄腻，舌质边尖红。经医院妇科检查：外阴大阴唇红肿，小阴唇有溃烂 3 处，大小不一，诊断为外阴溃疡。

根据以上脉证及医院妇科检查：证属七情过极，郁久化火，郁火内动，损及肝脾，疏泄运化失常，以致湿热下注，蕴结于下焦，或阴道损伤，外感邪毒，化浊生虫，虫蚀阴道的病变。治宜根据轻重缓急，第一步宜疏肝解郁，清热利湿，以祛邪为着眼，第二步则宜扶正祛邪，攻补兼施，以补为主，促其康复。

处方：

（1）内服方：北柴胡 10g，山栀子 6g，南丹皮 10g，木通 6g，龙胆草 6g，车前草 10g，忍冬藤 20g，紫花地丁 10g，泽泻 10g，夏枯草 6g，鱼腥草 6g，甘草 6g。每日清水煎服 1 剂，连服 6 剂。

（2）外治法：冬青叶 40g，野菊花 30g，草鞋根 20g，清水煎，趁温冲洗阴道，每日 1～2 次。

二诊：1987 年 9 月 18 日。阴部肿痛减轻，带下量较少，但头晕耳鸣，四肢困倦愈甚，胃胀不欲食。脉象虚弦而不数。舌苔黄腻大减，舌质尖红。此药虽对症，但苦寒药过用，戕伐生机。守内服方去苦寒之木通、山栀子，加用潞党参 15g、北黄芪 20g，以扶正祛邪。

外治法改用鲜旱莲草 40g，雾水葛 40g，夜交藤 30g，甘草 20g。每日清水煎，趁温冲洗，早晚各 1 次，以期解毒收敛，埋口生肌。

三诊：1987 年 9 月 29 日。坚守上方内服及外洗 10 天，诸症大减，稍能食，夜可以入睡，带下量少，无脓样，小便正常，大便调和。经医院妇科复查：外阴红肿消退，小阴唇溃疡面部分愈合。药已收效，宜守法出入，以扶正为主，兼以祛邪，促其康复。

处方：北黄芪 20g，潞党参 15g，生薏苡仁 15g，怀山药 15g，鸡血藤 20g，忍冬藤 20g，甘草 10g。每日清水煎服 1 剂，连服半个月，并继续用外治法煎水冲洗外阴。

四诊：1987 年 10 月 15 日。除头晕耳鸣，精神不振之外，余无所苦。脉象细缓，舌苔薄白，舌质淡。此为病后虚弱，正气未复的表现。拟仿异功散加味以善后。

处方：炙北黄芪 20g，土茯苓 15g，潞党参 15g，炒白术 10g，炒薏苡仁 10g，炒怀山药 15g，广陈皮 3g，炙甘草 6g，每日清水煎服 1 剂，连服 6 剂。

按语：由于本病的临床特征是外阴及阴道内生疮溃烂，如有虫蚀，红肿难忍，故又有阴蚀。其致病原因多由于七情过极，郁结不伸，久郁化火，导致肝不疏泄，脾失运化，湿热壅滞下焦，或阴部损伤，感染邪毒，化浊生虫的病变。本病的治疗，既要注意全身的症状，更要着眼于阴道局部的病变。肝木以条达为顺，诸郁不离于肝，肝脉络阴器，肝郁最易化火，郁火一动，最易损及阴道，故内服药的治疗，重在疏肝解郁，清热利湿，从本论治。外治方则以清热解毒、祛秽化浊为主，是标本并治之法。由于患者年老体弱，二诊之后，均用参、芪益气，旨在扶正以祛邪，促其康复。全身与局部兼顾，内治外治并重，方药与症相宜，注意调养，其效巩固。

病案二　黄政罔治疗阴疮案

曾某，35 岁。

病因：外感风湿热邪，咽痛，溲黄便结。经内科治疗，湿热未尽而下注。

证候：外阴部出现疱疹 10 余天，滋水淋漓，奇痒难忍。肛周、外因及双腹股沟内侧有弥漫性疱疹，皮色潮红，部分表皮溃破，糜烂渗液。舌质红，苔黄腻，脉滑数。诊断：阴疮。脉症合参，此湿热下注之阴疮证。治法：清热利湿。

处方：龙胆草 6g，栀子仁 10g，金银花 12g，黄芩 6g，泽泻 10g，木通 10g，前仁 10g，当归 12g，生地 15g，柴胡 10g，甘草 5g。

外洗方：大青叶 30g，青蒿 30g，土黄柏 30g，路路通 50g，硼砂（后兑）6g，皮硝（后兑）10g，3 剂，煎水外洗，每日 2 至 3 次。

禁忌：忌鱼、虾、羊肉。

效果：服药 3 剂，瘙痒减轻，渗液明显好转，口渴减，二便调。内服方去当归、木通，加地肤子、白鲜皮；外用药照原方。治疗 7 天，病愈。

按语：本案患者根据症状及脉症，显系肝经湿热下注之阴疮证，治疗宜清利湿热，龙胆泻肝汤为治湿热下注之特效方，加金银花以加强清热解毒之功，并配合清利湿热、通络止痒药外洗。如此合用，疗效甚佳。但是本方药多寒凉，恐伤脾阳，须中病即止。

病案三　黄健玲治疗阴疮医案

章某，女，41 岁，干部。

患者因过食辛燥之品，觉外阴一侧肿胀，疼痛，渐加剧，行走困难，伴恶寒发热，体温 38.5℃，头痛，口干口苦，小便黄，大便结，舌质暗红，苔黄腻，脉滑数，检查见右大阴唇下段肿胀如鸡蛋，潮红，热感，触痛明显，无波动感。诊为急性前庭大腺炎，中医证属肝胆湿热毒盛。

拟方①内服：龙胆草 10g，金银花 15g，连翘 15g，青天葵 10g，蒲公英 20g，赤芍 15g，丹皮 12g，黄柏 10g，栀子 10g，甘草 6g。

方②外洗坐盆：金银花 30g，野菊花 30g，龙胆草 20g，大黄 20g，黄柏 20g，蒲公英 30g。并加用西药：静脉滴注 5%葡萄糖溶液 500ml 加青霉素 480 万 U，用药 1 天发热退，用药 3 天外阴肿痛明显减轻，中药继守上法，西药改头孢氨苄 0.375g 口服，每日 3 次，再用药 5 天，检查外阴红肿已消，右前庭大腺部位仅触及花生米大硬结，轻触痛，停用西药，中药改方：龙胆草 6g，金银花 12g，赤芍 15g，丹皮 12g，干地 20g，泽泻 15g，栀子 10g，茯苓 20g，甘草 6g。外洗方同上。用药 7 天，检查外阴已恢复正常，右前庭大腺未触及硬结，无触痛。

按语：本例患者肝胆湿热毒盛，应用五味消毒饮及龙胆泻肝汤加减直折病势，直达病所，内外合治，清利肝胆湿热之毒迅速，疗效可佳。

（耿红玲　陈　颐　梁雪芳）

第三节　阴　痒

外阴及阴道瘙痒，甚则痒痛难忍，坐卧不宁，或伴有带下增多等，称为“阴痒”，岭南气候多炎热潮湿，因此岭南医家对阴痒的病因、病机、证候及辨证论治等均有独到见解和丰富的诊治经验，对临床指导阴痒的治疗具有重要的价值和意义。

一、病因病机

岭南医家认为本病有内外因之分，又分虚实。本病内因责之肝、脾、肾功能失常；外因为湿热下注，或虫蚀为患。虚者多因肝肾阴虚，阴户失养，血燥生风；实者多因肝经湿热，下渍阴部或感染病虫，虫扰阴中而发阴痒。肝藏血，为风木之脏，肝经绕阴器；肾藏精，开窍于前后二阴；脾主运化水湿。肝经湿热，或肝郁脾虚，化火生湿，下注前阴则阴痒；肝肾不足，精血亏虚，生风化燥，阴部肌肤失养，不荣而痒；脾虚生湿，蕴久化热，流注阴器；感染虫毒，虫扰阴部，均可致阴痒。久居岭南者，体质以阴虚、湿热多见，因此致病因素亦有其独特性。

（一）脾虚湿盛，湿热湿毒下注

《素问・异法方宜论》曰：“南方者，天地所长养，阳之所盛也。其地下，水土弱，雾露之所聚也。”岭南所处地理位置，海岸线漫长、山岭阻隔，具有热带、亚热带季风海洋性气候特点，又有大片湿地与沿海滩涂，气候炎热潮热，易感受湿热之邪，正如《岭南卫生方》曰：“岭南既号炎方，而又濒海，地卑而土薄。炎方土薄，故阳燠之气常泄，濒海地卑，故阴湿之气常盛……。

一岁之间，蒸湿过半。”又由于湿热气候的熏蒸，特别是春末长夏之季，阴雨绵绵，天暑下迫，地湿上扰，水热交蒸，易生湿热毒邪，成为虫毒病菌滋生的温床。脾胃为后天之本，气血生化之源。岭南地区人们喜欢海鲜、凉茶，常有熬夜的生活习惯，导致脾胃功能不同程度的损伤，脾虚不能健运，内生湿浊，加上岭南气候炎热，常易湿浊化热，流注下焦，或邪虫滋生，湿毒下迫，导致阴痒。清代岭南名医何梦瑶《妇科辑要》提到：脾经之湿热，脾为热伤，不能运化津液，则湿盛热蒸之，而成稠浊之形也。岭南近代名医谢泽霖及现代名医蔡仰高等亦认同此种观点。谢泽霖引用《傅青主女科·带下》曰：“则脾气受伤，湿土之气下陷，是以脾精不守……反变为白滑之物，由阴门直下。”并认同傅青主“治法宜大补脾胃之气”的观点。岭南名医蔡仰高亦主张湿盛多责于脾虚受阻，久病则损至肾。岭南湿热特点，脾虚生湿化热，肝经湿热下注；或摄生不慎，湿邪虫毒侵入阴部，导致脾虚湿盛、湿热湿毒下注导致阴痒的病因病机特点。

（二）情志内伤，肝肾阴虚

岭南医家在诊治阴痒时，既认识湿盛、湿热、湿毒的病因病机，又重视妇人情志易伤、肝肾不足的另一面，强调滋养肝肾、培护真阴的诊治原则。女子以肝为先天，女性经、孕、产、乳数伤血，易致阴血不足，故女性倾向于情志为病。岭南地区经济较发达，生活节奏快，加上工作压力大易使人产生焦虑、紧张等情绪，导致情志不畅、肝郁失泄。肝肾同居下焦，乙癸同源，为母子之脏。肾藏精，肝藏血，精血同源而互生，肝郁失疏泄，久损至肾，加之人们喜欢熬夜，夜生活较丰富，易耗伤肾阴，导致肝肾阴虚。此外，岭南之地，无论冬夏，多汗流浃背，易耗伤气阴，以阴虚、气阴两虚多见。肝藏血，肝经绕阴器；肾藏精，开窍于前后二阴。肝肾阴虚，阴血不足，化燥生风，阴户肌肤失养，发为阴痒。岭南名医何梦瑶《妇科良方》记载在治疗妇科疾病时亦重视调节情志，从肝论治。罗元恺教授认为老年而体质瘦弱之妇女之阴痒，多为肝肾阴虚所致，常自觉阴中灼热或阴痒，治需滋肾养肝。

二、治疗特色

根据岭南气候特点、体质特点及疾病因素，岭南妇科医家治疗阴痒的主要治疗特色有以下几点。

（一）健脾祛湿，清热杀虫

岭南妇科医家根据岭南气候特点，运用健脾祛湿、清热杀虫法治疗带下颇有成效。阴痒与带下关系密切，辨证应根据阴部瘙痒及白带性状和全身症状辨别虚实和病因。岭南由于地域特点为炎热潮湿，或脾虚湿盛化热，易导致肝经湿热下注阴器而致阴痒；又湿热熏蒸，易生虫毒而阴痒。岭南名医郑定良认为，脾胃为后天之本，脾旺则精血生化有源，脾虚往往可造成带下、阴痒等妇科疾病，因此在辨治妇科疾病中首重调理脾胃。岭南名医何梦瑶在其著作《妇科良方》里记载：带下附白淫，多为湿热所化。何梦瑶推崇河间、丹溪之“凡病多火”的学术观点，认为阴痒多由湿热下注引起，治疗上以清热祛湿养血为法，以龙胆泻肝汤治疗为主，多用龙胆草、柴胡、黄芩、丹皮、栀子、白蔹、防风等，并制备多种外用方治疗湿热下注所致的妇科疾病。班秀文教授在治疗阴痒方面亦有独特见解，对于肝郁化火、肝经湿热所致的阴道灼热痒痛者，在用龙胆泻肝汤基础上，常酌加丹参、丹皮、大蓟、小蓟之类清热化湿并化瘀。对于湿毒引起的阴道灼热痒痛，伴有带下黄臭或如豆腐渣样，常用五味消毒饮配二妙散加土茯苓、槟榔以清热利湿、杀虫止痒。罗元恺教授认为阴痒多为湿热熏蒸，湿热、湿毒壅盛，善用清热凉血、化湿除秽、解毒杀虫法治疗湿热、湿毒所致的妇科疾病如阴痒。蔡仰高主张调理脾胃，健脾固带祛湿，久病则兼顾补肾。

（二）调理情志，滋养肝肾

女子以肝为先天，肝主疏泄，肝舒条达则气机通畅，妇女经、带、胎、产等生理活动正常。肝藏血，肝体阴而用阳，然女性一生中经、孕、产、乳数伤血，故肝血易不足，肝郁易患情志之病。肝为风木之脏，性喜疏泄条达，肝血不足，肝气郁结，疏泄功能失常，津液失布生湿，郁久则化热；又肝绕阴器，肝经湿热下注，壅结阴中，化浊生虫，浸渍阴部，虫动则痒而化为阴痒。岭南地区由于其气候特点，妇女阴虚或气阴两虚体质多见。《素问·上古天真论》记载：女子“七七，任脉虚，太冲脉衰少”。尤对于老年妇女，已到“任脉虚，太冲脉衰少”阶段，肝肾精血同源，精血不足，津液亏少，不能濡养阴道外阴，不荣而痒；且水不能涵木，易化燥生风，以致阴道枯涩痒痛。正如清代岭南名医潘兰坪《叶案括要·淋带篇》云：“肝肾内损，渐及奇经，润补乃合，刚燥不应。”因此在治疗上注重调理情志，滋养肝肾。岭南名医何梦瑶治疗妇科疾病重视情志调理，善用逍遥散、加味逍遥散加香附、丹皮、郁金等清热疏肝解郁法治疗阴痒等妇科疾病。罗元恺教授对于老年妇女肝肾阴虚型阴痒，常用知柏地黄丸治疗，随症加减。

（三）用药轻清芳香，善用花藤类药

孙思邈《备急千金要方·治病略例》指出：凡用药皆随土地所宜。《广东新语·卷一·天语》云：“而粤人疏理，元府常开，毛腠不掩，每因汗溢，即致外邪。”岭南地区湿气较重，其人肌肤薄脆，腠理开疏，多汗流浃背，气随汗出，用药需轻省。花类药性偏平和，为集天地之灵气，凝本草之精华，轻灵清香，悦肝醒脾，疏肝而不伤阴，适合岭南人气阴两虚体质，亦适合体质娇嫩的妇人阴柔之体。因此岭南妇科名家多巧用花类药物治疗阴痒，常用花类多达 30 种，如鸡蛋花、素馨花、木棉花、茉莉花、玫瑰花、菊花、金银花等。国医大师班秀文认为阴痒虽以湿热为多，治疗当清热祛湿，但人体气机重在升降得当，花类药物质地轻清能升发阳气，配伍得当，可成逆流挽舟之势，气机通畅，气血条达，则湿热自化。班老在临床上喜用素馨花、凌霄花、玫瑰花、佛手花、合欢花等花类药物治疗带下阴痒。岭南妇科名医吕楚白老先生认为岭南妇女体质多属气阴两虚，柴胡等疏肝之品易辛燥劫阴，花类药物质清疏肝不伤阴，为治疗妇女疾病良药。黄健玲教授对于湿热下注型阴痒，善加用蒲公英、金银花等花类药物清热解毒止痒。

藤类药物质地较厚重，不若花之轻韧，然阴痒属于阴部疾病，藤茎之属，质地重着，故治下部阴痒效佳，尤其清热通络解毒之藤类药，由于其质地敦厚，与下部同气相求，对于下阴部之湿热蕴结、经络不通之阴痒常有奇效。班秀文教授对运用藤类药物颇有心得，常用忍冬藤和鸡血藤药对治疗带下及阴痒疾病。班老认为藤类药物既得地之阴气滋养，又得天之阳气温润，刚柔并济，能屈能伸，善通经络，质地雄厚，善治下阴部湿热壅滞、经络瘀阻之阴痒。

三、辨证论治

（一）临证思路

岭南妇女多以湿热、阴虚、气阴两虚体质为主。因此临床上对于阴痒患者，应根据阴痒发

病特点及岭南气候特点辨证用药。岭南医家强调重在调理脾胃，脾健则湿自除。在清热祛湿基础上又重视调节情志，时时顾护阴液，用药轻清芳香化浊，避免辛燥伤阴。

阴痒为局部疾患，因此在内调的同时，注重药物外洗阴部，使局部药物通过外阴皮肤及黏膜的吸收改善阴部血液循环，起到杀虫止痒的效果。此外，临床上常多种证型兼见，用药也宜互相斟酌配伍。

阴痒与带下关系密切，罗元恺教授对阴痒的辨证主要根据阴痒的局部瘙痒情况，结合带下的色、质、气味及全身症状。罗老认为岭南地区阴痒以湿热、湿毒为多见，而肝肾阴虚型阴痒多以老年妇女多见，常见于老年性阴道炎。无论何种证型，阴痒为局部疾病，除了审证求因，注意整体功能调节外，还注意配合局部的治疗，常以药物煮熏洗局部杀虫止痒，内外配合，相映得彰，才能获奇效。

另外，阴痒易于反复，故应注重固本善后，预防再次复发。黄健玲教授在治疗阴痒时强调阴痒治愈后仍需用药1个疗程，连续两次复查阴道分泌物无异常，方为治愈。

（二）辨证论治应用

岭南医家对阴痒的辨证论治积累了丰富的经验，现将具有代表性的临床应用举例如下。

1. 肝经湿热证

（1）罗元恺治疗阴痒方（茵陈败酱汤）

组方　绵茵陈25g，败酱草30g，冬瓜仁30g，薏苡仁30g，怀山药30g，金樱子30g，银花藤30g，云茯苓20g，麦冬15g，黑栀子15g。

功效　清热利湿，健脾止带。

主治　用于下阴灼热瘙痒，或外阴瘙痒，带下量多，色黄质稠者。

用法　每日1剂，水煎服。

处方出处：朱世增.罗元恺论妇科·带下病及阴痒[M].上海：上海中医药大学出版社，2008：55.

（2）班秀文教授治疗阴痒方一

组方　党参15g，白术9g，陈皮3g，土茯苓15g，槟榔9g，菟丝子12g，车前子9g，甘草5g。

功效　健脾化湿，解毒杀虫。

主治　用于脾虚湿盛、湿毒下注型阴痒。

用法　每日1剂，水煎服。

处方出处：班秀文.班秀文妇科医论医案选[M].北京：人民卫生出版社，1987：210-211.

（3）班秀文教授治疗阴痒方二

组方　鸡血藤20g，丹参15g，土茯苓20g，忍冬藤20g，生薏苡仁15g，凌霄花10g，益母草10g，牛膝6g，紫草10g，甘草6g。

功效　清热解毒，化瘀利湿。

主治　用于湿热下注型阴痒。

用法　每日1剂，水煎服。

处方出处：李莉.班秀文用花类药治疗妇科病的经验[J].中国医药学报，1993，8（6）：36-37.

（4）梁剑波教授治疗阴痒方

组方　金银花15g，蒲公英15g，茵陈15g，紫花地丁15g，大青叶15g，白鸡冠花15g，椿根皮 15g，连翘 10g，败酱草 10g，桔梗 10g，蒲黄 10g，琥珀（冲）10g，升麻 15g，生鳖甲 20g。

功效　清热解毒，祛湿止痒。

主治　用于湿毒下注型阴痒。

用法　每日 1 剂，清水煎服。

处方出处：梁宏正.梁剑波老中医治疗带下病经验撷要[J].实用医学杂志，1999，15（10）：840-841.

（5）张达旭治疗阴痒方（清热燥湿汤）

组方　苦参 10g，知母 9g，黄柏 6g，苍术 10g，蛇床子 10g，茯苓 10g，丹皮 10g，泽泻 10g，白鲜皮 10g，鹤虱 10g，百部 10g，滑石（先煎）30g，甘草 6g。

功效　清热利湿，佐以杀虫。

主治　用于肝经湿热之阴痒。

用法　每日 1 剂，水煎服。

处方出处：罗松平，孙卓君.中医妇科学（案例版）[M].北京：科学出版社，2007：195-197.

2. 肝肾阴虚证

（1）罗元恺治疗阴痒方（知柏地黄丸合二至丸加减）

组方　生地 20g，泽泻 15g，女贞子 15g，旱莲草 15g，黄柏 12g，知母 12g，山萸肉 12g，怀山药 20g，茯苓 20g，丹皮 10g。

功效　滋阴降火，调补肝肾。

主治　用于肝肾阴虚型阴痒。

用法　每日 1 剂，水煎服。

处方出处：朱世增.罗元恺论妇科·带下病及阴痒[M].上海：上海中医药大学出版社，2008：56.

（2）黄健玲治疗阴痒方（知柏地黄汤加减）

组方　知母 10g，黄柏 10g，山茱萸 12g，泽泻 15g，丹皮 12g，干地 20g，茯苓 15g，怀山药 15g，白鲜皮 15g，川萆薢 15g。

功效　滋养肝肾，清热降火。

主治　用于肝肾阴虚型阴痒。

用法　每日 1 剂，水煎服。

处方出处：黄健玲.中西医结合治疗妇科常见病·阴道炎[M].广州：广东人民出版社，1996：219.

四、外 治 法

（一）外洗法

1. 罗元恺经验方一　防风、白矾（冲）各 20g，蛇床子、荆芥、黄柏、海桐皮、蒲公英、大飞扬（地方草药）、仙鹤草各 30g。适用于湿热证。

处方出处：朱世增.罗元恺论妇科·带下病及阴痒[M].上海：上海中医药大学出版社，2008：55.

2. 罗元恺经验方二　野菊花 30g，旱莲草 30g，黄柏 30g，蛇床子 30g，金银花 30g，丹参

30g，甘草15g，白矾(冲)15g，适用于肝肾阴虚证。

处方出处：朱世增.罗元恺论妇科·带下病及阴痒[M].上海：上海中医药大学出版社，2008：56-57.

3. 罗元恺经验方三 鹤虱草30g，苦参30g，蛇床子30g，威灵仙30g，当归尾25g，狼毒(先煎)15g，猪胆汁(与煎好之药液和匀)2个。本方用于霉菌性阴道炎。

处方出处：朱世增.罗元恺论妇科·带下病及阴痒[M].上海：上海中医药大学出版社，2008：56.

4. 梁君儿经验方一 香荷洗剂（广东省中医院院内制剂）。

黄连、黄柏、丁香、薄荷、紫草、苦参、冰片制成洗剂，洗剂含生药96%，每日冲洗外阴1次，10天为1个疗程。

处方出处：梁君儿，黎小斌，李丽芸，等.香荷洗剂治疗念珠菌外阴阴道炎的临床研究[J].中医杂志，1997，38（7）：420-421.

5. 梁君儿教授经验方二 香荷药条。

黄连、黄柏、丁香、薄荷、紫草、苦参、冰片制成药条（广东省中医院制剂室生产），每晚洗澡后将药条1条纳入阴道穹后部，每日换药1次，7天为1个疗程。适用于肝经湿热型念珠菌性阴道炎。

处方出处：庄晓玉，梁君儿，何成群.香荷药条治疗念珠菌性阴道炎的临床研究[J].广西中医药，2001，24（5）：27-28.

6. 黄健玲经验方一 苦参30g，大飞杨30g，黑面神30g，蛇床子30g，地肤子30g，细叶香薷20g。煎水坐浴或冲洗阴道，每日1～2次，7天为1个疗程。适用于湿热下注型的念珠菌性阴道炎。

处方出处：黄健玲.中西医结合治疗妇科常见病·阴道炎[M].广州：广东人民出版社，1996：216.

7. 黄健玲经验方二 蛇床子30g，苦参30g，乌梅30g，五味子30g，百部20g，枯矾20g，煎水坐浴或予阴道冲洗。用于湿热下注、虫蚀阴中所致的滴虫性阴道炎。

处方出处：黄健玲.中西医结合治疗妇科常见病·阴道炎[M].广州：广东人民出版社，1996：217.

8. 黄健玲经验方三 金银花30g，蛇床子30g，地肤子30g，苦参30g，黄柏20g，防风15g，薄荷(后下)15g。适用于肝肾阴虚型老年性阴道炎。

处方出处：黄健玲.中西医结合治疗妇科常见病·阴道炎[M].广州：广东人民出版社，1996：219.

9. 范瑞强经验方（广东省中医院院内制剂香莲外洗液） 丁香、藿香、黄连、龙胆草、大黄、枯矾、冰片、薄荷八味中药制成含生药55.8%的水煎剂原液和乙醇浸润剂原液，每日外洗浸泡外阴20～30分钟。

处方出处：范瑞强.中药香莲复方外用治疗股癣及外阴念珠菌病的实验和临床研究[J].广州中医学院学报，1901，8（23）：170-174.

10. 梁剑波经验方 大黄30g，苦参30g，蛇床子12g，贯众12g，金银花20g，百部15g，黄柏15g。外阴坐浴30分钟，如查见滴虫，上药加乌梅15g同煎；若带下豆腐渣样，查见念珠菌，上药可加硼砂、朴硝各10g同煎；如属老年性阴道炎，可加椿根皮、甘草各10g同煎熏洗坐浴。

处方出处：梁宏正.梁剑波老中医治疗带下病经验撷要[J].实用医学杂志，1999，15（10）：840-841.

（二）外搽

珍珠散（《中医妇科学》1979年版）：珍珠、青黛、雄黄各3g，黄柏9g，儿茶6g，冰片0.03g。共研细末外搽用。适用于阴痒皮肤破损者。

（三）阴道纳药

根据阴道分泌物检查结果，针对病源选药纳入阴中，如利用苦参、沙棘子等制成的阴道栓剂或凝胶剂。

五、养生调摄

1. 生活调摄

（1）保持会阴部的清洁卫生，及时更换内衣裤。

（2）瘙痒者避免肥皂水烫洗，以及搔抓等强刺激损伤。

（3）坚持月经期及产褥期卫生保健。

（4）劳逸结合，饮食有节，生活规律，增强体质，增强抵抗力。

2. 饮食调摄　平时均衡饮食，宜多进食清淡而有营养、易消化、富含维生素的食物，比如新鲜水果、蔬菜、牛奶、豆类，忌食肥甘厚腻、辛辣油腻之品，避免过甜或过咸的食品。

六、名家医案节选

病案一　班秀文治疗阴痒案一

林某，女，26岁，某学院技术员，已婚，1974年11月13日初诊。

半年来经行超前，量多，色红，平时带下量多，色白黄，质稠秽，不时阴痒。脉虚细数，苔薄白黄。阴道分泌物涂片检查发现念珠菌。

西医诊断：念珠菌性阴道炎。

中医诊断：阴痒。

辨证：脾气虚弱，湿浊下注，化毒生虫。

治法：健脾化湿，解毒杀虫。

处方：党参15g，白术9g，陈皮3g，土茯苓15g，槟榔9g，菟丝子12g，车前子9g，甘草5g。6剂，水煎服，每日1剂。

二诊：1974年11月20日。药已，带下减少，阴痒不显著。脉细，苔薄白。药既中病，守方再服6剂，每日1剂。

三诊：1974年11月28日。带下少，阴道不痒。脉缓和，苔舌如平。阴道分泌物涂片检查念珠菌转阴。拟以异功散加减，以图根治。处方：党参15g，当归身12g，白芍10g，土茯苓15g，槟榔5g，陈皮3g，甘草9g。每日1剂，可连服5～10剂。

四诊：1974年12月20日。已停药十余天，阴道不痒，带下正常。今天经行，色红，量较上月少，仅提前4天。昨天阴道分泌物涂片检查念珠菌阴性。本着有是证用是药的精神，拟健脾调经之法。守上方去土茯苓、槟榔，加炙黄芪15g，熟地15g，益母草12g。3剂，每日1剂，水煎服，以扶正气而善后。

按语：阴痒一症总与湿热有关。阴痒的致病原因，归纳起来，不外乎虚实两方面。实者，多属湿热下注和感染虫毒。虚者，多属肝肾阴虚，或血虚化燥生风的病变。国医大师班秀文教授认为，本病的治疗原则，要根据虚实的不同而采取或清或补或泻之法。属肝肾阴虚、精血亏少，不能濡养阴部而瘙痒，治之当用滋肾养肝为主，佐以滋阴清热止痒之法常用知柏地黄丸。如因脾虚失运，湿浊内生，当用健脾祛湿治法，若湿久化热、湿热下注阴器，化浊生虫，当用清热杀虫止痒之法，可用龙胆泻肝汤加土茯苓、槟榔、苦参、白鲜皮等之类；本例中患者一派脾虚之象，湿久化热生虫，方中党参、白术、陈皮、甘草、菟丝子健脾化湿兼补肾，车前子、土茯苓、槟榔清热祛湿杀虫，本方以祛湿杀虫为主，佐以祛湿补肾而获捷效。虫既已去，当固其本，故后期去清热杀虫之药，以健脾调经善后。

病案二　班秀文治疗阴痒案二

杨某，女，43岁，工人，1991年8月23日初诊。1个多月来无明显诱因出现外阴瘙痒，时作时止，曾在医院检查：诊断为“外阴尖锐湿疣”，经局部用药后仍觉外阴痒痛，带下量少，质稀，舌淡红，苔薄白，脉细数。

西医诊断：外阴尖锐湿疣。

中医诊断：①阴痒；②阴疮。

辨证：湿毒下注。

治法：化瘀利湿，清热解毒。

处方：当归身10g，川芎6g，白芍10g，土茯苓20g，白术10g，泽泻10g，槟榔10g，苦参15g，白鲜皮10g，夏枯草10g，甘草6g。7剂，每日1剂，水煎服。

另用九里明50g，猫爪草50g，槟榔20g，7剂，每日1剂，水煎服熏洗阴部。

二诊：1991年9月10日。阴部瘙痒时作时止，时而灼痛，其集中在小阴唇处，每次痒痛持续5～6分钟。舌淡红，苔薄黄，脉细略数。药用：土茯苓20g，忍冬藤20g，生薏苡仁20g，车前草10g，鸡血藤20g，丹参15g，益母草10g，连翘20g，九里明20g，槟榔10g，甘草6g，14剂，每日1剂，水煎服，外用方药同上。

三诊：1991年10月11日。药后阴痒已减，外阴时痛，带下如水，质稀量少，舌淡红，苔薄白，脉细缓。仍守原法。药用：当归身10g，川芎6g，白芍10g，土茯苓20g，白术10g，泽泻10g，苍术10g，黄柏10g，连翘20g，白芷6g，槟榔10g，甘草5g。7剂，每日1剂，水煎服。

四诊：1991年11月26日。外阴瘙痒消失，白带正常，经医院检查，外阴湿疣消失，继用四妙散加土茯苓、忍冬藤、龙胆草巩固治疗。

按语：本案湿邪化热，湿热成毒，蕴积于下焦，湿毒生虫，外扰阴部，而成阴痒；湿毒与血气相搏，郁结成疮，又见阴中生疮。证属湿毒下注，治宜清热化瘀利湿，杀虫止痒，在治疗中采用内治与外治相结合的方法。方用当归芍药散养血疏肝，健脾化湿；二妙、四妙清热燥湿，槟榔、忍冬藤、千里光、白鲜皮清热解毒，杀虫止痒，如此标本兼治，内外并治，疗效较佳。

病案三　黄健玲治疗阴痒案

王某，女，53岁，退休工人。

患者绝经 3 年，觉外阴干涩不适感 1 年，近 3 天外阴瘙痒，带下量稍多，色黄赤，五心烦热，腰膝酸疼，口干，舌质嫩红，少苔，脉细数。检查外阴、阴道潮红，阴道上皮菲薄，带下量稍多，色黄赤，查白带未发现念珠菌及滴虫，清洁度III°。

西医诊断：老年性阴道炎。

中医诊断：阴痒。

辨证：肝肾阴虚。

治法：滋养肝肾，佐以清热止痒。

处方①：内服：知柏地黄丸加减。

知母 10g，黄柏 10g，山茱萸 12g，泽泻 15g，丹皮 12g，怀山药 15g，茯苓 15g，川萆薢 15g。

处方②：外洗坐浴：金银花 20g，苦参 30g，黄柏 20g，蛇床子 30g，地肤子 30g，薄荷（后下）15g，防风 15g。用药 7 天，症状减轻。再守上法治疗 7 天，诸症消失。

按语：老年性阴道炎常见于绝经后妇女。《素问·上古天真论》记载：女子“七七，任脉虚，太冲脉衰少。”黄健玲教授认为，老年女性已到“任脉虚，太冲脉衰少”的衰退阶段，老年性阴道炎多属肝肾阴虚，血虚化燥生风所致。肝藏血，是体阴而用阳，肝脉络阴器；肾藏精，而开窍于二阴，肝肾精血同源而内寄相火。肝肾精血不足，津液亏少，不能濡养外阴阴道，不荣则痒；阴血亏虚不能涵木，木失水养，易化燥生风动火，火动则津液灼伤，故老年性阴道炎常表现为阴道枯涩瘙痒疼痛或灼热感。治疗上宜以滋养肝肾，养血润燥为法，佐以祛风止痒，常用知柏地黄丸加减。又阴痒主要表现在阴部，因而黄教授认为除内服法，尚需配合外洗之药，以改善局部血液循环，达到止痒效果，内外合治，相得益彰。本例患者，已过七七之年，肾元亏损，封藏失职，阴道滑脱而下，故带下量多，腰膝酸痛；肝肾精血不足，不能濡养阴道，则阴道干涩；阴液耗损，阴虚内热，则五心烦热，口干；舌质嫩红，少苔，脉细数均为一派肝肾阴虚之象。治以滋养肝肾，祛湿止带，配清热祛湿、祛风止痒之外洗法，所谓内外并治，效如桴鼓。

（曾玉燕 陈 颐 梁雪芳）

第四节 癥 瘕

癥瘕是指妇人下腹有结块，或痛、或胀、或满，甚或出血的病证，其病程缠绵，常久治难愈。岭南医家对癥瘕的病因病机、治疗特色、辨证论治、养生调摄有着独特的见解，积累了丰富的诊治经验。

一、病 因 病 机

岭南医家认为本病的发生与地理气候、生活作息、情志因素等密切相关。受岭南地域特点影响，其致病因素亦表现出一定的特异性，形成了以湿、热、虚、瘀为主要病机的虚实夹杂之证。

1. 气候因素 陈昭遇在《太平圣惠方》中提到岭南土地炎热潮湿，湿热之气容易侵入妇人体内，导致疾病的产生。故岭南女子患病多有湿邪内阻、重浊不运、气机受阻，导致血液运行不畅，瘀积凝滞，从而形成湿瘀致病的独特性。

2. 饮食所伤 岭南人过用凉茶，寒凉伤胃；或海鲜等寒湿之品，寒湿伤脾，因此形成脾胃虚弱、痰湿内生之证候。

3. 生活作息 岭南人素来勤劳朴实，早出晚归，加之岭南地处改革开放前沿，夜生活丰富。过劳伤肾，肾虚则冲任不充，血海失司，旧血瘀滞胞宫，日久积而成瘕。

4. 情志因素 妇女容易动气，且常郁而不发，导致气机郁结，血行受阻，留瘀日久而成癥瘕。刘渊重视情志不畅对于脏腑的损伤，提出“肝经藏血，一经受伤，肝火自焚……水不能滋，即侮土而防脾”，认为思虑伤脾、郁怒伤肝、忧郁过度则伤肺气，均能导致冲任气血失调，从而瘀血内生，积聚成疾。郭梅峰则指出女子善怀，治疗常须解郁之品，可见七情均可导致女性情志异常，气血运行不畅，气分不治，渐入血分，最终形成癥瘕。

二、治疗特色

对于癥瘕，中医多认为血瘀为其核心病机，如《景岳全书·妇人规》曰：“其证则或由经期，或由产后，凡内伤生冷，或外受风寒，或恚怒伤肝，气逆而血留，或忧思伤脾，气虚而血滞，或积劳积弱，气弱而不行。总由血动之时，余血未净，而一有所逆，则留滞日积而渐以成癥矣。”根据疾病的特点，结合地域因素，岭南妇科医家对于癥瘕的治疗形成了独特的学术观点。

（一）分期论治，标本兼顾

妇女月经周期的生理变化是冲任胞宫的阴阳消长、气血盈亏的过程，因此张玉珍教授提出治疗癥瘕，应根据妇女月经周期的特殊生理变化，制定分期论治、标本兼顾的治疗大法，分经期和非经期论治，扶正补虚、行气活血、散结化癥的治法始终贯穿于本病治疗的全过程。非经期注重行气化瘀、消癥散结，经期注重活血化瘀，“经期以调经为要”，调经即活血化瘀，化瘀才能生新，瘀血不去，新血不生，瘀血留于胞宫，日久加重病情，形成恶性循环。张玉珍教授常言：“用药如用兵。”应用部分活血化瘀药物以攻邪散结，同时选用或补肾或补气药物以固护正气。无论经期还是非经期的用药，都有攻有守，攻守结合。临床用药既合乎法度，又视病情而变通，疗效卓著。同时因本病的病程迁延日久，疗程长，故用药切不可太过伤正，若药性过于寒凉则伤胃，药味腥臭难闻则难以服用，故多选用药性平和、易于口服的药物。若苦寒、腥臭药物确有治疗本病的疗效，亦非不可用，只需遵循“峻药缓用，适度而止”的原则即可。

（二）三因制宜，合理选药

司徒仪教授治疗癥瘕用药主张三因制宜：因地制宜，针对南北地域差异选药。因人制宜，针对不同年龄段女性处方用药，育龄期妇女多气血不足，治疗以补益气血为根本；围绝经期妇女多为肝肾阴虚，宜滋养肝肾以治其本。因时制宜，顺应季节变化选药，春夏季阳虚者助其升发；阴虚内热者用药勿过于辛散燥热。夏季阳虚者，借气候温热之性，配合用药以化寒凝癥瘕，冬病夏治；阴虚内热者，需养阴以防血热妄行所致出血。长夏岭南多湿热，需兼清其湿热。秋季阳气肃降，冬季寒性收引，其血瘀症状常更为明显，多予助阳温经化瘀之品。

（三）调节情志，从肝论治

黄健玲教授重视女子情志因素致病的影响，主张从肝论治。黄教授认为“女子以肝为先天”，肝脉与任脉、督脉、冲脉相交。且“冲为血海”、“任主胞胎”，督脉又与任脉总司人体阴阳气血的平衡，故“肝”一脏与三脉相通，其功能正常与否直接影响胞宫精血的按时溢泻。“肝主疏泄”，妇人之病又多为七情内伤，每易肝气不疏，由于妇女的经、带、胎、产、杂无一不与气血密切关联，因此癥瘕的发病多与肝的功能失调有关。叶天士指出：“奇经八脉因属扼要，其最重调肝，因女子以肝为先天，阴性凝结，易于怫郁，郁则气滞血亦滞。”因此，黄健玲教授在临床用药上，强调运用引入肝经之药，常用三棱、莪术两药，三棱辛苦性平，归肝脾经，入血破散，可升可降。《汤液本草》称其能“破血中之气”，为血中之气药。莪术辛苦性温，归肝脾经，辛苦开泄，芳烈破散，能破血祛瘀，行气止痛。两药皆能入肝经血分，相使为用共奏破血行气、化瘀止痛之功效。正如《读医随笔》中所说：“凡脏腑十二经之气化，皆必籍肝胆之气以鼓舞之，始能调畅而不病。”

（四）祛瘀为本，综合论治

古今医家多认为癥瘕主要发生在胞宫胞脉，其病因或是气滞，或是寒凝，或是气虚，或是湿浊，或是肾虚，导致血液离经，瘀血积聚。瘀血既是致病因素，又是疾病发展过程中的病理产物，瘀阻冲任是其病机关键。

罗颂平教授亦认为癥瘕病因病机为瘀阻冲任，以气滞血瘀及寒凝血瘀为主。患者经产留瘀或平素抑郁或肾虚，致脏腑失和，气血失衡，冲任损伤，经期部分经血不循常道而逆行，离经之血而成瘀血。血溢脉外，离经之血蓄积胞中，瘀久成积则为癥瘕。因疾病日久必伤及正气，故临床上以虚实夹杂为多见。其治疗当以活血化瘀、软坚散结治其标，补肾健脾、益气养血以固其本，瘀血消散，血脉通畅，血循常道，则病证可逐渐消退。

三、辨证论治

癥瘕的发病过程中，血瘀是贯彻始终的核心病机，故治疗始终以活血化瘀为大法，根据不同证型兼以行气，或兼以温经，或兼以益气，或兼以补肾。同时根据妇女月经周期的特殊生理变化，更是提出了分期论治、标本兼顾的个体化治疗方案。同时，岭南医家在治疗癥瘕时，时刻注意固护正气，如《济阴纲目·积聚癥瘕门》中云：“善治癥瘕者，调其气而破其血，消其食而豁其痰，衰其大半而止，不可猛攻峻施，以伤元气。”用药有攻有守，攻守结合，峻药缓用，适度而止，疗效显著。

（一）气滞血瘀证

1. 黄健玲教授治疗癥瘕方

组方　赤芍 15g，丹参 20g，三棱 10g，莪术 10g，鳖甲（先煎）15g，全蝎 5g。

功效　行气活血，化瘀消癥。

主治　用于气滞血瘀之癥瘕。

用法　每日 1 剂，水煎服。

处方出处：袁红霞，黄健玲.黄健玲教授治疗子宫腺肌症的经验介绍[J].求医问药（下半月），2012，10（7）：385.

2. 张玉珍教授治疗癥瘕方（非经期：消癥散结方）

组方　黄芪、丹皮、桂枝、茯苓、桃仁、赤芍、三棱、莪术、鸡内金、香附。

功效　行气化瘀，消癥散结。

主治　用于气滞血瘀之癥瘕（非经期）。

用法 每日1剂，水煎服。

处方出处：王美霞.张玉珍治疗子宫内膜异位症体会[J].山东中医药大学学报，2014，38（2）：139-141.

3. 张玉珍教授治疗癥瘕方（经期：调经止痛散结方）

组方 当归、赤芍、生白芍、三七、丹参、三棱、莪术、桃仁、香附、乌药、延胡索。

功效 化瘀生新、行气止痛。

主治 用于气滞血瘀之癥瘕（经期）。

用法 每日1剂，水煎服。

处方出处：王美霞.张玉珍治疗子宫内膜异位症体会[J].山东中医药大学学报，2014，38（2）：139-141.

4. 李丽芸教授治疗癥瘕方（活血消癥方）

组方 三棱10g，莪术10g，牡蛎（先煎）20g，珍珠母（先煎）20g，郁金15g，全虫（蝎子）5g，枳实10g，旱莲草15g，丹参15g，三七末3g。

功效 活血化瘀，祛瘀消癥。

主治 用于气滞血瘀之癥瘕。

用法 每日1剂，水煎服。

处方出处：陈晓航. 岭南名医李丽芸教授中医妇科临床经验的总结与研究[D].广州：广州中医药大学，2009.

5. 李丽芸教授治疗癥瘕方（逐瘀散结方）

组方 三棱10g，莪术10g，桂枝5g，当归10g，珍珠母（先煎）20g，郁金15g，浙贝15g，鸡内金10g。

功效 活血逐瘀，散结消癥。

主治 用于气滞血瘀之癥瘕。

用法 每日1剂，水煎服。

处方出处：陈晓航. 岭南名医李丽芸教授中医妇科临床经验的总结与研究[D].广州：广州中医药大学，2009.

6. 李丽芸教授治疗癥瘕方（行气止痛散结方）

组方 当归10g，白芍15g，炙甘草5g，木香（后下）5g，香附10g，延胡索10g，茯苓15g，郁金15g。

功效 行气活血，止痛消癥。

主治 用于气滞血瘀之癥瘕。

用法 每日1剂，水煎服。

处方出处：陈晓航. 岭南名医李丽芸教授中医妇科临床经验的总结与研究[D].广州：广州中医药大学，2009.

7. 司徒仪教授治疗癥瘕方（血府逐瘀汤、膈下逐瘀汤加减）

组方 桃仁、红花、当归、川芎、赤芍、三棱、莪术、柴胡、香附等。

功效 理气活血，化瘀消癥。

主治 用于气滞血瘀之癥瘕。

用法 每日1剂，水煎服。

处方出处：黄艳辉，司徒仪.司徒仪教授治疗子宫内膜异位症特色浅析[J].湖北中医药大学学报，2015，17（3）：95-97.

（二）寒凝血瘀证

1. 司徒仪教授治疗癥瘕方（当归四逆加吴茱萸生姜汤、温经汤加减）

组方　当归、桂枝、大枣、细辛、通草、炙甘草、吴茱萸、熟附子、生姜等。

功效　温经通脉，散寒化瘀。

主治　用于寒凝血瘀之癥瘕。

用法　每日1剂，水煎服。

处方出处：黄艳辉，司徒仪.司徒仪教授治疗子宫内膜异位症特色浅析[J].湖北中医药大学学报，2015，17（3）：95-97.

2. 司徒仪教授治疗癥瘕方（温经汤、少腹逐瘀汤加减）

组方　吴茱萸、肉桂、干姜、川芎、蒲黄、五灵脂、当归、赤芍、延胡索、没药、桃仁、红花、香附等。

功效　温经化瘀，活血消癥。

主治　用于寒凝血瘀之癥瘕。

用法　每日1剂，水煎服。

处方出处：黄艳辉，司徒仪.司徒仪教授治疗子宫内膜异位症特色浅析[J].湖北中医药大学学报，2015，17（3）：95-97.

（三）气虚血瘀证

1. 司徒仪教授治疗癥瘕方（桃红四物汤加减）

组方　桃仁、红花、熟地、当归、川芎、赤芍、党参、白术、黄芪等。

功效　益气养血，活血消癥。

主治　用于气虚血瘀之癥瘕。

用法　每日1剂，水煎服。

处方出处：黄艳辉，司徒仪.司徒仪教授治疗子宫内膜异位症特色浅析[J].湖北中医药大学学报，2015，17（3）：95-97.

2. 王小云教授治疗癥瘕方（当归芍药散加减）

组方　当归、川芎、白术、茯苓、泽泻、白芍、丹参、赤芍。

功效　养血调肝，化瘀散结。

主治　用于血虚夹瘀之癥瘕。

用法　每日1剂，水煎服。

处方出处：成芳平，邓霭静，张春玲，等.王小云教授妇科痛证学术思想撷要[J].四川中医，2011，29（1）：5-6.

（四）肾虚血瘀证

司徒仪教授治疗癥瘕方

组方　熟地、山药、制附子（先煎）、肉桂、山茱萸、菟丝子、枸杞子、鹿角片（先煎）、蒲黄、五灵脂等。

功效　补肾化瘀，活血消癥。

主治　用于肾虚血瘀之癥瘕。

用法　每日 1 剂，水煎服。

处方出处：黄艳辉，司徒仪.司徒仪教授治疗子宫内膜异位症特色浅析[J].湖北中医药大学学报，2015，17（3）：95-97.

四、中 成 药

1. 气滞血瘀证　罗元恺教授治疗癥瘕中成药方（橘荔散结丸）

组方　橘核、荔枝核、续断、小茴香、乌药、川楝子、海藻、莪术、制首乌、岗稔根、党参、生牡蛎、风栗壳、益母草。

功效　活血化瘀，软坚散结。

主治　用于气滞血瘀之癥瘕。

用法　每日 3 次，每次 6g，温水送服，若素体偏热或兼热象者以淡盐水送服。月经干净 3 天后开始服用，月经期 3～5 天停药。

处方出处：李坤寅，关永格，王慧颖.从橘荔散结丸浅析罗元恺教授治疗子宫肌瘤经验[J].中华中医药学刊，2008，（2）：236-238.

2. 脾肾两虚血瘀证　罗颂平教授治疗癥瘕膏方（散结养血方）

组方　荔枝核、橘核、岗稔根、牡蛎（先煎）、续断、三七、海藻、板栗壳、鸡血藤、盐牛膝、醋三棱、醋莪术、醋香附、乌药、木香（后下）、大腹皮、路路通、丹参、桑寄生、狗脊、酒黄精、五指毛桃、熟党参、白术、炒苍术、白扁豆、千斤拔、茯苓、山药、北柴胡、蒸陈皮、麦芽、桃仁、薏苡仁、皂角刺、重楼、人参、核桃仁、元贞糖。

功效　活血化瘀，理气散结，健脾补肾。

主治　用于脾肾两虚血瘀之癥瘕。

用法　每次 5ml，每日 1～2 次，温水调服。

处方出处：李元琪.罗颂平运用膏方治疗子宫腺肌症经验[J].安徽中医药大学学报，2018，37（1）：26-27.

五、外 治 法

（一）体针

1. 气滞血瘀证　主穴：气海、气冲、三阴交、合谷；配穴：瘀血较甚者，加血海、次髎、膈俞、石门。手法：泻法，或平补平泻法，强刺激。

2. 湿瘀互结证　取穴：关元、水道、足三里、三阴交。手法：泻法，禁忌经期进行。

3. 气虚血瘀证　主穴：关元、足三里、三阴交、隐白、脾俞、胃俞。手法：补法，提插捻转轻刺激。

（二）腹针

取穴：中脘、下脘、气海、关元、中极、外陵、水道、气穴、气旁、关元下。

针刺方法：局部皮肤消毒后，留针 5 分钟后轻捻转、慢提插以加强针感一次，再予留针 20 分钟。

（三）中药保留灌肠

莪棱灌肠液（由三棱、莪术、丹参等组成，广州中医药大学第二附属医院院内制剂），取莪棱灌肠液50ml，加温水50ml，温度控制在35～40℃，行直肠灌注，保留30分钟以上，每日1次，20次为1个疗程，经期停止治疗，经后继续治疗，可连续治疗3个疗程。

六、养生调摄

（一）生活调摄

（1）健康作息，适当运动，劳逸结合，充足睡眠，增强体质和抵抗力，保持气血平和。

（2）避免过多进食凉菜、冷饮，以免损伤脾胃，造成寒湿滞留。每晚睡前可以坚持艾叶生姜泡脚，以保养阳气。

（3）调适情绪，保持健康心态。通过聆听音乐，阅读书籍，有效沟通等方式有效舒缓压力，保持气机调畅。

（二）饮食调摄

常用食疗方如下。

1. 草龟炖土茯苓汤 待水开时，下入草龟、瘦肉，用中火煮5分钟至血水消失，捞起冲净。把土茯苓、草龟、瘦肉、生姜放入瓦煲内，加入清汤、绍酒，加盖用慢火煲3小时。适用于湿瘀互结的癥瘕患者，具有祛湿化瘀、软坚散结之效。

2. 五指毛桃甲鱼汤 水开时，下入甲鱼、瘦肉，用中火煮5分钟至血水消失，捞起冲净。把五指毛桃、甲鱼、瘦肉、生姜放入瓦煲内，加入清汤、绍酒，加盖用慢火煲3小时。适用于气虚血瘀的癥瘕患者，具有健脾益气、软坚散结之效。

3. 蝎子瘦肉汤 把蝎子、瘦肉、生姜放入瓦煲内，加入清汤、绍酒，加盖用慢火煲3小时。适用于气滞血瘀的癥瘕患者，具有行气活血、化瘀消癥之效。

4. 田七花旗参茶 三七10g，花旗参15g，清水煮沸15～20分钟。适用于气虚血瘀的癥瘕患者，具有益气活血、化瘀消癥之效。

七、名家医案节选

病案一 张玉珍教授治疗癥瘕案

患者，女，32岁，2012年1月9日初诊。痛行腹痛6年，渐进性加重2年。

患者月经平素规律，经期7天，每次经行第1天感下腹坠胀不适，第2～3天时下腹坠胀疼痛更甚，拒按，伴有肛门坠胀感，手足冷，虚汗汲汲，甚时伴有恶心，腹泻，月经量少，色黯，有血块，血块排出后腹痛逐渐减轻，每月如此，末次月经时间：2011年12月20日。结婚1年，一直未避孕未孕，曾查B超提示：左侧附件囊性肿块（4.5cm×3.8cm），考虑为卵巢子宫内膜异位囊肿。CA125 75U/ml。性激素基本正常范围。就诊时舌质淡红，边有瘀点，苔薄白，脉细弦。

西医诊断：卵巢子宫内膜异位囊肿。

中医诊断：癥瘕。

辨证：气滞血瘀。

处方：

一方：丹皮 15g，茯苓 10g，桃仁 15g，赤芍 15g，三棱 10g，莪术 10g，鸡内金 10g，香附 10g，土鳖虫 10g，浙贝母 30g。

二方（经前 3 天开始服用）：当归 10g，赤芍 15g，生白芍 10g，三七 9g，丹参 15g，三棱 10g，莪术 10g，桃仁 15g，香附 10g，乌药 15g，延胡索 15g，薏苡仁 20g。

每日 1 剂，水煎服。

二诊：2012 年 1 月 28 日。痛经已有明显好转，经量较前增多，血块减少。

继续随证加减治疗 3 个月，其间加服橘荔散结丸（广州中医药大学第一附属医院院内制剂），每次 6 片，每日 2 次，3 个月后复查 B 超提示附件囊性肿块大小为 3.3cm×2.9cm，较前已有明显缩小，痛经症状基本消失，继续治疗 2 个月后成功受孕，已顺产一子，均安。

按语：分期论治，标本兼顾是张玉珍教授治疗癥瘕的一大特色。非经期注重行气化瘀、消癥散结，经期则通因通用、行气止痛。用药特色方面，张玉珍教授常用三棱、莪术这一药对以破血祛瘀、行气止痛，正如《医学衷中参西录》曰："三棱、莪术性近平和，而以治女子瘀血，虽坚如铁石也能徐徐消除，而猛烈开破之品转不能建此奇功，此三棱、莪术独具之良能也。"癥瘕患者病程迁延日久，长期服药，难免伤及脾胃，故张玉珍教授用鸡内金一药既可消食健脾，又可消瘀散结。《医学衷中参西录》言："鸡内金，鸡之脾胃也，中有瓷石、铜、铁皆能消化，其善化瘀积可知。"张玉珍教授遣方用药虽以攻为主，但选用药物均药性平和，有攻补同用的双面性，以攻为主、寓补于攻，有消癥而不伤正的疗效。

病案二 罗元恺教授治疗癥瘕案

患者，女，32 岁，2003 年 9 月 23 日初诊。月经量多 1 年，体检发现子宫肌层占位半年余。

平素月经周期规则，经期 7 天，经量甚多，用卫生巾 3～4 包，色黯红，血块（++），痛经（+），经前乳胀，末次月经 2003 年 9 月 5 日，量色如前。现纳差，多梦，二便调。舌淡黯，苔薄白，脉沉弦。B 超提示： 子宫肌瘤大小约 2.9cm×2.8cm×2.8cm。因惧怕手术而为求中医治疗。

西医诊断：子宫肌瘤。

中医诊断：癥瘕。

辨证：气虚血瘀。

处方：橘荔散结丸：5 片，每日 3 次。

二诊：2003 年 10 月 4 日。服药后无不适，10 月 3 日月经来潮，现小腹胀，经量偏多，每日 7～8 片卫生巾，全湿透，色黯红，血块（+），痛经（+），腰酸，疲乏无力，纳可，睡眠较前好转，舌黯红，苔薄白，脉沉弱。现为经期，量多，既要行气化瘀以治其标，也要益气养血以固其本。

罗元恺教授选用经验方：党参 30g，制首乌 30g，岗稔根 30g，川断 15g，荔枝核（打）20g，生牡蛎（先煎）30g，橘核 15g，炒蒲黄（包煎）10g，白术 15g，益母草 30g，贯众 20g，血余炭 10g。7 剂，每日 1 剂，水煎服。

三诊：2003 年 10 月 13 日。服药后经量逐渐减少，血块及痛经明显减轻，纳寐均可，无腹胀腹痛，二便调。现患者为经间期，仍以祛邪为主，兼顾扶正，继续服橘荔散结丸。经过

3 个月的周期性治疗后，月经已逐渐恢复至正常经量，每次仅用卫生巾 1 包半，2004 年 4 月复查 B 超提示：子宫大小正常，未见明显子宫肌瘤。再服橘荔散结丸 1 个月，追踪随访 3 年未见复发。

按语： 正如《医宗必读》云："积之成也，正气不足，而后邪气踞之。"《妇科玉尺》亦云："积聚癥瘕者，妇女患此，大致皆胞胎生产，月水往来，血脉精气不调及饮食不节，脾胃亏损，邪气相侵，积于腹中所生。"通过多年的临床实践和观察，罗元恺教授认为瘀血属有形之实邪，实邪壅聚致使癥瘕形成，血不归经，气随血脱，导致气血虚衰，临床多呈虚实夹杂之证，所以罗元恺教授认为治法上既要行气化瘀用攻法以治其标；也要益气健脾用补法以固其本，总宜攻补兼施。

（周丽丽　肖　静　梁雪芳）

第五节　子宫内膜异位症

子宫内膜异位症（简称内异症）是指具有生长功能的子宫内膜组织出现在子宫腔以外的部位而引起的病证。异位内膜可侵犯全身的任何部位，最常见的为盆腔脏器和壁腹膜，以卵巢、宫骶韧带为主。内异症患者中 80%有明显的痛经，50%合并不孕，合并有月经紊乱者约占半数，以月经过多或淋漓不断为主要表现。

经血不循常道，播散于宫腔之外，中医学上称为"离经之血"，其病位在下焦、胞宫、胞络，病理实质是血瘀。内异症归属为"痛经"、"癥瘕"、"不孕"等范畴。现代岭南医家对本病有独到的诊治经验。

一、病因病机

《景岳全书・妇人规》曰："瘀血留滞作癥，惟妇人有之。其证则或由经期，或由产后，凡内伤生冷，或外受风寒，或嗔怒伤肝，气逆而血留，或忧思伤脾，气虚而血滞，或积劳积弱，气弱而不行，则留滞日积，而渐已成癥矣。"《医林改错》中曰："凡肚腹疼痛，总不移动，是血瘀。"岭南医家一致认为瘀血阻滞是本病的基本病机，但具体又可以细分为肾虚血瘀、气滞血瘀、气虚血瘀、寒凝血瘀诸证。

1. 肾虚血瘀　司徒仪教授认为内异症是虚实夹杂之病，血瘀和肾虚是其主要的病机。内异症病程通常较长，而久病常及肾。肾阳虚，则血失温煦，肾阴虚，则内热灼血，二者均能致瘀。同时，司徒仪教授认为内异症与一般的"血瘀"性疾病不同，此为离经之血日久，致恶血败血，继而成为大积大聚之症，属"血瘕"范畴。《素问•奇病论》亦指出："胞络者，系于肾。"肾开窍于二阴，前阴为外生殖器。肾和血与女性生殖过程密切相关。肾虚血瘀，气血瘀阻于冲任、胞宫胞脉，而影响卵泡发育及成熟卵泡排出。且该排之卵不能排出，必然留瘀为患，加重排卵功能障碍而致不孕。

2. 气滞血瘀　罗颂平教授认为女子以血为本，以血为用，肝藏血，主疏泄，喜条达，恶抑郁，尤以内伤七情，气机不畅，冲任失和，易致气滞血瘀，冲任胞脉瘀阻形成异位癥瘕包块。

3. 气虚血瘀　岭南医家认为本病患者多有经、孕、产、乳，甚至多次人工流产或其他宫腔操作史，正气未复，邪气乘虚侵袭而发病，治疗不及时或体内余邪未尽，邪正相争，正气愈虚，病情反复发作或渐进性加重。

4.寒凝血瘀 《素问·举痛论》云："寒气入经而稽迟，泣而不行，客于脉外则血少，客于脉中则气不通，故卒然而痛。"寒则血凝泣，血行不畅而成瘀滞，血脉不通，不通则痛。

二、治疗特色

（一）消补结合，平缓图之

岭南医家认为内异症虽病证复杂，但以血瘀为主要病机。内异症并非一朝一夕可形成，多数病程日久，正气虚损。因此，治疗之时切忌以猛药攻之，否则，不仅达不到化瘀消癥的效果，反而更损患者之正气，以致正虚邪更盛。对于化瘀散结之法，岭南医家提倡遵循"大积大聚，衰其大半而止"的原则。张玉珍教授认为"消补结合、平和缓图取效"是内异症用药的基本要求。张玉珍教授常言："用药如用兵。"临证中应用部分活血化瘀药物以攻邪散结，同时选用或补肾或补气药物以固护正气。无论经期还是非经期的用药，都有攻有守，攻守结合。临床用药既合乎法度，又视病情而变通，疗效卓著。司徒教授亦主张妇科"血证"依"因"而治，虚则补之，瘀者行之。经期以化瘀止血为主，以防经期过长损耗正气。非经期治疗控制疾病发展以固其本。

（二）灵活用药，善用药对

岭南医家都非常重视药物的相互组合，以准确灵活的配伍，来针对性地治疗复杂的病变。"药对"即是其中最基本、最有意义的配伍形式。司徒仪教授巧用"药对"治疗内异症合并不孕，取得了很好的疗效。女贞子能滋肾水益肝阴，清热明目；旱莲草补肾益阴，乌发固齿，二药相须伍用长于补肾强精，益肝养血，滋而不腻，清而不伐，此药对常用于月经后期。白芍有补血敛阴、柔肝止痛、平肝缓急之功，为治疗诸痛之良药；当归长于补血养血、活血散瘀，功善调理冲、任、带三经，堪称妇科良药，主治一切血证，二药合用于经期改善痛经，亦用于经后期，与女贞子和旱莲草等药协同，以促使精血充盈，气血调和，冲任协调。丹参长于活血祛瘀，凉血消痈，养血安神；香附长于理气解郁，调经止痛，二药合用以活血理气化瘀，促进经血顺利排出，从而缓解痛经。菟丝子长于补肾益精，可阴阳并补，善走肝肾阴分，能健脾止泻，补肾安胎，而兼补益先后天于一体；桑寄生既能补肝肾，又能养气血，故有安胎之功。此药对于经前期与活血化瘀药同用，以补肾活血，既利于血瘀病机的改善，又利于孕卵的着床、发育。三棱入血破瘀，可升可降；莪术能破血祛瘀，行气止痛，故常用于气滞血瘀诸证，二药皆能入肝经血分，相使为用共奏破血行气、化瘀止痛之功效，故此药对于经前期与补肾药同用，以补肾理气活血化瘀，为孕卵的着床、发育做好准备；用于经后期以活血理气、化瘀消癥散结，改善血瘀的病机，为经间期奠定基础。

（三）遣方用药，因人制宜

内异症常表现为痛经、慢性盆腔疼痛、盆腔包块、不孕、月经失调等，不同的患者主症各异，且每个患者每个时期内就诊目的亦不同。因此治疗用药时需因人制宜、因时制宜，根据患者主症、目的及生育要求等制定具体的治疗原则，此外，在治疗上根据不同患者的需求，采取不同的治疗措施。

对于痛经明显患者，控制或解除疼痛是主要治疗目的，强调经前、经期活血化瘀、温经止痛，常选用当归、赤芍、三棱、莪术、乌药、蒲黄、五灵脂、延胡索等化瘀止痛药物。但临床中仍需辨寒热虚实加减用药，阳虚寒甚者可加熟附子、吴茱萸、炮姜。司徒仪教授认为扶阳温通为治诸痛证之要法，并认为附子暖命门而破阴凝，能通行十二经络，又善达海底，直暖胞宫，实为治疗痛经的要药。

对于有盆腔包块的患者，其主要治疗目的是去除异位病灶，治疗当选择三棱、莪术、鳖甲、浙贝母、皂角刺等一些破血消癥散结的药物，方能药到病所。

对于不孕患者，治疗以解决生育问题为主要目标，强调补肾活血、调经助孕，不但有利于血瘀病机的改善，而且有利于黄体功能的恢复和孕卵的着床、发育，常选用桑寄生、菟丝子、川断、羊藿叶、当归、丹参等。

如合并月经过多或经期延长，强调经期化瘀止血，常选用海螵蛸、三七、蒲黄、益母草、枳壳等药。若气虚明显，则可加用黄芪、党参、白术以益气摄血；兼有热证则用荆芥炭、贯众炭凉血止血；兼有寒证则用蕲艾炭、香附炭温经止血。

（四）循周期治疗，因时制宜

内异症发病具有明显的周期性，与月经周期关系密切，故治疗应按月经周期气血盈亏状态，顺应调治。岭南医家认为治疗内异症强调两个主要方向：控制离经之血的产生、促经净已离经之血的消散。

经期应控制离经之血的产生，采用活血化瘀、止痛止血法。内异症患者，月经来时，气血当泻，但异位内膜所倾泻的离经之血，无脉道可循，瘀积少腹，滞于冲任，瘀血不去，新血不得归经，或瘀伤脉络，络伤血溢，导致月经过多、经期延长、痛经、甚至崩漏等发生，故治疗上应控制离经之血，以防进一步蓄瘀，此时应采用化瘀止血止痛法。

在经净至排卵期，离经之血刚产生，治疗应活血理气、化瘀消癌散结以改善血瘀的病机，促进离经之血及时消散，防止瘀久成癥。

内异症患者常存在排卵功能的障碍，形成黄素化不破裂卵泡综合征。对于合并不孕患者，如何促使排卵的发生是治疗内异症不孕的要素之一，因此在排卵期，强调在补肾的基础上行破血活血利气之法，同时促进排卵的发生。

排卵后阴精与阳气皆充盛，气血长盛，血海蓄满，治疗应当疏调肝气，使其泻而不藏。而对于不孕黄体期患者当采用补肾活血法，不但有利于血瘀病机的改善，而且有利于黄体功能的恢复和孕卵的着床、发育。

三、辨 证 论 治

（一）临证思路

现代岭南医家对内异症的治疗有较深的体会。以司徒仪教授为代表的岭南医家从 20 世纪 80 年代开始对内异症进行研究，积累了丰富经验。内异症在临床上常表现为痛经、不孕、月经失调、癥瘕等。然而并非每个患者均同时具有以上所有症状，因此需根据患者的年龄、主症及生育要求等确定具体的治疗原则，即治疗需因人制宜。

（二）辨证论治应用

1. 肾虚血瘀证（欧阳惠卿内异方）

组方　补骨脂20g，淫羊藿15g，续断15g，桃仁10g，莪术10g，益母草30g，枳壳10g。

功效　补肾化瘀散结。

主治　用于肾虚血瘀证内异症。

用法　每日1剂，水煎服。

处方出处：黄洁明.欧阳惠卿教授治疗子宫内膜异位症不孕经验[J].河南中医，2011，31（1）：20-21.

2. 气滞血瘀证（罗氏内异方）

组方　益母草、桃仁、土鳖虫、川芎、山楂、丹参、蒲黄、五灵脂、延胡索、乌药、牡蛎、海藻、浙贝母、乌梅。

功效　活血化瘀，行气止痛，软坚散结。

主治　用于气滞血瘀证内异症腹胀痛以胀为主者。

用法　每日1剂，水煎服。

处方出处：陈思，樊耀华，赵颖.从罗氏内异方浅析罗元恺教授治疗内异症经验[J].中医临床研究，2016，8（32）：105-106.

3.血瘀证（邓高丕治疗内异症方）

组方　丹参15g，赤芍15g，桃仁15g，海螵蛸15g，鸡内金12g，九香虫9g，水蛭6g，血竭（后下）3g，乳香6g，没药6g。

功效　化瘀消癥散结止痛。

主治　用于血瘀证内异症经行腹痛。

用法　每日1剂，水煎服。

处方出处：王瑞雪.邓高丕教授治疗子宫内膜异位症经验撷要[J].广州中医药大学学报，2012，29（5）：587-589.

4. 寒凝血瘀证（黄健玲内异方）

组方　桂枝10g，茯苓15g，赤芍15g，丹参30g，桃仁10g，三棱10g，莪术10g，当归10g，吴茱萸9g，小茴香6g。

功效　温经散寒，活血化瘀。

主治　用于寒凝血瘀证之内异症。

用法　每日1剂，水煎服。

处方出处：黄健玲.中西医结合治疗妇科常见病[M].广州：广东人民出版社，1999：230-231.

5. 肾虚肝郁血瘀证（陈慧侬内异痛经灵）

组方　黄芪、血竭、蒲黄炭、五灵脂、九香虫、桂枝、橘核、木香、山楂、白芍、甘草。

功效　疏肝理气，温补肾阳，活血化瘀。

主治　用于肾虚肝郁血瘀证内异症，缓解疼痛、改善症状、促进包块吸收、提高受孕率。

用法　每日1剂，水煎服。

处方出处：李卫红，余丽梅，陈爱妮，等.陈慧侬补肾活血法治疗子宫内膜异位症的经验浅析[J].辽宁中医杂志，2015，42（11）：2083-2084.

6. 司徒仪内异不孕方（分期论治）

（1）行经期

组方　白芍、当归、蒲黄、五灵脂、延胡索、红花、乌药、青皮、木香、香附。

功效　理气活血止痛。

用法　每日1剂，水煎服。

（2）经后期（内异助卵方）

组方　熟地、山茱萸、白芍、女贞子、补骨脂、沙苑子、百合、茯神、石斛、郁金、防风。

功效　滋肾益阴养血。

用法　每日1剂，水煎服。

（3）排卵期（内异促排方）

组方　菟丝子、桑椹子、白芍、桑寄生、补骨脂、沙苑子、淫羊藿、郁金、枳壳、皂角刺、羌活。

功效　温肾助阳、利气通络。

用法　每日1剂，水煎服（需配合B超监测卵泡情况指导用药，B超监测卵泡直径≥18mm，内膜厚度≥8mm时始服）。

（4）经前期（助孕1号方）

组方　菟丝子、桑寄生、续断、旱莲草、女贞子、党参、白术、茯苓、白芍、茯神、酸枣仁。

功效　补肾健脾，佐以宁心安神。

用法　每日1剂，水煎服（临床常以B超或基础体温指导用药，基础体温上升2天后始服）。

处方出处：程思，许明桃，梁雪芳.司徒仪治疗子宫内膜异位症不孕经验[J].安徽中医药大学学报，2018，37（2）：40-43.

四、外 治 法

1. 莪棱灌肠液灌肠　由于本病的主要病位在盆腔，中药保留灌肠可通过药物渗透作用而到达盆腔，促进盆腔内血瘀状态改善，有利于改善症状和消除病灶，同时又减少了对胃肠道的刺激。非经期使用莪棱灌肠液50ml+温水50ml，水温保持在37～38℃行保留灌肠，每日1次。

2. 中药外敷下腹部　四黄水蜜有清热利湿、活血化瘀之效。用法：每次用适量四黄散，加热水调成饼状，表面涂以蜜糖，敷于下腹部，每日1次，避开经期。丹棱散结敷膏有活血化瘀、消癥软坚散结之效。用法：非经期外敷下腹部，每日1次。

3. 耳针　耳穴与脏腑经络关系密切，当针刺耳廓穴位时，就能调节脏腑经络而治病。《灵枢·五阅五使》记载："二者，肾之官。"耳穴埋针：艇中、皮质下、内分泌、交感、内生殖器。经前5天开始，隔天1次，共4次，每3个月经周期为1个疗程。

4. 体针　气滞血瘀证：行间、中极、气海、次髎、地机、血海，每日1次，15次为1个疗程。气虚血瘀证：气海、关元、中级、肾俞、脾俞，加艾灸关元穴，每日1次，15次为1个疗程。

5. 隔姜灸 寒凝血瘀证痛经。取穴：神阙、关元、三阴交。每日用中等艾炷5～7壮，隔日1次。

五、养生调摄

1. 生活调摄 加强痛经卫生知识的宣传，使妇女了解原发性痛经及内异症痛经的区别，尽早识别病情，及时就医。

经期避免剧烈运动，并避免涉寒饮冷；严禁性生活，适龄婚育，尽量避免或减少人工流产等宫腔操作，从根本上预防本病的发生或进展。

2. 饮食调摄 饮食宜清淡，禁食辛辣香燥之品，尤其经前、经期更需注意。

六、名家医案节选

病案一 邓高丕教授治疗内异症案

郑某，女，32岁，已婚。2011年2月24日初诊。

主诉：痛经5年，进行性加重半年。

月经史：15岁初潮，既往月经尚规则，5～6/30～40天，末次月经日期为2011年1月23日，量少，色黯，夹小血块，痛经以行经第1～3天为甚，腰腹肛门坠胀疼痛难以忍受，亦不能坚持工作。6年前人工流产1次。平素手足冰冷，腰酸乳胀，畏寒，偶有性交痛。舌质紫暗，苔淡白边有瘀点，脉沉涩。某妇幼保健院查抗子宫内膜抗体（EMAb）(+)，诊断为子宫内膜异位症。妇科检查结果示：外阴已婚式，阴道通畅，宫颈中度糜烂，子宫后位，正常大小，阴道穹后部可触及黄豆大小数个结节，触痛明显，附件（-）。

辨证属寒凝血瘀，治拟温经散寒、活血祛瘀止痛。

方药：丹参15g，赤芍15g，桃仁15g，海螵蛸15g，鸡内金12g，九香虫9g，水蛭6g，血竭3g，乳香6g，没药6g，乌药20g，山萸肉15g。7剂，每日1 剂，水煎服。

散结镇痛胶囊2盒，每次4片，每日3次。

二诊：2011年3月9日。2月28日月经来潮，3月5日经净。较上次量有所增多，仍痛经，经血色暗夹块，块下痛减，现腰骶酸痛，口淡，舌暗红苔淡白，脉沉涩。

方药：丹参15g，海螵蛸15g，鸡内金12g，血竭3g，益母草30g，白芍15g，五灵脂10g，北黄芪15g，川续15g，杜仲15g，桑寄生15g，狗脊15g。14剂，每日1剂，水煎服。

三诊：2011年3月31日。末次月经：2011年2月28日，现为经前期，口干，无乳胀，舌暗红苔淡白，脉细涩。方药：丹参15g，赤芍15g，海螵蛸15g，鸡内金12g，佛手12g，大腹皮12g，九香虫9g，水蛭6g，血竭3g，乳香6g，没药6g，麦冬15g。7剂，每日1剂，水煎服。

四诊：2011年6月22日。末次月经：2011年5月29日。自诉前2次月经经血色红无块，排出较通畅，痛经大为减轻，本次来诊要求继续服中药以巩固疗效。妇科检查：阴道穹后部仍可触及结节，但已无触痛，舌暗红苔薄白，脉弦细。方药：丹参15g，赤芍15g，桃仁15g，海螵蛸15g，鸡内金12g，九香虫9g，水蛭6g，三棱12g，莪术12g，乌药20g，延胡索12g，川楝子10g。7剂，每日1剂，水煎服。

按语：内异症在临床中以寒证、实证多见，热证、虚证少见。本例患者经行腹痛难忍，量少色暗，有血块，畏寒，舌质暗红，苔淡白边有瘀点，此乃一派寒凝瘀阻之征，故采用活血化瘀兼消寒凝之法；二诊时月经刚过，血海亏虚，腰骶酸痛，遵循周期气血消长规律，经后以补肾健脾调冲、活血化瘀为主，故加用北黄芪、川续断、杜仲、桑寄生、狗脊等；三诊为经前，活血祛瘀配伍理气止痛为主，故加用佛手、大腹皮。如此缓消细治，经 3 个周期的治疗后，患者痛经症状基本得到控制，临床疗效较满意。

病案二　司徒仪教授治疗内异症案

患者，女，42 岁，2016 年 10 月 10 日初诊。

主诉：月经量增多一年，不规则阴道出血 40 天。现病史：患者既往月经 15 岁初潮，周期规则，5～7 天干净，经量中等有痛经史。已婚育，无生育要求。5 年前开始出现经行腹痛进行性加重，曾有 2 次卵巢内膜异位病灶剔除术，2014 年曾行 GnRH 治疗。近一年每次月经来潮量多，色暗红，质黏稠，日用 7～8 片夜用卫生巾，湿透，血块多，经行腰酸，伴有下腹隐痛，持续 9～10 天干净。2016 年 7 月 19 日上曼月乐环，月经量稍减少。末次月经：2016 年 9 月 1 日，月经量多，持续未净；12～25 日间断出血，色暗，护垫可，9 月 26 日阴道出血如月经量，10 月 2 日至 5 日阴道出血量色鲜红，夹血块。现月经量中等，痛经，两颧潮红，腰酸，腹胀，气短汗出，倦怠乏力，食欲不振，舌暗红，苔薄白，脉细数。妇科检查：外阴正常，阴道通畅，中量鲜红色血污，宫体前位，增大如孕 50 天，质硬，活动欠佳，无压痛，双侧附件无增厚压痛。妇科 B 超：子宫大小（81mm×86mm×84mm），后壁光点增多增粗，子宫腺肌症，多发性子宫肌瘤（45mm×47mm，29mm×29mm）；右侧附件区囊肿（82mm×52mm×59mm，含巧克力囊肿 40mm×35mm×44mm），宫内节育环，位置好。

中医诊断：①崩漏；②月经过多；③癥瘕。

中医证型：肾虚血瘀。

西医诊断：①子宫腺肌症；②卵巢子宫内膜异位囊肿；③异常子宫出血。

治法：健脾补肾，化瘀止血。

处方：白芍 15g，党参 15g，黄芪 15g，续断 15g，延胡索 15g，枳壳 9g，旱莲草 15g，仙鹤草 15g，海螵蛸（先煎）15g，三七粉（冲服）3g，重楼 15g，乳香 5g，没药 5g。

3 剂，水煎服，每日 1 剂。

二诊：服药 3 剂后阴道出血量少，护垫可，两颧潮红，仍有气短乏力、手足心热、纳欠佳，口干，腰酸，小便调。舌暗红，苔薄白，脉细。去乳香、没药，加藕节 20g、侧柏叶 15g。每日 1 剂，水煎服。

三诊：刻下阴道出血干净，乏力疲倦症状缓解，纳改善，腰酸缓解，二便调。舌淡红，苔白，脉细。

处方：白芍 15g，郁金 12g，党参 15g，穿破石 15g，生地 15g，鸡内金 10g，黄芪 15g，黄精 15g，续断 15g，延胡索 15g，青皮 10g。每日 1 剂，水煎服。

四诊：刻下无明显不适，经前调理。舌淡红，苔白，脉细。

处方：白芍 15g，党参 15g，黄芪 15g，续断 15g，枳壳 9g，旱莲草 15g，仙鹤草 15g，海螵蛸（先煎）15g，藕节 15g，山药 20g，熟地 15g，制首乌 15g，阿胶 12g，白芷 10g。每日 1 剂，水煎服。

经治疗，患者月经量较前明显减少，行经时日用 4 片卫生巾，湿一半，夹少许血块，5 天基本干净。于门诊长期调理，经量中，余无不适。

按语：此案患者年过六七，肾气渐衰，脾气不足，冲任不固，经血妄行，离经之血阻于胞宫，破血妄行，血不归经，发为崩漏。血能养气，亦能载气，持续月经量过多可导致气随血耗，继而出现气虚症状。《证治准绳女科·调经门》中有记载："经水过多，为虚热，为气虚不能摄血。"治疗应以补脾肾、益气养阴止血为法，真阴为人体阴液之本，阴血自平，即所谓"壮水之主，以制阳光"；脾气盛则气血充足，固摄有力，则血自止，且后天养先天，则肾精充足，经水自调。此为血瘀所致出血，故运用化瘀止血治法，运用乳香、没药以化瘀。二诊阴道出血量减少明显，加用藕节、侧柏叶以凉血止血。三诊后进行善后调理以复旧，此病需于临床长期调理，以改善脏腑功能。

（甘华婵 胡向丹 肖 静 梁雪芳）

第六节 子宫颈鳞状上皮内病变

子宫颈鳞状上皮内病变（cervical squamous intraepithelial lesion，SIL）是一组由高危型人乳头瘤病毒（HPV）感染引起，与宫颈浸润癌密切相关的癌前病变，反映了子宫颈癌发生发展的连续病理过程，是子宫颈癌防治的重要阶段。本病有两种不同结局：一是自然消退；二是可能发展为浸润癌。

中医无本病病名，根据子宫颈鳞状上皮内病变的临床症状，可归于中医学"带下病"的范畴论治。

一、病因病机

岭南医家认为本病的发生多由早婚多产、房劳过度、不洁房事等因素引起，致湿热毒邪瘀结于胞宫、子门，伤及任带；或脾肾不足，湿邪内生，致使任脉不固、带脉失约而发病。

1. 感染湿热毒邪 岭南地区炎热潮湿的气候特点，带脉易受湿热，另湿热蒸熏，亦易为虫毒病菌滋生温床，湿热毒内蕴子门，久而阻滞气机，气血不通成瘀，湿热瘀邪毒互结，损伤任带二脉，缠绵难愈。

2. 素体虚弱，脾肾不足 素体虚弱，早婚多产，房事不节，损伤肾气。脾肾不足，正气亏虚，任带二脉空虚，易感染湿热毒邪。刘渊认为，带下病机"总由肾气不固"。蔡仰高认为白带新患多偏于湿盛脾虚受阻，久病则责诸肾，终致任脉带脉失固。

二、治疗特色

根据疾病及体质特点，岭南妇科医家治疗子宫颈鳞状上皮内病变的主要学术观点可归纳为以下几点。

1. 未病先防，治病求本 "治未病"的思想贯穿整个中医理论，同时"治病必求本"也是治疗疾病的关键。人乳头瘤病毒（HPV）感染作为子宫颈鳞状上皮内症变的高危发病因素，在预防子宫颈鳞状上皮内症变时，必然是关注的重点。岭南医家通过临床观察发现中医中药对于HPV 感染的临床治疗也有着优势，内外同治，临床疗效较好。通过对 HPV 感染的治疗，可从根本上降低子宫颈鳞状上皮内症变发病率，阻断子宫颈癌的发生。

2. 补虚泻实，标本兼治 岭南医家诊治本病，既强调湿热、湿毒、瘀血带下而应用化湿清热，活血解毒治则及方药，又重视妇人体质脾肾虚，强调固本培元治则诊治。如清代刘渊认为带下之源，皆出于阴分，病机为肾气不固，带下则由脾肾虚滑更多，证型分为三种：或因劳倦伤脾，若脾肾气虚下陷而带下者，宜完带汤、归脾汤、补中益气汤之类；或因色欲伤肾，若命门不固，肾气受伤而带下者，宜大温经丸、八味肾气丸、右归丸之类；或过食煎炒，酒湿热毒伤胃，湿热下流而为带下，脉必滑数，色见红赤，症有烦渴而多热，治宜保阴汤、龙胆泻肝汤之类。

3. 内外合治，提高疗效 妇科外用中药是妇科治疗的重要组成部分，岭南医家善用各种中药洗剂、栓剂、粉散剂等，治疗 HPV 感染，阻断子宫颈鳞状上皮内病变进展进程。李丽芸教授曾使用龙血竭散宫颈上药及复方碘溶液阴道冲洗治疗 HPV 感染。王小云教授在中药辨证内治基础上结合使用康妇凝胶塞阴道治疗子宫颈鳞状上皮内病变，获得满意的疗效。肖静教授团队研究使用广东省中医院院内制剂疣毒净洗剂、疣毒净点涂霜治疗高危型 HPV 感染，研究结果显示高危型 HPV 3 个月临床转阴率接近 60%。

三、辨 证 论 治

中医药治疗从整体观念出发，辨证施治，健脾补肾、清热祛湿、活血解毒，可有效改善阴道微生态环境，促进 HPV 清除，阻断宫颈子宫颈鳞状上皮内症变持续进展。

1. 脾虚湿瘀互结证 黄健玲萆薢止带片

组方 白术、山药、泽泻、车前子、萆薢、鱼腥草、白芍等。

功效 健脾化湿，活血化瘀。

主治 脾虚湿瘀互结证高危型 HPV 感染。

用法 给予萆薢止带片（广东省中医院院内制剂，批号 120301），每次 4 片，每日 3 次口服，经期停服，疗程 3 个月。

处方出处：张娟，孔翊翌，严杏.萆薢止带片对宫颈高危 HPV 感染患者免疫调节作用临床研究[J].新中医，2012，44（7）：94-95.

2. 湿热瘀阻证 罗元恺自拟止带活血方

组方 醋延胡索 15g，醋莪术 15g，丹皮 15g，醋香附 15g，盐牛膝 15g，王不留行 15g，穿破石 15g，皂角刺 15g，败酱草 30g，毛冬青 30g，两面针 30g，黑老虎 15g，粉萆薢 30g，薏苡仁 30g。

功效 清热祛湿，活血行气。

主治 湿热瘀阻证子宫颈鳞状上皮内病变，尤以伴随反复发作的外阴瘙痒、带下异常症状者疗效更佳。

用法 每日 1 剂，水煎服，每剂煮 2 次，滤去药渣，得药液约 500ml，早晚分服。

处方出处：梁佳琪，曾诚.从阴道微生态切入论清热活血法治疗宫颈上皮内瘤变[J]. 广西中医药，2017，40（5）：45-47.

四、外 治 法

1. 耳针治疗 脾虚型取脾、肺、子宫等穴；湿热型取脾、肾上腺、子宫、盆腔、三焦等穴；肾虚型取肾、内分泌、子宫、卵巢等穴。取单侧耳穴，用 5 分毫针；常规消毒后先刺入软骨，留针30分钟，每日或隔日1次。适应证：脾虚、湿热和肾虚型带下过多。

2. 中药熏洗　药物置备：防风、白矾（冲）各20g，蛇床子、荆芥、黄柏、海桐皮、蒲公英、大飞扬、仙鹤草各30g。中药混合煎水后熏洗外阴。适用于带下量多伴外阴瘙痒，属湿热证者。

3. 子宫颈上药　冰硼散和血竭粉子宫颈上药：药物制备过程为冰硼散和血竭粉，以1∶3比例混合，于月经干净后第3天开始治疗，暴露子宫颈，擦净子宫颈分泌物及黏液，用棉签将药粉均匀涂抹于子宫颈处，隔日1次，连续10次为1个疗程，连续用药3个疗程。适用于子宫颈低级别鳞状上皮内病变（LSIL）患者。

4. 疣毒净（广东省中医院院内制剂）外洗及子宫颈上药　月经干净3天后以疣毒净洗剂冲洗阴道，抹干子宫颈后，用疣毒净点涂霜点涂宫颈管内1cm至鳞柱上皮交界鳞状上皮侧0.3cm，上药后限制活动5分钟后用10%疣毒净外洗液100ml冲洗子宫颈、阴道。经期用药，每周2～3次，3个月为1个疗程。

五、养生调摄

（一）生活调摄

（1）加强卫生宣传工作，注意性交卫生，防止滥交，杜绝卖淫行为，减少性传播病原体的感染。

（2）积极参加适当的体育锻炼增强体质，增强抵抗力。

（3）积极做好子宫颈防癌筛查，发现筛查异常及时专科诊治，避免疾病进展。

（二）饮食调摄

子宫颈鳞状上皮内病变患者要注意饮食有节，不宜过食肥甘厚腻或辛辣之品，以免滋生湿热。脾虚时可常吃山药、白扁豆、薏苡仁、莲子、白果、大枣等健脾的食物。肾虚时可吃羊肉、狗肉、龙眼肉、核桃、韭菜等。

常用食疗方如下。

1. 山药莲子汤　山药、莲子、薏米各30g，糯米60g。将山药、莲子、薏米和糯米洗净后下锅，加水500ml，用文火煮熟即可，分2次服完，5～7天为1个疗程。适用于脾虚型带下过多，症见带下色白或淡黄、黏稠、无臭味，而且身感疲倦、食欲减退或伴有面浮足肿者。

2. 白果冲豆浆　白果5枚，豆浆一碗。将白果炒黄捣烂冲豆浆，色白质稀为好。用于白浊带下，无论下元虚衰，白带清稀，或湿热下注，带下黄浊者，均可食用。

六、名家医案节选

医案　李丽芸教授治疗高危型HPV感染医案

金某，女，24岁，2007年7月3日初诊。患者未婚，有性生活，平素带下色黄，13岁月经初潮，月经规则，周期22～36天，经期3～5天。末次月经：2007年6月19日。检查TCT（即液基薄层细胞检测）提示炎症炎性细胞中度，有化生细胞，检测HPV-DNA为16亚型阳性。阴道镜检查提示重度子宫颈糜烂。诊见白带量多色黄，腰酸痛，舌红，苔黄，脉细数。妇科检查：外阴阴道正常，子宫颈重度糜烂，有接触性出血，子宫后位，大小正常，活动可，双附件区未及异常。

西医诊断 HPV 感染并子宫颈重度糜烂；中医诊断带下病，证属热毒壅盛，治疗应以清热解毒为法。

处方：金银花藤、蒲公英、白花蛇舌草、板蓝根各 20g，厚朴、枳壳、黄芩、郁金各 10g，茯苓、太子参各 15g。5 剂，隔日 1 剂，水煎，分服。辅助治疗丽珠威片每次 0.3g，每日两次口服，共服 7 天。龙血竭胶囊每次两粒，每日 3 次，口服 5 天。阴道冲洗后上复方碘溶液并阴道上药龙血竭胶囊两粒，隔日 1 次，共 5 次。

二诊：带下量多，色黄，舌淡红苔稍腻，脉细滑，证属脾虚湿郁化热。治疗应脾清热利湿。

处方：山药、薏仁、白术、丹皮各 15g，泽泻、车前子、炒黄柏各 10g，茯苓 20g，甘草 5g。共 7 剂，每日 1 剂，水煎服。

三诊：带下量减少，色淡黄，舌红苔稍黄，脉细略数。证属湿热下注兼有气虚。治疗应清热祛湿，益气健脾。

处方：茵陈、茯苓、佩兰、布渣叶、金银花、白花蛇舌草、黄芪、太子参各 15g，黄柏、厚朴各 10g。7 剂，隔日 1 剂，水煎服。

阴道冲洗后上复方碘溶液，隔日 1 次。

四诊：带下量色均正常，无腰酸痛，舌红苔黄稍腻。脉细弱，妇科检查子宫颈基本光滑肥大，治疗以健脾补肝肾为主，佐以清热祛湿，处方：何首乌、珍珠母、岗稔根各 20g，旱莲草、山药、紫珠草、太子参、阿胶、仙鹤草各 15g，艾叶、丹皮、白芍各 10g。共 5 剂，每日 1 剂，水煎分服。阴道冲洗后上复方碘溶液，隔日 1 次，共 5 次。

五诊：带下正常，舌淡红，苔稍腻，脉细弱。妇科检查子宫颈轻度肥大，基本光滑，证属湿热下注，兼有气虚，治疗应清热利湿，佐以益气。

处方：茵陈、茯苓、佩兰、布渣叶、金银花、板蓝根、白花蛇舌草、黄芪、太子参各 15g，黄柏、厚朴、苍术各 10g。7 剂，隔日 1 剂，水煎服。西药加服施保利通片，每次 3 粒，每日 3 次，口服。阴道冲洗如前共 5 次。

六诊：带下正常，舌淡红，苔薄白，脉细弱。妇科检查：子宫颈光滑。

2007 年 10 月 19 日复查 HPV-DNA 阴性，TCT 检查轻度炎症，治以益气补血调理善后。

按语：本患者检测 HPV-DNA 为 16 亚型阳性，阴道镜检查提示子宫颈重度糜烂，即辨证为热毒壅盛，以大剂清热解毒为主治之，二诊以后见热毒壅盛证减，而现脾虚气虚之证，故注意健脾除湿，益气活血，补肝肾治之，并随证加减，西医治疗予以抑制病毒增强免疫力，预防和治疗病毒感染，消除炎症，直至复查 HPV-DNA 阴性，妇科检查子宫颈基本光滑，获得临床治愈。

（朱静妍　肖　静　梁雪芳　王小云）

第七节　多囊卵巢综合征

多囊卵巢综合征（polycystic ovarian syndrome，PCOS）是生育年龄妇女的常见病，是一种生殖功能障碍与糖代谢异常并存的内分泌紊乱综合征。1935 年首先由 Stein-Leventhal 提出，其主要症状是月经失调、不孕、多毛与肥胖，持续性无排卵、雄激素过多和胰岛素抵抗是其重要特征。多囊卵巢综合征是生育期妇女月经紊乱最常见的原因，其病因至今尚未阐明。

中医并无多囊卵巢综合征的相应病名，根据其临床表现，归属于中医"闭经"、"不孕"、"月经后期"的范畴。

一、病因病机

岭南名医认为此病的中医病机主要是肾、肝、脾三脏失调，气血水失调，导致痰瘀闭阻胞宫所致。病因有禀赋不足、情志不畅、饮食偏嗜等，导致肾虚、痰湿、气郁、血瘀夹杂而见。

（一）禀赋不足

岭南名医罗元恺认为禀赋不足，肾气不盛，天癸不能按期而至，冲任不充，胞宫不能定期藏泻，月事不行或行而失其常度。司徒仪认为多囊卵巢综合征肾虚为致病之本，痰湿为致病之标，痰湿阻滞经隧令血滞不畅，甚可痰湿瘀互结阻塞胞脉、胞络，令胞宫不能定时满溢而经血不行。肾藏阴精又为化血之源，直接为胞宫的行经提供物质基础，肾虚则精血不足，影响月经的来潮；肾元阳不足，可令其他脏腑失于温煦，致脏腑生化、输送气血功能受碍，同样可使化生经血缺乏物质基础。

（二）情志不畅

岭南人由于素性急躁，工作、学习压力过大，精神过度紧张，肝气失于疏泄，肝气怫郁久而化热；"土得木而达"，木郁则土的运化不能畅达，则湿邪内生，湿热互结，下注冲任而致月经失调，甚或不孕。班秀文通过临床观察认为七情内伤是导致妇科病变重要的病因病机之一。王小云非常重视情志因素对多囊卵巢综合征的影响，认为情志障碍是引起多囊卵巢综合征不可忽略的因素。肝为"刚"脏，体阴而用阳，肝主疏泄功能的正常发挥有赖于阴血的濡养，而"妇人之生，有余于气，不足于血，以其数脱血也"，因此，妇女经孕产乳、数伤阴血的生理特征决定了其更易因阴血相对不足而影响肝之疏泄，出现情志不遂，肝郁不舒。不仅如此，现代女性除却繁忙紧张的工作压力，加之上孝父母、下养儿女的生活重担，更容易导致阴血耗伤，忧思郁怒，肝气不疏。"忧愁思虑，恼怒怨恨，气郁血滞而经不行"，"冲任损伤者……女子之性，执拗偏急，愤怒妒忌，以伤肝气。肝为血海，冲任之系，冲任失守，血气妄行也"。可见肝气郁滞是女性经闭或崩漏的常见病因病机。

（三）饮食偏嗜

岭南名医欧阳惠卿认为脏腑、经络和气血的功能正常，则冲任有调，妇女的经、带、胎、产和乳等就会正常。岭南之人喜食生冷冻物、鱼虾海鲜等多湿滋腻之品，致使脾胃运化功能失调。岭南地区居民有喝下午茶、夜茶的习惯，久之也加重了脾胃的负担，进而损伤脾胃，使脾胃运化功能失调。加之岭南地区居民喝凉茶和进食苦寒类药膳及崇尚减肥更加重了阳虚和脾胃的损伤。而岭南地区盛产荔枝、龙眼等滋腻之品，脾胃虚弱者甚难消化。犹如朱丹溪曰："经不行者，非无血也，为痰所碍而不化也。"《女科切要》云："肥人经闭，必是痰湿与脂膜壅塞之故。"

张玉珍认为月经产生虽然以肾为主导，但肝为风木之脏，主藏血，主疏泄，喜条达而恶抑郁，在月经产生过程中亦起着重要作用；肾与肝为母子之藏而经络相连，精血同源共同成为月经的物质基础，封藏疏泄协同维持月经的定期而潮，适时而止。张玉珍认为青年时期生长发育如木之升发，喜条达而恶抑郁，但由于青年时期情绪不稳，“易为物所感”，同时面对激烈的竞争，超重的学习负担及升学压力，肝气易郁，郁则气滞，怒则伤肝，气郁化火，肝木升发太过，相火妄动，正如朱丹溪所言：“主闭藏者肾也，主疏泄者肝也，两脏皆有相火……易为物所感而妄动。”人体是一个有机的整体，肝失条达，气血不和，或脾肾精血生化乏源，或肝经郁火灼伤肝阴，进而损伤肾阴，均可致血海不能按时满溢，从而发生闭经，月经量少，月经后期等。肝气失于疏泄，故患者烦躁易怒，胸胁胀痛。肺居上焦，外合皮毛，若肝气郁滞化火犯肺，肺热之郁熏蒸颜面，则表现为面部痤疮，毛发浓密。

二、治疗特色

多囊卵巢综合征不同年龄患者要求不同，岭南妇科医家治疗多囊卵巢综合征的主要学术观点可归纳如下。

1. 补肾健脾 先天与后天并重——岭南妇科一方面受经方派的影响，注重风寒与劳伤为患，损伤冲任的病机；又宗易水学派，注重肾与命门，强调先天之本。另一方面，由于岭南多湿，易于损伤脾阳，以致运化失职，故亦注重脾胃，顾护后天之本。形成脾肾并重，先天与后天兼顾的学术特色。张玉珍认为肾为先天之本，元气之根，先天肾气不足，或后天伤肾，肾阳虚不能化气行水，水聚成痰，痰湿下注，则胞宫失养，不能主行月经或不能摄精成孕。脾胃素虚，或饮食劳倦伤脾，脾阳虚不能运化水湿，聚湿成痰，阻滞经络胞宫，故闭经、不孕。治法上，罗元恺善用补肾法，肾阳虚者，以右归饮、右归丸为主加减化裁，认为熟地与附子合用，有促排卵的作用。

2. 祛痰、行气、化瘀 在岭南地区，由于地理、气候、环境等因素，痰湿、气滞、痰瘀互结以致癥瘕者亦为数不少，而且由于长夏多雨，天气炎热，冬令苦短，阳气之潜藏不足，岭南人普遍偏于瘦弱，体质盛壮者少。故岭南医家辨治多囊卵巢综合征，首先察其属于气滞、痰湿、血瘀或痰瘀互结之别，而分别采取行气、祛痰、活血、化瘀之法。罗元恺认为脾肾气虚，则不能运化水湿，聚液成痰，痰湿内阻，又阻碍气机之运行，互为因果，乃虚实夹杂之证。痰湿则以启宫丸、苍附导痰丸为主，合佛手散之当归、川芎以活血养血，加黄芪、补骨脂、淫羊藿以健脾补肾，攻补兼施，标本兼顾。

3. 辨病与辨证结合、中医周期治疗、预防与治疗并重 岭南名医罗颂平认为，治疗多囊卵巢综合征应辨病与辨证结合，根据患者的年龄、生育要求及病情的标本缓急，确定调经助孕策略。青春期少女重在调经，中药汤剂或中成药治疗为主；育龄期不孕妇女重在助孕，可配合西药促排卵，孕后中药安胎。按月经周期中阴阳气血的消长规律，因势利导，攻补兼施。滋肾补肾、疏肝养肝、健脾益气、祛湿化痰、行气活血等治法灵活运用。对于月经不调，有卵巢多囊样改变，雄激素水平偏高，但未达到多囊卵巢综合征诊断标准的患者，积极实施干预，给患者制订中成药治疗、饮食与运动辅助的治疗方案，体现“治未病”的思想。

三、辨证论治

罗元恺认为治疗多囊卵巢综合征时，需考虑患者的主要临床表现及生育要求，以月经后期、闭经为主诉者，当以调经为先；以不规则阴道流血为主症者，应以止血为首务；有生育要求者，须在调经的基础上促进排卵，以助受孕。施治之时，又需兼顾月经周期，因势利导，顺而施之，方有事半功倍之效。张玉珍认为，应通过调理肾肝脾和气血水的功能，或通过调控肾-天癸-冲任-胞宫轴，令其各司其职，使胞宫能主行月经和种子育胎。司徒仪在治法中强调周期序贯用药，注重分析患者末次月经的时间，并配合现代检测手段，通过B超了解卵巢内卵泡的发育变化，子宫内膜的增厚程度，在辨证的基础上促卵泡发育，促排卵发生，促月经来潮，实现有排卵的月经使不孕者孕育成功。用药上，以左归丸（《景岳全书》）、右归丸（《景岳全书》）、苍附导痰丸（《叶天士女科诊治秘方》）与膈下逐瘀汤（《医林改错》）进行加减运用于各型病者。罗颂平认为多囊卵巢综合征的中医证候有虚、实、寒、热之别，或虚实夹杂，寒热并见，痰瘀互结。

（一）肾脾两虚，痰湿阻滞证

1. 张玉珍治疗多囊卵巢综合征方［苍附导痰汤（《叶天士女科全书》）加黄芪、淫羊藿、佛手散为主方加减］

组方 苍术10g，香附10g，法半夏10g，茯苓30g，陈皮10g，胆南星10g，黄芪30g，神曲15g，淫羊藿15g，石菖蒲10g，当归10g，川芎15g。

功效 燥湿除痰，理气行水活血，气、血、水同调，使痰湿祛，气血运行通畅，胞宫得养，则月事以时下。

主治 用于痰瘀闭阻胞宫证。

用法 每日1剂，水煎服。

处方出处：韩延华，胡国华.妇科名家诊治多囊卵巢综合征临证经验[M].北京：人民卫生出版社，2014：100.

2.李丽芸治疗多囊卵巢综合征方（导痰种子方）

组方 茯苓15g，白术12g，炙甘草6g，布渣叶15g，厚朴15g，苍术15g，天南星15g，郁金15g，丹参15g，薏苡仁20g，青皮15g。

功效 燥湿除痰，调经种子。

主治 用于痰湿内蕴证。

用法 每日1剂，水煎服。

处方出处：庞秋华，徐珉，朱艳平，等.李丽芸教授治疗多囊卵巢综合征不孕经验介绍[J].新中医，2009，(4)：15-17.

3. 司徒仪治疗多囊卵巢综合征方

组方 熟地15g，山药15g，菟丝子20g，补骨脂15g，丹参12g，淫羊藿15g，胆南星10g，法半夏12g，浙贝母12g，苍术10g。

功效 破坚促排卵。

主治 用于卵泡期，促卵泡发育。

用法 每日1剂，水煎服。

处方出处：韩延华，胡国华.妇科名家诊治多囊卵巢综合征临证经验[M].北京：人民卫生出版社，2014：107.

4. 李丽芸治疗多囊卵巢综合征方（自拟方）

组方 淫羊藿15g，巴戟天15g，黄芪15g，紫河车10g，当归10g，熟地15g，川芎10g，

牛膝 15g，鹿角霜 15g，枸杞子 15g，丹参 15g，菟丝子 15g。

功效　补肾健脾。

主治　用于脾肾亏虚证。

用法　每日 1 剂，水煎服。

处方出处：庞秋华，徐珉，朱艳平，等.李丽芸教授治疗多囊卵巢综合征不孕经验介绍[J].新中医，2009，(4)：15-17.

5. 王小云治疗多囊卵巢综合征方

组方　陈皮 15g，法半夏 15g，茯苓 25g，甘草 5g，川芎 10g，枳壳 15g，肉桂（焗服）1.5g。

功效　补肾扶脾，理气燥湿化痰，疏肝祛瘀。

主治　用于脾肾两虚、痰湿阻滞证，结合中药调周疗法。

用法　每日 1 剂，水煎服。经后期以滋阴血法为主，偏重补肾填精血的基础上适量加用 1～2 味补阳之品以阴中求阳。常用滋阴血药：熟地、山茱萸、白芍、当归、川芎等；常用补阳药：菟丝子、肉苁蓉、巴戟天等。并结合酌加健脾开胃之品，以顾护脾胃助气血生化有源。经间期用药的目的在于促进卵泡逐渐成熟发育。在排卵期，酌加丹参、赤芍、当归等活血之品，且又破血通络，佐加香附、木香、台乌等理气疏肝，调畅气机，气行则血行，有促动排卵的功效。经前期是阳长阴消中阳长运动的重要时刻，注意在补阳的同时要注意阴中求阳，常用仙茅、淫羊藿、菟丝子、肉桂、肉苁蓉等，加适量熟地、菟丝子、黄精、女贞子、当归等，以共同促进黄体发育。行经期重阳必阴，排泄月经。治疗继用牛膝、泽兰、桃仁、少量红花、五灵脂等活血化瘀，引血下行的中药，可以促进子宫内膜规则剥落。此期注意选用药性平和之品，慎用过寒过热之品以免寒凝血瘀，或热扰冲任迫血妄行。

处方出处：刘建，王小云.王小云教授论治多囊卵巢综合征经验[J].湖南中医药大学学报，2016，36（9）：53-56.

（二）肝郁脾虚，痰瘀互结证

1. 司徒仪治疗多囊卵巢综合征方

组方　生地 15g，山萸肉 10g，赤芍 15g，桑寄生 15g，知母 15g，三棱 9g，莪术 9g，丹参 15g，郁金 12g，浙贝母 15g，皂角刺 12g，石菖蒲 10g。

功效　滋阴清热，活血化痰，利湿散结调经。

主治　用于患者月经期净后或月经愆期未至，而超声提示卵巢处多囊状态，内未见优势卵泡，子宫内膜不厚。

用法　每日 1 剂，水煎服。

处方出处：韩延华，胡国华.妇科名家诊治多囊卵巢综合征临证经验[M].北京：人民卫生出版社，2014：108.

2. 欧阳惠卿治疗多囊卵巢综合征方

组方　苍术 10g，香附 15g，茯苓 20g，法半夏 15g，陈皮 10g，甘草 6g，胆星 10g，浙贝母 15g，石菖蒲 10g。

功效　燥湿健脾，化痰通络，理气调经。

主治　用于闭经日久者。

用法 每日1剂，水煎服。

处方出处：韩延华，胡国华.妇科名家诊治多囊卵巢综合征临证经验[M]. 北京：人民卫生出版社，2014：93.

3. 李丽芸治疗多囊卵巢综合征方（自拟方）

组方 黄芪15g，党参15g，茯苓15g，白术15g，炙甘草6g，山药15g，黄精15g，砂仁(后下) 6g，何首乌20g，五爪龙20g。

功效 燥湿健脾，化痰通络。

主治 用于脾虚证。

用法 每日1剂，水煎服。

处方出处：庞秋华，徐珉，朱艳平，等.李丽芸教授治疗多囊卵巢综合征不孕经验介绍[J]. 新中医，2009，(4)：15-17.

（三）肾虚肝郁证

1. 张玉珍治疗多囊卵巢综合征经方［定经汤（《傅青主女科》）加减］

组方 菟丝子20g，熟地15g，当归10g，白芍15g，柴胡10g，山药20g，茯苓20g，女贞子15g，巴戟天15g，香附10g，郁金15g，丹参（或丹皮）15g。

功效 平调肾肝脾。

主治 用于肾虚肝郁证。

用法 每日1剂，水煎服。

处方出处：韩延华，胡国华.妇科名家诊治多囊卵巢综合征临证经验[M].北京：人民卫生出版社，2014：101.

2. 司徒仪治疗多囊卵巢综合征方

组方 菟丝子20g，熟地15g，山萸肉10g，白芍15g，柴胡9g，郁金12g，茯苓15g，青皮12g，三棱9g，桑寄生15g，莪术9g，浙贝母15g。

功效 补肾活血疏肝，化痰利湿。

主治 用于超声提示卵巢处于多囊状态，内未见优势卵泡，子宫内膜不厚者。

用法 每日1剂，水煎服。

处方出处：韩延华，胡国华.妇科名家诊治多囊卵巢综合征临证经验[M].北京：人民卫生出版社，2014：108.

（四）肝经郁热证

张玉珍治疗多囊卵巢综合征经方［龙胆泻肝汤（《医方集解》）加减］

组方 龙胆草10～15g，当地10g，生地15g，黄芩10g，山栀子10～15g，柴胡10g，丹皮15g，泽泻15g，夏枯草20g，车前子15g。

功效 清泻肝火，养血活血。

主治 用于肝经郁热证。

用法 每日1剂，水煎服。

处方出处：陶莉莉，张玉珍，桑霍，等.加减龙胆泻肝汤对肝经郁火型多囊卵巢综合征患者高雄激素血症的影响[J].中国中西医结合杂志，2006，26（9）：838-841.

四、外 治 法

（一）针灸治疗

1. 肾虚肝郁证

（1）主穴：关元、太溪、太冲、三阴交、子宫或卵巢。

（2）配穴：肾俞、肝俞、足三里、合谷、气冲、太溪、地机、血海。

手法：平补平泻，每日1次，20天为1个疗程。

2. 痰湿阻滞证

（1）主穴：肾俞、脾俞、足三里、照海、关元、丰隆。

（2）配穴：悬钟、太溪、大赫、气穴。

手法：平补平泻，每日1次，20天为1个疗程。

3. 肝经湿热证

（1）主穴：行间、丘墟、阴陵泉、中极、肝俞。

（2）配穴：次髎、期门、蠡沟、太冲、脾俞、足三里。

手法：平补平泻，每日1次，20天为1个疗程。

（二）其他疗法

1. 艾灸 取关元、中极、足三里、三阴交等穴。

2. 耳针 取肾、肾上腺、内分泌、卵巢、神门等穴。

3. 电针疗法 取天枢、大横、支沟、关元、中极、子宫、气海、三阴交、丰隆、肾俞、地机等穴，以补肝肾健脾调冲为原则加减选穴，脾肾阳虚加肾俞、命门、脾俞、足三里；痰湿阻滞加阴陵泉；气滞血瘀加太冲、血海，针刺得气后在天枢和大横穴位使用脉冲治疗仪连续波或电针仪疏密波治疗。

4. 穴位埋线疗法 张玉珍认为穴位埋线联合中药治疗肥胖型多囊卵巢综合征患者疗效明显，其作用机制可能与提高脂联素的含量，降低体重指数，提高胰岛素敏感性，从而改善胰岛素抵抗有关。

5. 穴位注射疗法 穴位注射人绒毛膜促性腺激素（HCG），选穴：中极、关元、子宫（双）、三阴交（双）、气海等。从月经周期的第4日开始，每日选择两个穴位注射HCG。

6. 耳穴贴压疗法 采用王不留行籽耳穴贴压治疗多囊卵巢综合征，选用子宫、卵巢、内分泌、肝、肾、脾进行贴压。

7. 针挑疗法 针挑点主点：大椎旁点、骶丛神经点、第2腰椎点、归来点；配点：气冲、第3腰椎点，伴有性欲冷漠者加骶椎点。

五、养 生 调 摄

（一）生活调摄

（1）加强锻炼，坚持有氧运动，以增加体内能量消耗和降低血黏度。

（2）改变不良饮食习惯，合理饮食，使能量负平衡，限制食物中的脂肪、糖类含量，多进纤维素类食物，延长进餐时间，鼓励餐后散步，控制体重。

（3）调节情绪，减轻心理负担，避免情志过激或闷闷不乐、忧郁寡欢，保持精神愉快以带来身体健康。

（二）饮食调摄

岭南名医欧阳惠卿认为，脏腑、经络和气血的功能正常，则冲任有调，妇女的经、带、胎、产和乳等就会正常。而膳食是脏腑、经络和气血的主要物质基础，因此患了妇科病后，用药膳进行调理，或者在药物疗法的同时辅以药膳治疗，可以收到良好效果。

治疗上以温精养血、活血行滞为主，最忌冷饮。

1. 实寒者 症见月经推后，量少，色暗红有血块，伴畏寒肢冷，小腹冷痛怕按，受热能减。治宜温经散寒调经，方用当归羊肉汤；将 150g 羊肉洗净切块，先用开水烫去羊肉膻味，然后与当归 10g，吴茱萸 5g，川芎 6g 同入砂锅，加清水，武火煮沸后改文火煮 2 小时调味即可。

2. 虚寒者 症见月经推后，量少，色淡红，质清稀无血块，伴小腹隐痛喜按喜热，尿清长，便溏泻，治宜扶阳祛寒调经。方用艾桂暖宫汤：将 150g 狗肉洗净切块，用 10g 生姜和少许黄酒爆炒出香，再加清水适量，入肉桂 5g、艾叶 15g、小茴香 10g。同当归羊肉汤食用。

3. 血虚者 症见月经推后，量少，色淡红，无血块，伴小腹隐痛，头晕眼花，面色苍白，治宜补血调经，方用参芪羊肉汤：羊肉 500g，黄芪、党参、当归、枸杞子各 25g，生姜 5g，将羊肉、生姜先洗净切块，药物用布包好，食用同当归羊肉汤。

4. 气滞者 症见月经推后，量多或少，色暗红有血块，伴小腹胀闷，胸胁乳房胀痛，治宜理气调经，方用白芷鱼头汤：大鱼头 1 个，川芎、白芷各 10g，生姜适量，药物用布包好，与余物同放锅内加水炖至烂熟，去渣食肉饮汤。

5. 血瘀者 症见月经推后，腹痛拒按，色紫暗多块，经后痛减，治宜活血化瘀调经方，用山楂糖水：将 50g 山楂煎水去渣，冲红糖 30g 温服。

处方出处：欧阳惠卿.妇科疾病的药膳治疗[J].医疗保健器具，2002，（3）：24-27.

六、名家医案节选

病案一 罗元恺教授治疗多囊卵巢综合征案

王某，女，32 岁，医生。1976 年 4 月 5 日初诊。结婚 4 年多未孕。

一向月经不调，周期 35～50 天不等，量或多或少，末次月经 1976 年 3 月 10 日。经期少腹胀痛及腰酸，体毛较多。经北京、广州西医院诊断为多囊卵巢综合征，并使用氯米芬治疗。经中山大学孙逸仙纪念医院郑惠国教授推介，要求中医治疗。检查提示阴毛浓密，卵巢稍增大如荔枝样。查体：舌嫩红，少苔，脉沉细。

西医诊断：多囊卵巢综合征。

中医诊断：①不孕症；②月经后期。

辨证：肾虚，兼有气滞。

治法：补肾养血，行气调经。

处方：菟丝子 30g，熟地 20g，当归 15g，川芎 10g，党参 15g，枳壳 12g，怀牛膝 15g，淫羊藿 10g，肉苁蓉 15g，枸杞子 15g。嘱每次月经净后连服 10 剂。以上方为基础，选用乌药、香附、首乌、川楝子、白芍等适当加减化裁。经过半年的治疗，月经周期已基本恢复正常，30～35 天为 1 个周期，经量中等，持续 5～6 天。仍嘱继续服药调治，按上方以桑椹、金樱子、黄精、女贞子等出入加减。1977 年 2 月怀孕，孕后 2 个月，曾因房事引起少量阴道流血的先兆流产症状，经治疗后胎元得以巩固，至年底安然产下一女婴，母女健康。

按语：经西医院确诊为多囊卵巢综合征，采取中西医结合的药物疗法，经过 7 个月左右的治疗，恢复排卵并顺利妊娠分娩。其主要症状是月经不调，伴有多毛，少腹胀，腰酸，舌红而少苔，肾阴不足，兼有气滞。以熟地、菟丝子滋养肾阴；当归、枸杞、川芎养血活血；枳壳行气化滞；辅以淫羊藿、肉苁蓉，有阳中求阴之意。

病案二　李丽芸教授治疗多囊卵巢综合征案

黄某，女，25 岁，2007 年 8 月 22 日初诊。

病史：月经稀发 10 年余。已婚未育，G0，平素月经欠规律，13 岁初潮，6～12 个月一潮，7 天干净。带下不多，色黄，无异味，时有阴痒。纳眠可，二便调。外院 B 超及性激素检查诊断为多囊卵巢综合征，已服达英-35 5 个月，末次月经：2007 年 12 月 8 日（服达英-35 后来潮），色黯，量中，血块（+），无痛经。诊见：形体肥胖，现觉乏力、烦躁、口干口苦，面色晦黯，可见黑斑，时有腰酸，易醒梦多。舌淡黯，舌底络脉迂曲，苔薄白，脉弦。妇科检查：外阴阴道正常，宫颈光滑，子宫前位，大小正常，活动可，无压痛，双附件未及异常。

西医诊断：多囊卵巢综合征。

中医诊断：闭经。

辨证：痰瘀互结。

妇人以精血为本，先治以补肾阴养肝血，为月经来潮提供物质基础，拟养精种玉汤加减。

处方：旱莲草 15g，生地 15g，山萸肉 15g，熟地 30g，枸杞子 15g，当归 10g，白芍 15g，泽泻 15g，丹皮 10g，知母 10g，黄柏 15g，菟丝子 20g，甘草 4g。7 剂，每日 1 剂，水煎服。另嘱运动减肥。

二诊：2007 年 9 月 19 日。自觉阴痒，白带量少，末次月经：2007 年 9 月 9 日，4 天净，量中等，色偏黯，无血块及痛经，纳眠可，二便调。舌黯，苔薄，脉弦。查肝功能：ALT 87.4U/L，AST 48U/L，INS 44，血脂异常。考虑为口服达英-35 后出现肝功能异常，予护肝片、葡醛内酯口服护肝。中药汤剂仍以补肾填精为主，方用桑寄生、菟丝子、黄精、淫羊藿、山萸肉等，酌加当归、柴胡、白芍等行气疏肝，养血止痒。

三诊：2007 年 10 月 10 日。月经未潮，阴痒好转，余症基本同前。舌淡红，苔薄白，脉弦细。基础体温单相。月经如期未至，为精血不足之象，当治以补肾养阴，行气活血调经，方用桃红四物汤加减合用鸡血藤、牛膝等，大剂量运用熟地、白芍以补肝肾，填精血。

处方：熟地 30g，白芍 30g，川芎 15g，白术 15g，柴胡 5g，五味子 5g，川断 15g，肉桂 5g，牛膝 15g，桃仁 10g，红花 5g，鸡血藤 25g。每日 1 剂，水煎服。

四诊：2007 年 10 月 17 日。末次月经：2007 年 9 月 9 日，带血 4 天，量中，基础体温仍单相，现下腹坠胀，腰酸，二便可，纳眠好，口干欲饮。舌淡，苔薄白，脉弦滑。患者自觉下腹坠胀，为精血渐复，冲任胞脉充盈之象，故在用药上改为活血祛瘀，化痰通络，另继续予当归、川芎、鸡血藤、牛膝等行气活血通经，因势利导，引血下行，以期月经顺势而至。

处方：布渣叶 15g，草决明 20g，泽泻 15g，当归 15g，炒薏苡仁 20g，丹参 20g，茯苓 15g，青皮 10g，枳实 15g，山楂 15g，当归 10g，川芎 10g，鸡血藤 30g，牛膝 15g。

五诊：2007 年 12 月 5 日。末次月经：2007 年 11 月 24 日，无明显不适，此期为卵泡期，是冲任、胞宫气血复常之时，治宜滋养肾阴为主，稍佐温肾补气之品。予原方基础上酌加淫羊藿、巴戟天、黄芪等品。

处方：布渣叶 15g，草决明 20g，泽泻 15g，当归 15g，炒薏苡仁 20g，丹参 20g，茯苓 15g，青皮 10g，枳实 15g，山楂 15g，淫羊藿 10g，巴戟天 10g，黄芪 15g。

后每月月经可自然来潮，基础体温提示双向，体重较前减轻 5kg，复查血脂及肝功均恢复正常。

按语：李教授治疗本病以分期诊治、序贯疗法为治疗特点。第一阶段，进行孕前调理：标实为痰湿，治法当以祛痰湿为主，予自拟导痰种子方加减治疗，以共奏化痰除湿、理气通络、健脾调经之功效。第二阶段，月经来潮后，计划怀孕，拟根据排卵前后月经周期特点用药。在月经第 5～14 天补肾健脾，活血化瘀，理气导痰，疏通胞脉，使经脉自通，排卵顺畅，第 14 天后或排卵后以健脾益气，活血养血。同时予温肾育卵汤以滋阴养血活血、温肾育卵，促进卵泡发育。三诊排卵后（黄体期），治以补肾健脾，益气养血，为胎孕做准备。

李教授采用中医调经有两个特点。第一，精血为本。中医认为，月经的产生，是肾气、天癸、脏腑气血协调作用于子宫，使之定期藏泻的结果。在月经产生的过程中，肝肾起到了主要作用，肾气盛，则天癸至，精血充足为月经来潮的物质基础。肝主疏泄，肝肾同源，故对于月经稀发的患者，在治疗初期当以补肾疏肝，养血益精为法。在补肾过程中，利用阴阳互用互补的特点，灵活用药，以达阴阳调和。第二，因势利导，灵活用药。中医调经，讲究的是因势利导，灵活用药，根据月经不同时期，用药也有不同。如果患者形态肥胖，血脂偏高，考虑为痰瘀互结，蕴阻胞宫，致月经难潮，故在治法上改用活血祛瘀，化痰通络，行气活血通经，因势利导，引血下行。调经当先补后攻，见治疗奏效时，应效守原法，适时补攻，交替进行，巩固疗效，方能长久。

病案三　王小云教授治疗多囊卵巢综合征案

陈某，女，17 岁，学生，未婚，2012 年 3 月 16 日初诊。

病史：患者平素月经欠规律，13 岁月经来潮，20～60 天一潮，4～5 天干净，色红，血块（+），痛经（-），经前乳胀（-），经期腰酸（+）；近 1 年来出现月经淋漓不尽，最长 20 多天月经方净，常需要服用药物才能止血。因学习压力较大，感觉心情烦躁，时有腰酸，纳可，眠一般，梦多，小便调，大便稍硬。舌偏红，苔薄白，脉沉细。末次月经：2012 年 2 月 22 日，量多，色鲜红，13 天净；上次月经来潮 2011 年 12 月 20 日，量多，色红，10 多天净。否认性生活史。查体：体型适中，黑棘皮症（+），毛发较多体征。辅助检查：妇科 B 超：子宫偏小，双卵巢呈多囊改变。性激素六项：无明显异常。胰岛素、血糖结果无异常。

西医诊断：多囊卵巢综合征。

中医诊断：崩漏。

辨证：肾虚。

治法：补肾调经。

处方：熟地 10g，女贞子 15g，川断 15g，当归 5g，柴胡 10g，丹皮 10g，枳壳 15g，山萸肉 10g。

二诊：2012 年 3 月 23 日。病史同前。末次月经：2012 年 3 月 21 日，现第 3 天，量多，夹少许血块。下腹少许隐痛，伴腰酸，纳可，睡眠一般，梦多，小便调，大便质硬。舌偏红，苔薄白，脉沉细。现月经来潮，予补肾化瘀通经。

三诊：2012 年 4 月 1 日。病史同前，末次月经：2012 年 3 月 21 日，带血 10 天，量多，色红，血块（＋），上次月经来潮：2012 年 2 月 22 日，量多，色鲜红。现心情较前好转，仍觉学习压力大，纳眠可，小便调，大便软。舌淡红，苔薄白，脉滑数。现为月经中期，予补肾调经方药。处方：香附 10g，柴胡 10g，川芎 5g，当归 10g，牛膝 15g，续断 15g，熟地 15g，怀山药 15g。

四诊：2012 年 4 月 15 日。病史同前，末次月经：2012 年 3 月 21 日，带血 10 天，量多，色红，血块（＋），现月经未来潮，腰酸，纳眠可，二便调。舌红，苔薄白，脉细。处方：菟丝子 20g，当归 10g，肉桂（焗服）3g，续断 15g，赤芍 10g，醋香附 10g，枳壳 10g，甘草 5g。

五诊：2012 年 4 月 28 日。病史同前，至今月经未来潮。4 月 5 日开始出现下腹隐痛，纳眠可，二便调。舌红，苔薄白，脉滑利。因目前月经仍未来潮，但已有下腹隐痛，脉滑利，提示可能月经即将来潮，予活血通经方药。处方：桃仁 15g，红花 10g，刘寄奴 30g，生地 15g，当归 15g，川芎 10g，牛膝 15g，厚朴 15g。

按语：王小云教授认为肾虚是多囊卵巢综合征的主要病机，月经的来潮和受孕都与“肾”的关系密切，《素问·上古天真论》言：“女子……二七天癸至，任脉通，太冲脉盛，月事以时下，故有子。”即说明女性发育到一定的年龄，在肾气旺盛的情况下，体内“天癸”物质的出现，促使了女性月经初潮、周期建立、出现排卵而可以妊娠。可见，只有“肾气盛”，肾的阴阳平衡与协调，女性的生理功能才能正常。同时月经的基本物质是血，脏腑为气血生化之源。而肾藏精，精能生血，血能化精，精血同源而互相资生，共同成为月经的基本物质。故《傅青主女科》曰“经水出诸肾”，“经水早断，似乎肾水衰涸”，“肾水本虚，何能盈满而化经水外泄”。治疗以补肾为主，兼调他脏。现代研究也证实，补肾可以调节内分泌机制，提高卵巢对黄体生成素的反应，从而调节下丘脑-垂体-卵巢轴的功能，促进卵泡生长、发育、成熟和排出，恢复月经周期。

（刘 娟 陆 杉）

第八节 不 孕 症

不孕症是妇科常见且疑难的临床综合病证，是指凡婚后未避孕、有正常性生活、夫妇同居 1 年而未受孕者。婚后未避孕而从未妊娠者称为原发性不孕；曾有过妊娠而后未避孕连续 1 年不孕者称继发性不孕。不孕症的发生率有上升趋势，因国家、民族和地区不同存在差别，我国不孕症发病率为 7%～10%。

中医对不孕症的认识已有 2000 多年的历史，称其为“不孕”、“无子”、“全不产”、“断绪”等。岭南医学对于不孕症病因、病机、证候鉴别、辨证论治等都有所发挥，并积累了丰富的诊治经验，形成了独特的认识，对临床有重要的指导价值。

一、病因病机

（一）肾为生殖之本，重视肾-天癸-冲任-胞宫轴

肾藏精，主生殖。岭南妇科名家罗元恺教授梳理《内经》、《难经》、《医贯》、《景岳全书》、《内科知要》、《医学源流论》、《临证指南医案》等古医籍中有关的中医生殖观点，阐述了肾、天癸、冲任的作用及其与生殖的关系，首次提出“肾气、天癸、冲任、胞宫构成了生殖轴，为女性生殖功能与调节的核心”。“女子生长发育，以肾气盛为主导，至于天癸，是男女到达青春发育期所产生的一种与生殖功能直接相关的微量物质”，“冲为血海，任主胞胎，冲任二脉，二者均起于胞中”，“应包括了性腺的功能，并与女子的子宫有直接的联系”，他提出“肾气盛才促使冲任通盛，故冲任之本在肾”。正所谓：“肾气盛……天癸至……任脉通，太冲脉盛，月事以时下，故有子。”

（二）重视气血病理生理，血旺则子易生

“夫胎之成，成于肾脏之精；而胎之养，养于五脏六腑之血。故血旺则子易生……”。岭南妇科医家罗颂平秉承前贤之气血与萌子理论，认为在两精相搏，胎元之初成之时，胞宫气血的充盛是对胎元之承载、受纳、萌养、生长之功能，月经的主要成分是血，血是产生月经的物质基础，而血的化生、运行、统摄必须依赖于气。血是水谷精微，通过气的作用变化而成。《灵枢·决气》说：“中焦受气取汁，变化而赤是谓血。”脾为后天之本，是气血生化之源，脾运正常，则肾所藏先天之精得到后天之精的不断滋养才能不断充盈；嗜食生冷、肥甘厚味之品，或劳倦及忧思不解，均能损伤脾气，使气血生化乏源，血海不充，致闭经、崩漏、月经不调等，冲任匮乏不能摄精成孕。正如《格致余论》所言：“今妇人无子，率由血少不足以摄精也。”

（三）女子以肝为先天，其郁而不能成胎

岭南名老中医班秀文教授，临证多年发现，妇女致病之七情以抑郁、忧思、忿怒等不良情绪居多，七情所致妇科疾病的复杂病机以“气机紊乱”为关键，尤以气郁为常见，肝木以敷和为荣，以柔养调和为贵，妇人多郁，每致肝失条达，因此提出“诸郁本于肝，治郁先治肝”。班教授认为妇女以血为本，以肝为先天，肝既能贮藏有形之血，又可疏泄无形之气，为人体气血调节之枢纽，冲脉从中直上，附于肝，主血海，主妊水，涵养经血，温濡表里，与女子月经密切相关，任脉行于身之前，主一身之阴经，主胞胎生育。肝气条达则血脉流畅，任通冲盛，精血藏泄有期，经候如常，经调而有子嗣；肝气郁结，血脉失畅，冲任不能相资则经孕异常，无以摄精成孕。

（四）湿浊致不孕

正如《岭南卫生方》所载：“炎方土薄，故阳燠之气常泄；濒海地卑，故阴湿之气常盛。”湿邪为六淫邪气之一，包括外湿和内湿。岭南为多湿之地，湿性趋下，易袭阴位，外湿易从生殖道侵入，直犯胞宫胞脉。岭南之地，海岸线长，气压低，空气不流通，各种微生物、病原体容易滋生、繁殖、传播。加之岭南人日常汗出多、沐浴勤、贪凉饮冷、嗜食生冷及海鲜等滋腻之品，致使脾胃运化功能失司，内湿中生，湿聚成痰。故岭南人以痰湿体质最为常见。岭南妇

科名家李丽芸教授在其论著《痰浊与不孕》中认为湿邪是女性不孕的重要病因，内外两湿相合，可单独致病，或合并其他病邪致病，从热化则为湿热，从寒化则为寒湿，郁久可成痰湿，流注下焦，重浊黏滞，阻遏气机，气滞血瘀，湿、痰、瘀又可相互交结，浸淫冲任，带脉失约，胞脉胞络受阻，精卵难以相合成孕。

（五）瘀血阻滞

岭南名医司徒仪教授认为，瘀血既是不孕症的致病因素，又是疾病发展过程中的病理产物。女子以血为本，然血赖气之推动方能周流全身，气为血之帅，血为气之母，二者相互资生，相辅以行，气血调和乃是女子妊娠的基础。若女子素性忧郁，七情内伤，或他脏病变伤及肝木，或因久不受孕，继发肝气不疏，均可致情绪低落，气机不畅。气滞则血瘀，肝气郁结益甚，疏泄失调，则可致冲任血海瘀滞。或经期产后，余血未净，续外感内伤，致使宿血停滞，凝结成瘀。或寒凝瘀阻，或热郁血凝，导致血瘀内阻，癥瘕积聚积于胞宫胞脉，阻碍气血，经水失调，精难纳入，更难于受孕。正如《神农本草经》曰："……无子者多系冲任瘀血，瘀血去自能有子也。"

二、治疗特色

以罗元恺、班秀文、蔡仰高、李丽芸为代表的岭南妇科医家，学贯中西，融汇现代医学理论，辨病辨证相结合论治不孕症，研发了富有岭南特色的不孕症专方及新药中药，他们的治疗大法及临证经验形成了岭南妇科医家治疗不孕症鲜明特色。

（一）种子先调经，助孕必治带

经、带皆为肾精和水谷精微所化，同受冲任督带的调控，为女子生殖的重要物质，因此经水不调、带下为病皆可导致不孕。加之岭南独特的地理气候环境使得带下之病好发，与中原妇科侧重调经助孕相比，"种子先调经，助孕必治带"是岭南妇科诊治不孕症的一大特色。正如岭南妇科名家罗元恺所说："妇女不孕症，首重调经；如有带下病，亦要治疗。"岭南妇科名家班秀文认为，不孕症以经病为主者，治经病为主，兼治带下病；带下病为主者，则经带并治，调经与治带不可截然分开，急时先治标，缓则重治本，或是治经及带，或是治带及经，或是经带并重。近代岭南中医妇科名家李丽芸从整体观念出发，全面把握不孕症的各维度原因，多角度、多层次、细致入微地对不孕夫妇双方进行调治，总结出著名的"嗣育种子八要诀"，其中"种子先调经、助孕必治带"列在首位。

（二）调经种子之要，重在补肾、疏肝、健脾

岭南妇科医家认为，调经种子之法，重在补肾、疏肝、健脾。岭南名医罗元恺开创"肾-天癸-冲任-胞宫"女性生殖轴理论，指出肾虚是不孕症发病的根本，而气、血、肝、脾或是作为一个诱发因素，或是在发病过程中的某一阶段起作用，因此他提出"调经培元治不孕，标本顾贵在变通"，认为经调而后子嗣，月经不正常往往是黄体功能不健、排卵不正常或无排卵的反映，并在此基础上研制出温肾健脾助阳之促排卵汤，补肾疏肝之调经种子健黄体丸，补肾固摄、健脾养血安胎之滋肾育胎丸。李丽芸师承罗元恺，在罗元恺"肾-天癸-冲任-胞宫"生殖轴理论基础上，根据肾中阴阳气血的消长变化规律，提出补肾调经之要，在于平调肾之阴阳，而

平调之要，在于“阴中求阳，阳中求阴”。班秀文则注重根据肾、肝各自的特性以调经助孕。认为肾藏真阴而寓元阳，肾阳为一身阳气之本，治疗主张以温肾为要，以促进卵泡生长发育及成熟排出。肝为将军之官，喜条达而恶抑郁，若盼子心切，精神紧张，情绪忧郁，肝气不疏，疏泄失司，则月经先后不定期，亦难以摄精成孕。根据“肝阳易亢，肝阴易亏”的特性，班秀文提出“体用并治”以治肝，强调“疏中有养，养中有疏”。

此外，岭南妇科医家强调人是一个有机的整体，肾、肝、脾三脏之间关系密切，特别是在气血的生成与运行上，肾为气血之始，脾为气血化生之源，肝藏血而主疏泄，且经为血化，胎受血养，故调经助孕，不能孤立地调治某一脏，而应或是脾肾同调、温宫散寒，或是补益肝肾、温胞暖宫，或是疏肝健脾、养血调经。

（三）重视精神因素在不孕症发病中的作用，清心安神助孕

岭南妇科医家重视精神、情绪等情志因素在不孕症发病中作用，清代何梦瑶认为治疗妇科疾病需考虑情志因素，治疗上多选用疏肝理脾之逍遥散。近代岭南妇科名家李丽芸强调怡情才易孕，育儿求端庄，十分重视心在不孕症发病及治疗中的作用。认为心为五脏六腑之大主，对心神有重要的调节作用，情志的调节除了和肝主疏泄的功能有关外，还与心主神明，心肝相应有关的功能有关。《素问·灵兰秘典论》曰：“君主之官，神明出焉。”《灵枢·邪客》曰：“心者，五脏六腑之大主也，精神之所舍也。”心藏神，为人体生命活动的主宰。情志与五脏气血密切相关，是通过心神的调节来实现的，是以心神为主导的各脏腑机能活动的综合体现。正如张介宾《类经》所言：“忧动于心则肺应，思动于心则脾应，怒动于心则肝应，恐动于心则肾应，此所谓五志随心所使也。”不孕症患者由于心理、精神压力等原因，容易发生气结、气逆、气乱等病变，从而导致心肝火旺、心肾不济之病证而影响孕育。所以，岭南妇科医家在辨治不孕症时，常配合选用酸枣仁、夜交藤、茯神、桑叶等清心、平肝、安神之药，同时注意患者心理情绪的调节，使患者放下心结，积极配合治疗，体现了岭南妇科名家从心论治，治病求本的原则。

（四）治带助孕之法，以利湿、化痰、祛瘀为主

岭南妇科名医蔡仰高《带下病论治》为岭南首部带下病专著。蔡老认为治带助孕当分新病与久病。新病多是脾虚湿困，当以健脾祛湿为主，治以扶脾胜湿汤。久病责之脾肾两虚，任带失固，引起带下赤白等疾病，从而导致胞宫功能失常而不孕，并以家传秘验白带丸临证加减，米汤送服以治带助孕。班秀文治带助孕，重在利湿、祛瘀及防治湿瘀相合。利湿上，班秀文善用温、清二法。湿为阴邪，重浊黏腻，温则使阳气升腾，水湿自化，带脉得复。祛瘀上，班老强调要顾护正气，合理使用化瘀药。湿瘀交结，病情常缠绵难愈，必耗伤正气，此时若一味以水蛭、桃仁、红花等猛药峻攻，不仅瘀血不能尽除，反而伤伐生机，加重病情，若以鸡血藤、益母草、路路通、茺蔚子等药性平稳并能养血通络之品，则能在祛瘀生新，清中寓养，祛邪固正。李丽芸根据岭南带下湿、浊、痰、瘀等的病理特点，提出了“化湿除浊、清热利湿、化湿解毒、化湿祛寒、温阳化湿、化湿豁痰、化湿逐瘀”治带八法，共奏利湿、降浊、化痰、祛瘀之功。

（五）重视整体观念，多途径综合疗法

岭南妇科名家李丽芸大胆借鉴古法，崇尚东汉张仲景，熟读《金匮要略》，受“阴中蚀疮烂者，狼牙汤洗之”影响，从唐代孙思邈《千金翼方》中的“薄贴”及清代吴尚先“内病外治”

法中得到启发，在国内率先应用多途径综合疗法治疗不孕症，包括阴道纳药、熏洗、灌肠、敷药等外治法，均为国内首创。

妇科疾病的病位大多在小腹部及前阴部，正是胞宫、胞脉之解剖所在，同时也是冲、任、督三脉的起端，带脉所绕的部位。中医治疗妇科疾病的综合疗法，就是从妇女的解剖、生理、病理出发，采用多种给药途径，能更有效地促进盆腔输卵管炎症渗出物的吸收，粘连的松解，增厚组织及结节的变薄变软，血肿、包块的消散以利于输卵管功能恢复，小腹外敷中药还具有良好的缓急止痛效果。而子宫颈炎、阴道炎所致的带下及阴痒症，采用阴道药物纳入及熏洗法，有清热利湿、洁肤止痒、消肿散结的功效。因此综合疗法从整体观念出发，通过内服与外治结合，全身用药与局部用药结合，治标与治本结合，能有效地加强机体的免疫功能从而提高临床疗效，缩短疗程，是岭南中医妇科治疗不孕症的另一大特色。

（六）知药善用

岭南地区地理气候环境适宜，药物资源丰富，素有“南药”、“广药”之称。岭南医家亦善用地方特色药材。

素馨花是木犀科植物素馨花干燥花蕾，性味甘平，无阴阳寒热之偏颇，醒脾疏肝之功显。广东名医吕楚白谓其取柴胡疏肝之法而无柴胡辛燥劫阴之性，能使“郁气得舒而阴液不伤”；班秀文谓其“疏肝之时又有濡养肝阴之力”，非常适合岭南妇女气阴两虚体质，因此岭南医家最喜用其疏肝解郁以助孕。岗稔是桃金娘科桃金娘属植物桃金娘，广泛分布于岭南地区，性味甘平，入肾、肝、脾三经，在收涩止血的同时又能补虚止血，又无炭涩留瘀之弊，为岭南医家调经止崩助孕之要药。岭南罗元恺创治崩良方“二稔汤”、“滋阴固气汤”均以其为君药。巴戟天为茜草科植物巴戟天干燥的根，为“四大南药”之一，广东德庆最为道地。吕楚白谓“巴戟肉甘温入肾，强阴益精”，岭南医家喜用巴戟天补肾阳以促排卵，温胞宫以助种子，如班秀文温肾育卵汤臣以巴戟天，罗元恺滋肾育胎丸、促排卵方及李丽芸李氏验方等方中均含有巴戟天。此外针对岭南女性多为脾虚夹湿的特点，岭南妇科医家又常在方中少佐新会陈皮、化州橘红、阳春砂仁等以理气健脾，化湿和胃。诸如此类，不胜列举。

岭南罗氏妇科用药遵循“用药如用兵，贵精而不贵多”，用药简洁、轻灵、有效。灵活运用经方时方，多以寿胎丸、四君子、逍遥散、归肾丸、四物汤、左归丸为底方，攻伐有度，扶正祛邪。考虑岭南气候饮食的影响，岭南人体质偏虚，故而忌用大攻大补、苦寒大热之品，多用南药海药，善用甘淡温和，酸甘化阴，顾护阴津的药性平和之品。善于利用岭南药膳文化，常嘱患者将沙参、玉竹、麦冬、菊花、夏枯草、枸杞子泡水，将生地、山药、茯苓、薏苡仁、党参做成清补汤醴清热养阴，顾护阴津。

三、辨证论治

结合岭南地区人文、地理、气候、饮食、体质特点，将不孕症辨证分型如下。

（一）肾虚证

1. 吕楚白治疗不孕经方（加减温胞汤方）

组方　补骨脂盐水炒八钱，天雄火泡三钱，杜仲盐水炒五钱，肉桂心七分，白术炒一两，人参三钱，菟丝子盐水炒五钱，巴戟肉盐水炒一两，葫芦巴三钱，益智仁煨三钱。水煎服。若

以汤为丸肉桂改用一钱半。

功效　散寒助孕。

主治　胞胎之寒不孕。

用法　每日1剂，水煎服。

处方出处：吕楚白.妇科纂要讲义[M].广州：广东光汉中医专科学校印刷部印，民国年间.

2. 李丽芸治疗不孕经验方（益肾填精助孕方）

组方　旱莲草15g，女贞子15g，山萸肉10g，当归10g，白芍10g，熟地20g，麦冬10g，春砂仁（后下）5g，生地20g，枸杞子15g。

功效　温肾暖宫，益冲种子。

主治　肾阳亏虚，宫冷不孕。

用法　每日1剂，水煎服。

处方出处：李丽芸，王小云.中医妇科临证证治[M].广州：广东人民出版社，1998：281.

（二）气血虚弱证

罗振华治疗不孕经方（麒麟丸）

组方　制何首乌、旱莲草、淫羊藿、菟丝子、锁阳、党参、郁金、枸杞子、覆盆子、山药、丹参、黄芪、白芍、青皮、桑椹。

功效　益气养血，调经种子。

主治　肾精亏虚，气血不足之不孕。

用法　每日1剂，水煎服。

处方出处：李禾.岭南不孕不育专家罗振华医师遗珍小记[C].成都：中华中医药学会医古文分会成立30周年暨学术交流会，2011.

（三）肝郁证

罗颂平治疗不孕症方

组方　柴胡10g，当归10g，白芍15g，菟丝子15g，熟地15g，杜仲15g，山茱萸15g，白术15g，茯苓15g，丹参15g，鸡血藤30g，皂刺15g。

功效　疏肝解郁，健脾补肾。

主治　肝郁肾虚型不孕。

用法　每日1剂，水煎服。

处方出处：钟伟兰.罗颂平教授治疗不孕症经验介绍[J].中医临床研究，2014，6（4）：26-28.

（四）血瘀证

1. 罗颂平助孕丸

组方　助孕Ⅰ号丸：菟丝子、女贞子、金樱子、当归、地黄、甘草。

助孕Ⅱ号丸：菟丝子、淫羊藿、金樱子、党参、丹参、甘草。

功效　补肾活血。

主治　肾虚血瘀型不孕。

用法　每日1剂，水煎服。

处方出处：罗颂平，张玉珍，梁国珍，等.免疫性自然流产与免疫性不孕的临床与实验研究

[J].中医杂志，1997，(6)：351-354.

2. 刘婉书促排卵汤

组方　仙茅 9g，淫羊藿 9g，菟丝子 9g，鹿角霜 9g，山茱萸 9g，熟地 9g，怀山药 15g，当归 9g，川芎 6g，丹参 9g，益母草 15g，牛膝 9g，穿山甲 9g，皂角刺 9g。

功效　补肾活血促排。

主治　排卵障碍性不孕。

用法　每日 1 剂，水煎服。

处方出处：刘婉书.自拟促排卵汤治疗排卵障碍性不孕症 39 例[J].广西中医药，2011，34(3)：53-54.

3. 黄月玲补肾化瘀汤

组方　紫石英 15g，菟丝子 30g，覆盆子 15g，女贞子 15g，淫羊藿 12g，肉苁蓉 12g，杜仲 12g，全当归 12g，山萸肉 10g，柴胡 10g，红花 12g，益母草 15g。

功效　补肾活血促排。

主治　肾虚血瘀型排卵障碍性不孕。

处方出处：黄月玲.中药补肾化瘀汤治疗排卵障碍性不孕 32 例[J].时珍国医国药，2007，18(9)：2237.

（五）湿热下注证

1. 李丽芸 4 号方

组方　银花藤、蒲公英、茯苓、败酱草、川朴、枳壳、板蓝根、黄芩、蛇舌草、丹皮等。

功效　清热解毒祛湿。

主治　湿热下注，热重于湿之不孕。

用法　每日 1 剂，水煎服。

2. 李丽芸 11 号方

组方　绵茵陈、茯苓、佩兰、川朴、布渣叶、金银花、蛇舌草等。

功效　清热祛湿。

主治　湿热下注，湿重于热之不孕。

用法　每日 1 剂，水煎服。

处方出处：陈晓航.岭南名医李丽芸教授中医妇科临床经验的总结与研究[D].广州：广州中医药大学，2009.

（六）痰湿证

李丽芸灵术冲剂

组方　胆南星 9g，白术 15g，当归 9g，法半夏 9g，茯苓 15g，炒薏苡仁 20g，路路通 20g，丝瓜络 20g，威灵仙 15g 等。

功效　祛湿豁痰，化瘀通络。

主治　痰湿阻络之不孕。

用法　每日 1 剂，水煎服。

处方出处：李丽芸，王小云.中医妇科临证证治[M].广州：广东人民出版社，1999.

四、外 治 法

（一）针灸治疗

1. 用于无排卵型不孕

（1）取穴：第一次：关元、归来、三阴交；第二次：中极、气海、足三里；第三次：命门、承浆、血海。分别于月经周期的第12、13、14天针刺为1个疗程，中等刺激，可诱发排卵。

（2）取穴：关元、中极、子宫、三阴交；或取穴肝俞、第十七椎下、三阴交；平补平泻，两组交替，留针20～30分钟，每周3次，连续3个月为1个疗程。

2. 用于内异症不孕 选取穴位分两组。

（1）取穴：关元、中极、子宫（双）、血海（双）。

（2）取穴：八髎、三阴交（双）。

于月经干净后，每日选取一组穴位交替使用，连续针灸10日，间歇5日再行针灸，至月经来潮为止，经期不针灸。治疗3～9个周期。均采用捻转泻法，以活血化瘀，调理冲任。

（二）穴位敷贴辅助输卵管阻塞治疗

（1）取穴关元，中药外敷方：生附子30g，透骨草60g，丹参120g，吴茱萸60g，小茴香30g，芒硝50g，路路通30g，桂枝60g，艾叶30g。用法：将上药用白酒浸透、拌匀，装入20cm×8cm的纱布袋内，入蒸笼中蒸1小时，取出用干毛巾包住，置于关元穴上，保温热敷60分钟，以下腹部微汗出为佳，月经干净第1天放置，每晚1次，连敷15日。3个月为1个疗程。

（2）取巴戟天、鹿角霜各6g，王不留行5g，公丁香、小茴香各3g，研为细末，醇酒调湿，做成钱币大薄饼，于经净后次日敷贴于中极、会阴、长强、命门等穴，药饼干后加酒湿润再敷，连敷10日为1个疗程。

（三）耳针

取穴：内分泌、肾、子宫、皮质下、卵巢等耳穴。

1. 毫针刺法 中等刺激，每日1次，每次选上穴2～3个。

2. 埋针 上穴选2～3个，每周1次，双耳交替使用。

3. 耳穴贴压 每周2次，双耳交替使用。

（四）中药保留灌肠疗法

1. 李丽芸专利产品 复方毛冬青液保留灌肠，用于急慢性盆腔炎不孕：复方毛冬青灌肠液含毛冬青、大黄、黄芪、莪术等，制成药液50ml，加50ml温开水保留灌肠，每日1次，每月可连续应用7～10天，月经期暂停。

2. 司徒仪专利产品 莪棱灌肠液保留灌肠，用于内异症致不孕：莪棱灌肠液含莪术、三棱、丹参等，制成药液50ml，加50ml温开水配至100ml保留灌肠，每日1次，每月可连续应用7～10天，月经期暂停。

（五）中药外敷

1. 四黄水蜜　用于输卵管炎性不孕、内异症不孕。用四黄散（含大黄、黄芩、黄柏、黄连）适量，加温开水拌匀搅成饼状，表面涂以蜜糖，用保鲜膜包好，药物面外敷下腹部，每日 1～2 次，10 次为 1 个疗程，可连续应用，月经期暂停。

2. 双柏水蜜　用于输卵管炎性不孕、内异症不孕、输卵管妊娠切开取胎术后或保守治疗后不孕。用双柏散（含侧柏叶、大黄、黄柏、泽兰、薄荷）适量加温开水拌匀搅成饼状，表面涂以蜜糖，用保鲜膜包好，药物面外敷下腹部，每日 1～2 次，10 次为 1 个疗程，可连续应用，月经期暂停。

五、养 生 调 摄

种子之法，即是养生常道，岭南医家十分重视养身调摄以种子。

（一）生活调摄

1. 要节欲　闺房之乐，本非邪淫，然纵欲贪淫者子息单微，何也？盖生子之道在于“真精交媾气清精浓，镕液成胎”，节欲之人“气固而精凝”，“精壮气实，结胎有基”故能有子。而纵欲之人耗损肾元，扰动天癸，精干血燥，“不知节啬则百脉枯槁，交接无度必损肾元”，故“欲不寡则养身无具，无以为孕育之基”。因此“节欲方能保守精神，精壮气实，结胎有基”是岭南医家的共识。罗元恺还在节欲思想的基础上提出备孕种子需建立在协调合理的性生活之上。

2. 要适龄　“艰于嗣者，半为少年过欲伤肾所致”，岭南医家强调适龄婚配，过早进行性生活，不仅难以孕育胚元，还会耗损元阴元阳，导致日后也难以有子。现代女性结婚生育时间过晚，有些不孕女性来就诊时或卵巢功能减退，或已接近更年期，因此，李丽芸教授提倡女性以 25～29 岁生育最宜。

3. 要择时　早在晋代葛洪《肘后救卒方》中已经提出了同房时机应在“月水绝后”的 1～6 天。清代何守愚则进一步说明：女子经净后 3 天左右，“必有一日氤氲正候之机”，“阴内子宫门有如莲蕊挺开”之状，此时同房，“一举即成胎矣”。

4. 要戒烟，不酗酒　吸烟干扰或破坏卵巢的正常功能而使受孕机会明显减少，吸烟使男性的精子异常比例升高，从而使男性生育能力降低。酒精对精子的活动能力、形态均有明显抑制作用。

（二）饮食调摄

岭南地区中医药文化浓厚，药膳之风盛行，药膳调理，与岭南饮食文化融为一体。正如罗元恺所言：“饮食可以调节机体阴阳的平衡，对生殖也有重要的意义；生殖之精以血肉有情之品进行补益，较为有效。”李丽芸教授临证对指导药膳有丰富的经验，肾阳虚所致的虚寒，宫冷不孕者，可用温补之品，如当归羊肉汤、鹿茸炖公鸡、核桃煲猪腰等，均可起到温肾壮阳暖宫的效果。忌食寒冷生冷如冷饮、香蕉、雪梨、凉粉等。肾阴所致的肾精不足、冲任亏虚之不孕者，可服用花胶瘦肉汤、虫草炖水鸭、燕窝鸡丝羹等，忌服温补燥热之品。气血虚之不孕可服用当归大枣鸡蛋茶、竹丝鸡糯米粥、熟地杞子瘦肉汤等。脾虚夹湿之不孕，可服用莲子鸡蛋茶、山药鲫鱼汤（放入陈皮少许）、芡实薏米羹等。肝郁不孕可服食百合鸡蛋茶、麦肉大枣糯米粥、黄花菜鲫鱼汤等，少食温补、辛辣、煎炸之品。癥瘕之不孕可服用乌龟煲土茯苓汤、鳖甲炖山药汤、蝎子瘦肉汤等，药食结合治疗，事半功倍。

（三）精神调摄

李丽芸教授曾说："其实我没有什么过人之处，主要来源于女性不孕患者对我的信任，心定下来，下丘脑-垂体-卵巢内分泌轴就已经一定程度上得到了调节。" 李丽芸教授总是不厌其烦地跟医护人员讲：作为生殖医学工作者，应该不断加强人文素质修养，将"真、善、美"的"人文关怀"贯穿于整个医疗护理过程中，积极对不孕症患者进行心理疏导，寻找合适的个性化调整模式，使她们积极应对，尽快摆脱焦虑、抑郁情绪所造成的无助感和不安全感，早日重建健康的心理。

六、名家医案节选

病案一　罗元恺治疗脾肾两虚兼肝郁不孕案

饶某，女，36岁。1978年4月15日初诊。

患者婚后同居5年余，未有子嗣。丈夫检查正常。本人经全面检查亦大致正常，四处求医，未见疗效。曾在广州某医院取子宫内膜（来经3小时）活检，病理报告为"分泌期子宫内膜，腺体分泌欠佳"。月经15岁初潮，周期尚准。但自1973年婚后出现月经先后不定，以后期为多，两三个月一潮，经量少，甚则点滴一天即净，经色黯红，经前乳胀。曾用人工周期几个月，用时有效，但停药后依然如故。平素头晕，疲倦不耐劳，腰酸痛，尿清长，四肢不温，胃纳一般，白带较多。面色晦黄有黯斑，舌淡黯，苔白，脉沉细尺弱。

西医诊断：①原发性不孕症；②月经失调。

中医诊断：①原发性不孕症；②月经先后不定期。

辨证：脾肾两虚兼肝郁。

治法：补肾健脾为主，佐以疏肝解郁。

处方：菟丝子25g，覆盆子10g，枸杞子15g，金樱子25g，当归12g，川芎6g，首乌25g，党参20g，香附子10g。每日1剂。

二诊：1978年4月26日。自服上方加减10多剂，腰痛稍减，余症同前。处方：菟丝子25g，淫羊藿10g，党参20g，白术15g，鸡血藤30g，白芷6g，香附子10g。每日1剂。

三诊：1978年5月3日。药后经来无乳胀，精神较前好些。仍以补肾健脾养血治之。处方：菟丝子25g，淫羊藿12g，川断20g，金狗脊20g，党参20g，白术15g，首乌30g，白芷10g。

四诊：1978年6月25日。回单位自行照上方服食后月经较准，末次月经1978年6月3日，一天干净，量比前稍多，头晕腰痛减，四肢较暖，纳可，舌淡红，苔白，脉沉细。处方：菟丝子25g，覆盆子10g，党参20g，枸杞子15g，金樱子25g，首乌25g，川芎6g，当归12g，香附子10g。嘱经净后每周服4剂，复渣。连服两三个月后复诊。

五诊：1978年9月23日。遵医嘱服上方，诸症均见好转，月经准时于1978年7月23日来潮，经量增多，4天干净。经后仍依上方上法服药至8月20日。现停经两个月，头晕欲呕，纳差，疲乏，在当地查尿妊娠试验阳性。舌淡红，苔白略腻，脉沉细滑。

妇科检查：外阴、阴道正常，子宫颈软、着色，子宫体前倾、软、增大如孕两个月，双侧附件正常，诊为早孕。治以补肾健脾安胎，拟寿胎丸合四君子汤加减。

追踪至今，已妊娠 6 个月矣。

按语：本例之不孕，其根本原因是由于肾虚不能摄精成孕，同时，于脾肾两虚之中，兼有肝郁之经前紧张症（证），故宜以补肾健脾为主，佐以疏肝解郁。肝气条达，则血气和调，肾、脾、肝相互协调，使月经准期，自易成孕。

病案二　黄健玲教授治疗输卵管炎性堵塞不孕案

林某，女，25 岁。2011 年初诊。

患者结婚 2 年余，同居未避孕未孕，曾到多家医院就诊，多次行输卵管通畅试验均提示输卵管阻塞，曾经中西药、宫腔入药等治疗未效而转入院。月经规则，周期 1 个月，经前乳房轻胀痛，平素小腹时痛，带下量不多，经行不畅。舌暗有瘀斑，苔薄白，脉弦细。妇科检查无异常发现，行子宫输卵管碘油造影提示：子宫大小形态正常，双侧输卵管未见显影。自述既往无结核等病史。丈夫精液常规检查正常。

西医诊断：①原发性不孕；②输卵管堵塞。

中医诊断：不孕症。

辨证：气滞血瘀。

治法：行气活血，化瘀通络。

处方：赤芍 15g，丹参 30g，桃仁 12g，三棱 10g，莪术 10g，路路通 30g，鳖甲（先煎）15g，香附 12g，毛冬青 30g，败酱草 20g。30 剂，每日 1 剂，水煎温服。

外治法：中药包外敷（组方用吴茱萸 10g，桂枝 10g，桃仁 15g，红花 10 g，大黄 20g，黄柏 20g）。用布包好，隔水蒸 10～15 分钟后取出敷下腹部，表面可放置热水袋，待药袋冷时取出悬挂，下次敷时再蒸热，每袋药可蒸 5 次，每日敷 1～2 次，治疗 1 个月，月经过期未至。查尿妊娠试验阳性，查 B 超提示：宫内孕。后足月顺产一女婴。

按语：患者素性肝郁气滞，日久气滞血瘀，阻塞胞脉胞络，胞络受阻，精卵不能结合，难以成孕。经过行气活血，化瘀通络之中药内服，加温阳活血化瘀的中药包外服治疗后，患者气滞消，瘀血去，任通冲盛，胞脉胞络畅通，幸而摄精成孕。

（王晨媛　徐　珉　陆　杉　梁雪芳）

参 考 文 献

班秀文. 1987. 班秀文妇科医论医案选［M］. 北京：人民卫生出版社：131-132，160-162，167，175-176.

班秀文. 1989. 妇科奇难病论治［M］. 南宁：广西科学技术出版社.

班秀文.1990.壮乡医话[J].广西中医药，13（5）：36.

班秀文. 2010. 跟名师学临床系列丛书班秀文［M］. 北京：中国医药科技出版社：58-59，66-67，306-307.

班秀文. 2014. 班秀文妇科奇难病论治［M］. 北京：中国医药科技出版社.

蔡妙珊. 1998. 蔡纯臣老中医学术思想及临床经验简介［J］. 新中医，30（10）：9-10.

蔡佩云. 1984. 老中医蔡仰高诊治妇科病经验［J］. 新中医，（6）：7-8.

蔡向红. 2014. 国家级名老中医验案. 妇科病［M］. 北京：人民军医出版社：118.

曹晓静，杨冬宇，王小云. 2017. 岭南名医王小云以"花藤"疗疾经验采撷［J］. 辽宁中医杂志，44（8）：1602-1603.

陈春林，黄娴，余庆英，等. 2019. 岭南罗氏妇科论治卵巢性闭经经验［J］. 中医杂志，60（10）：887-889.

陈娣容，姬爱冬. 2015. 经行泄泻按摩护理临证举隅［J］. 吉林中医药，（12）：46.

陈建霖. 2014. 加味痛泻要方治疗脾虚肝郁型经行泄泻的临床研究［D］. 广州：广州中医药大学.

陈思，樊耀华，赵颖. 2016. 从罗氏内异方浅析罗元恺教授治疗内异症经验[J].中医临床研究，8（32）：105-106.

陈思韵，郜洁，麦观艳，等. 2018. 罗颂平论治崩漏经验［J］. 中医杂志. 59（24）：2090-2091.

陈晓航.2009.岭南名医李丽芸教授中医妇科临床经验的总结与研究[D].广州：广州中医药大学.

陈志霞，陈桂芳，黄健玲.2016.黄健玲教授治疗输卵管阻塞性不孕经验[J].湖南中医药大学学报，36（3）：53-55.

程思，许明桃，梁雪芳.2018. 司徒仪治疗子宫内膜异位症不孕经验[J].安徽中医药大学学报，37（2）：40-43.

杜巧琳. 2007. 王小云教授治疗女性更年期综合征经验介绍［J］. 新中医，39（10）：11-12.

方玉丽，许夏懿，熊荣，等. 2018. 分段刮痧治疗经前乳房胀痛 32 例［J］. 中国针灸，38（9）：930.

丰有吉，沈铿.2012.妇产科学教材[M].2 版.北京：人民卫生出版社：408.

高春媛，陶广正. 2001. 中医当代妇科八大家［M］. 北京：中医古籍出版社：301.

高飞雁.2009.耳穴压豆治疗多囊卵巢综合征引起无排卵性不孕的临床研究[J].中国实用医药，4（24）：214-215.

高新彦，袁惠霞.2006.古今名医妇科医案赏析[M].北京：人民军医出版社，356-357.

高宇，许丽绵. 2012. 中医妇科流派调经特色浅析［J］. 中国中医药信息杂志，19（9）：101-103.

顾春晓，徐珉. 2019. 李丽芸教授"因时制宜"辨治崩漏经验［J］. 中国中医急症，28（4）：712-722.

顾春晓，徐珉. 2019. 李丽芸教授辨治月经过少经验［J］. 世界中西医结杂志，14（3）：344-347.

广东省医药卫生研究所中医研究室. 1976. 广州近代老中医医案医话选编［M］. 广州：广东科技出版社.

广州中医学院科研处，广州中医学院附属医院. 1978. 老中医经验选［M］. 广州：广州中医学院：160-161.

韩延华，胡国华.2014.妇科名家诊治多囊卵巢综合征临证经验[M].北京：人民卫生出版社：80-124.

何嘉莉，何伟.2017.吕安卿温病证治学术经验及人文特色简介[J].河北中医，39（9）：1285-1288.

何莉娜，潘林平，杨森荣. 2011. 黄仕沛经方亦步亦趋录［M］. 北京：中国中医药出版社.
何梦瑶. 1918. 妇科良方［M］. 两广图书局铅印本：70.
何梦瑶. 1980. 医碥［M］. 上海：上海科学技术出版社：512.
何梦瑶. 2009. 医碥［M］. 北京：中国中医药出版社，384.
胡献国. 2015. 产后诸症，外治有方［N］. 大众卫生报，2015-05-28. 006 版.
胡向丹. 2010. 李丽芸教授治疗崩漏的经验［J］. 中国中医急症，19（7）：1167.
黄健玲. 1996. 妇科常见病［M］. 广州：广东人民出版社.
黄洁明. 2011. 欧阳惠卿教授辨治月经病杂症验案 3 则［J］. 光明中医，（6）：1107-1108.
黄洁明.2013.欧阳惠卿教授治疗子宫内膜异位症不孕经验[J].河南中医，31（1）：20-21.
黄旭春. 2012. 王小云教授异病同治治疗妇科疾病临床经验［J］. 中国中医急症，21（7）：1068-1069.
黄艳辉，司徒仪.2015.司徒仪教授治疗子宫内膜异位症特色浅析[J].湖北中医药大学学报，17（3）：95-97.
黄梓燕. 2010. 王小云教授治疗经断前后诸症之临证经验总结［D］. 广州：广州中医药大学：16-41.
姜迎，王博伟. 2011. 王小云教授运用中医情志疗法治疗更年期综合征的经验［J］. 中医学报，26（115）：422-423.
金小洣. 2010. 当代岭南医学流派与名家学术传承研究［D］. 广州：广州中医药大学：4-6.
具春花，金钟大.2011.黄健玲教授从肝论治妇科疾病[J].云南中医中药志，32（5）：8-9.
康旦霞. 1981. 林月初老中医的学术思想及临床经验简介［J］. 新中医，（1）：1.
康伟娜，陈霞.2010.排卵障碍性不孕的中医研究及治疗进展[J].内蒙古中医药，29（2）：97-98.
孔炳耀. 1997. 试论岭南医学的临床特色［J］. 中医杂志，38（12）：712-714.
孔炳耀. 1998. 岭南湿邪致病特点及其论治［J］. 新中医，（5）：3-5.
蓝丽霞.2012.国医大师班秀文教授妇科学术思想研究[D].长沙：湖南中医药大学.
黎小斌，李丽芸. 2011. 妇科病效验秘方［M］. 北京：化学工业出版社.
李继昌. 1978. 李继昌医案［M］. 昆明：云南人民出版社：97.
李坤寅，关永格，王慧颖.2008. 从橘荔散结丸浅析罗元恺教授治疗子宫肌瘤经验[J].中华中医药学刊，（2）：236-238.
李坤寅，王慧颖. 2005. 欧阳惠卿教授治疗崩漏经验介绍［J］. 新中医，37（8）：13-14.
李坤寅，许丽绵.2005.欧阳惠卿教授治疗不孕症经验[J].河北中医，（8）：567-568.
李坤寅. 2005. 欧阳惠卿教授治疗崩漏经验介绍［J］. 新中医，37（8）：13.
李莉. 2010. 国医大师班秀文学术经验集成［M］. 北京：中国中医药出版社.
李丽芸. 1999. 中医妇科临证证治［M］. 广州：广东人民出版社：266-274，275-279.
李丽芸，王小云. 1999. 中医妇科临证证治［M］. 广州：广东人民出版社.
李卫红，余丽梅，陈爱妮，等.2015.陈慧侬补肾活血法治疗子宫内膜异位症的经验浅析[J].辽宁中医杂志，42（11）：2083-2084.
李茵，王秀芳，刘群，等. 2017. 李丽芸从“情志不节”角度诊治复发性流产经验［J］. 中国医药导报，14（17）：178-180.
李茵. 2018. 岭南妇科名家李丽芸教授嗣育之道文献溯源及临床研究［D］. 广州：广州中医药大学：32.
李元琪.2018. 罗颂平运用膏方治疗子宫腺肌症经验[J].安徽中医药大学学报，37（1）：26-27.
梁宏正. 1996. 梁剑波运用复元通气饮治疗乳腺增生症经验［J］. 新中医，（4）：4-5.
梁宏正. 2010. 岭南中医药名家梁剑波［M］. 广州：广东科技出版社：170-173.
梁宏正，李立强，孙晓生，等. 2014. 梁剑波教授疑难病验案方临床应用[M]. 广州：广东出版集团：326-327.

梁剑波. 1992. 妇科菁萃［M］. 广州：广东高等教育出版社：55-56.
梁雪芳，曹立幸，王小云.2015. 专病专科中医古今证治通览丛书·痛经[M].北京：中国中医药出版社.
梁韵茹. 2014. 当代岭南中医妇科名家李丽芸教授学术传承脉络研究［D］. 广州：广州中医药大学：4-10.
凌沛.2016.国医大师班秀文治疗不孕症学术思想和用药特色初探[J].中医药临床杂志，28（1）：1-2.
刘成丽，杨智辉，肖莹，等. 2009. 试论岭南医学的地域性特色［J］. 湖北民族学院学报（医学版），26（2）：58-60.
刘建，王小云.2016.王小云教授论治多囊卵巢综合征经验[J].湖南中医药大学学报，36（9）：53-56.
刘茂才. 1996. 现代疑难病中医治疗精粹［M］. 广州：广东科技出版社：229-232.
刘敏如.2014.罗元恺的女性生殖轴学说[N].中国中医药报，2014-10-15（004）.
刘铭山，李丽芸. 2015. 李丽芸教授治疗人流术后月经过少的经验介绍［J］. 内蒙古中医药，34（10）：47-48.
刘小斌，郑洪. 2012. 岭南医学史·中［M］. 广州：广东科技出版社：418.
刘玉筠，戴铭，董岚，等.2013.班秀文教授从情志论治妇科病经验[J].中医学报，28（10）：1476-1478.
刘渊. 1999. 医学纂要［M］. 北京：中国中医药出版社.
刘匀慧，张晓玺. 2011.中医药治疗盆腔炎性疾病后遗症研究进展［J］. 辽宁中医药大学学报，13（11）：258-260.
卢英翔. 2007. 参苓白术散加减治疗经行泄泻 39 例［J］. 四川中医，（5）：86.
罗浮山. 2000. 菉竹堂集验方［M］. 北京：中医古籍出版社.
罗群带，李丽美，陶莉莉，等. 2015. 健脾和胃降逆止呕中药内服加穴位贴敷治疗妊娠恶阻脾胃虚弱证的临床研究［J］. 广州中医药大学学报，32（4）：683-686.
罗颂平，孙卓君.2007.中医妇科学（案例版）[M].北京：科学出版社：195-197.
罗颂平. 2005. 罗元恺妇科验集［M］. 上海：上海科学技术出版社：103-104.
罗颂平. 2006. 封藏之本，静以制动——论罗元恺教授安胎的思路与方法［J］. 广州中医药大学学报，23（5）：363-365.
罗颂平. 2012a. 岭南医学之妇科学术与临证特色［J］. 中华中医药杂志，27（3）：519-521.
罗颂平. 2012b. 中国百年百名中医临床家丛书·妇科专家卷·罗元恺［M］. 北京：中国中医药出版社：70-75.
罗颂平. 2017. 中医妇科学［M］. 北京：人民卫生出版社.
罗颂平，张玉珍. 2005. 罗元恺妇科经验集［M］. 上海：上海科学技术出版社.
罗元恺，张玉珍，李宇萍，等. 1985. 新中成药滋肾育胎丸［J］. 新中医，4（5）：249.
罗元恺. 1979. 先兆流产和习惯性流产的中医疗法［J］. 新中医，（1）：11-14.
罗元恺. 1983. 中医妇科学［M］. 上海：上海科学技术出版社：95-96.
罗元恺. 1984. 点注妇人规［M］. 广州：广东科技出版社：250.
罗元恺. 1988. 习惯性流产的防治-罗元恺论妇科［J］. 中医杂志，（4）：4-6.
罗元恺. 1992. 女科述要—安胎应以补肾固冲任为主［J］. 新中医，24（2）：16-17.
罗元恺. 1993a. 产后缺乳［J］. 新中医，25（8）：15.
罗元恺. 1993b. 罗元恺女科述要.广州：广东高等教育出版社.
罗元恺. 1995. 食用药物和药膳［J］. 新中医，（4）：10-15.
罗元恺. 1996. 食用药物和药膳［J］. 新中医，（7）：7-12.
罗元恺. 2009. 近代名老中医经验集·罗元恺论妇科［M］. 上海：上海中医药大学出版社：104-105.
罗元恺. 2011. 罗元恺妇科学讲稿［M］. 北京：人民卫生出版社：173.

莫润田，曾勇，吴定苏，等.2010.岭南地区居住人群中医体质调查[J].江西中医学院学报， 22（2）：18-19.
欧阳惠卿. 2001. 中医妇科学［M］. 北京：人民卫生出版社：196-201.
欧阳惠卿. 2002. 妇科疾病的药膳治疗［J］. 医疗保健器具，（3）：24-27.
庞秋华，徐珉，朱艳平，等.2009.李丽芸教授治疗多囊卵巢综合征不孕经验介绍[J].新中医，（4）：15-17.
彭晋婷.2017.从临证用药特色与中医教育视角研究岭南罗氏妇科流派传承特点[D].广州：广州中医药大学.
冉青珍.2001.司徒仪教授治疗子宫内膜异位症经验举要[J].中医药学刊，（5）：430-431.
阮晓枫，袁烁，郜洁，等.2019.岭南妇科诊治不孕症的学术特色[J].中医药导报，25（4）：6-8，12.
桑霞，张玉珍.2008.青春期多囊卵巢综合征从肝论治体会[J].湖南中医杂志，24（1）：51-52.
沈碧琼，王小云. 2001. 经前期紧张综合征的治疗难点与对策［J］. 山西中医，（5）：48.
沈坚华. 2010. 沈坚华中临证心镜［M］. 广州：羊城晚报出版社.
沈雪勇，王华. 2007. 针灸学 ［M］. 2 版. 北京：人民卫生出版社：207.
沈元良. 2011. 名老中医话妇科疾病［M］. 北京：金盾出版社：332.
史宇广. 1997. 当代名医临证精华-崩漏专辑［M］. 北京：中医古籍出版社.
司徒仪，曹立幸.2008.子宫内膜异位症不孕的中西医结合诊治[J].中国中西医结合杂志， 28（11）：969-971.
司徒仪，杨家林. 2005. 妇科专病中医临床诊治［M］. 2 版. 北京：人民卫生出版社.
司徒仪.2005.妇科专病中医临床诊治[M].北京：人民卫生出版社：398-400.
孙晓玲，钟伟兰.2016. 岭南罗氏妇科流派用药特色[J].中国现代医生，54（15）：116-118，122.
陶莉莉，龙泳伶，桑霞，等.2008.穴位埋线联合健脾祛痰中药对肥胖型多囊卵巢综合征患者胰岛素抵抗及血清脂联素水平的影响[J].中华中医药杂志，23（5）：434-437.
王冬盈，邓咏诗，郜洁. 2019. 岭南罗氏妇科治疗妊娠恶阻的用药经验总结［J］. 中药材，42（3）：684-686.
王嘉莉，王小云.2006.冰硼散合血竭粉治疗宫颈上皮内瘤变 26 例[J].中国中医药信息杂志，13（5）：72-73.
王美霞.2014.张玉珍治疗子宫内膜异位症体会[J].山东中医药大学学报，38（2）：139-141.
王瑞雪.2012.邓高丕教授治疗子宫内膜异位症经验撷要[J].广州中医药大学学报，29（5）：587-589.
王伟彪，郑洪. 1998. 岭南人体质特点与何梦瑶火热论［J］. 广东医学，19（1）：68-69.
王霞灵. 2010. 中医妇科诊疗思维［M］. 北京：人民军医出版社.
王小云，黄健玲. 2000. 妇科专病中医临床诊治［M］. 北京：人民卫生出版社：233.
王小云，黄健玲. 2013. 中医临床诊治妇科专病［M］. 北京：人民卫生出版社.
王小云，黄旭春. 2017. 岭南中医妇科学术经验集成［M］. 北京：人民卫生出版社.
王小云，张春玲，沈碧琼. 2001. 女性更年期综合征的防治［M］. 广州：广东人民出版社：65.
王小云. 2004. 桑贞降脂方治疗围绝经期妇女高脂血症（肝肾阴虚型）60 例疗效观察［J］. 新中医，36（11）：20-21.
王肖，尤昭玲.2014. 浅析尤昭玲教授对子宫内膜异位症的认识及中医治疗特色[J].中华中医药杂志，29（8）：2457-2460.
王耀廷. 1993. 妊娠肿胀病机证治浅析［J］. 长春中医药大学学报，（3）：33-34.
温丹婷.2014.李丽芸教授嗣育——种子八要诀[A]//中华中医药学会名医学术思想研究分会.全国名医学术思想研究分会年会资料汇编[C].中华中医药学会名医学术思想研究分会：4.
吴霭荣. 2018. “二稔汤”加减方治疗脾虚挟湿型经行泄泻的临床研究［D］. 广州：广州中医药大学.
吴熙. 1996. 吴熙妇科溯洄第二集［M］. 厦门：厦门大学出版社：91.
吴熙. 1997. 吴熙妇科溯洄第三集［M］. 厦门：厦门大学出版社：154-155.
向东方.2011.司徒仪教授学术思想整理及针药结合治疗内异症痛经临床观察[D].广州：广州中医药大学.

肖静，黄健玲，蔡林儿.2011.疣毒净治疗 HR-HPV 感染宫颈病变的研究[J].广东医学，32（15）：2036-2039.
肖莹.1998.试论岭南医学发展的文化特征[J].广州中医药大学学报，15（3）：225.
谢佳伶. 2011. 八桂中医学术流派之班氏妇科［J］. 中医临床研究，（3）：106-107.
谢幸，孔北华，段涛. 2018.妇产科学[M].北京：人民卫生出版社.
徐珉，温丹婷，黄健玲.2013.李丽芸教授论痰浊与不孕[J].时珍国医国药，24（12）：3037-3039.
严峻峻. 2011. 岭南医家妇科学术源流及临证经验整理研究［D］. 广州：广州中医药大学.
杨绮婷. 2017. 岭南名医吕楚白《妇科纂要讲义》学术经验整理研究［D］. 广州：广州中医药大学：15-18.
余翔，杨利林，李惠斌，等. 2013. 欧阳惠卿治疗月经病临床经验浅析［J］. 亚太传统医药，（9）：99-100.
俞承烈，朱广亚，黄敏兰，等. 2013. 何梦瑶《妇科良方》学术特色探析［J］. 浙江中医杂志，11（48）：781-782.
袁红霞，黄健玲.2012.黄健玲教授治疗子宫腺肌症的经验介绍[J].求医问药（下半月），10（7）：385.
战佳阳，孙楠，周蕾. 2013. 子淋中医源流探析［J］. 辽宁中医药大学学报，15（7）：148-149.
张如青，黄瑛. 1982. 近代国医名家珍藏传薪讲稿［M］. 上海：上海科学技术出版社：41.
张玉珍，罗颂平. 1998. 岭南妇科名医罗元恺教授论治崩漏特色［J］. 新中医，1998，9（30）：5-19.
张玉珍，罗颂平. 2004. 罗元恺教授调经、助孕、安胎的思路与方法[J]. 广州中医药大学学报，(5)：352-355.
张玉珍. 2001. 新编中医妇科学［M］. 北京：人民军医出版社.
张忠德. 2015. 岭南中医药名家甄梦初［M］. 广州：广东科技出版社：182.
赵颖，廖慧慧. 2015. 张玉珍教授从虚、热、瘀论治妇科血证的经验［J］. 环球中医药，8（7）：783-785.
赵颖，张玉珍. 1999. 助孕 3 号丸治疗脾肾虚证胎漏、胎动不安、滑胎疗效观察［J］. 新中医，31（12）：20-21.
郑克绍.1989.名老中医郑定良学术思想简介[J].新中医，6：8-10.
郑玮琳，许明桃，曹立幸，等.2018.司徒仪教授从“固本澄源”治疗子宫内膜异位性疾病相关血证经验举要[J].时珍国医国药，29（2）：445-447.
郑泳霞.2015.罗颂平教授治疗盆腔炎性疾病后遗症经验[J].新中医，1（47）：17-18.
郑泳霞，罗颂平. 2016. 罗颂平教授治疗月经过少经验介绍［J］. 新中医，48（1）165-167.
钟秀驰，邓伟明.2012.李丽芸教授治疗不孕症的临床经验撷要[J].按摩与康复医学，3（26）：4-5.
钟以林.1996.班秀文治带下的经验[J].中医杂志，37（5）：280-282.
周晓露.2011.岭南名老中医养生经验挖掘、整理研究[D].广州：广州中医药大学：3-9，33-35.
朱敏，王小云. 2015. 王小云治疗木火刑金之“子嗽”的临证经验［J］. 湖北中医药大学学报，17（5）：99-100.
朱世增.2008.罗元恺论妇科·带下病及阴痒[M].上海：上海中医药大学出版社：55.
朱世增.2009.罗元恺论妇科[M].上海：上海中医药大学出版社.
朱艳平，徐珉，庞秋华.2008.李丽芸教授中西医结合治疗高危型人乳头瘤病毒感染验案 2 则[J]. 新中医，40（8）：111-112.
邹琦，王如萍. 2002. 滋肾育胎丸［J］. 广东药学，12（2）：56.